U0275379

李时珍

全本图典

纲目

【第十九册】

典藏版

原　著	李时珍
顾　问	肖培根
主　编	陈士林
分册主编	谢宇　高荣荣　赵丽娟
副主编	谢军成　裴华　张鹏　王庆　张鹤

人民卫生出版社

图书在版编目（CIP）数据

《本草纲目》全本图典. 第十九册 / 陈士林主编. ——
北京：人民卫生出版社，2018
ISBN 978-7-117-26485-3

Ⅰ.①本… Ⅱ.①陈… Ⅲ.①《本草纲目》–图解
Ⅳ.①R281.3-64

中国版本图书馆 CIP 数据核字（2018）第 116758 号

人卫智网	www.ipmph.com	医学教育、学术、考试、健康， 购书智慧智能综合服务平台
人卫官网	www.pmph.com	人卫官方资讯发布平台

《本草纲目》全本图典（第十九册）

主　　编：陈士林
出版发行：人民卫生出版社（中继线 010-59780011）
地　　址：北京市朝阳区潘家园南里 19 号
邮　　编：100021
E - mail：pmph @ pmph.com
购书热线：010-59787592　010-59787584　010-65264830
印　　刷：北京盛通印刷股份有限公司
经　　销：新华书店
开　　本：889×1194　1/16　印张：19
字　　数：449 千字
版　　次：2018 年 7 月第 1 版　2018 年 7 月第 1 版第 1 次印刷
标准书号：ISBN 978-7-117-26485-3
定　　价：640.00 元

打击盗版举报电话：010-59787491　E-mail：WQ @ pmph.com
（凡属印装质量问题请与本社市场营销中心联系退换）

凡　　例

一、本套书以明代李时珍著《本草纲目》（金陵版胡承龙刻本）为底本，以金陵版排印本（王育杰整理，人民卫生出版社，2016 年）及金陵版美国国会图书馆藏全帙本为校本，按原著的分卷和排序进行内容编排，即按序列、主治、水部、火部、土部、金石部、草部、谷部、菜部、果部、木部、服器部、虫部、鳞部、介部、禽部、兽部、人部的顺序进行编排，共分20 册。

二、本套书中"释名""主治""附方"等部分所引书名多为简称，如：《本草纲目》简称《纲目》，《名医别录》简称《别录》，《神农本草经》简称《本经》，《日华子诸家本草》简称《日华》，《肘后备急方》简称《肘后方》，等等。

三、人名书名相同的名称，如吴普之类，有时作人名，有时又作书名，情况较复杂，为统一起见，本次编写均按原著一律不加书名号。

四、原著《本草纲目》中的部分中草药名称，与中医药学名词审定委员会公布名称不一致的，为了保持原著风貌，均保留为原著形式，不另作修改。

五、本套书为保持原著风貌，对原著之服器部和人部的内容全文收录，但基本不配图。

六、本套书依托原著的原始记载，根据作者们多年野外工作经验和鉴定研究成果，结合现有考证文献，对《纲目》收载的药物进行了全面的本草考证，梳理了古今药物传承关系，并确定了各药物的基原和相应物种的拉丁学名；对于多基原的药物均进行了综合分析，对于部分尚未能准确确定物种者也有表述。同时，基于现代化、且普遍应用的 DNA 条形码鉴定体系，在介绍常用中药材之《药典》收载情况的同时附上其基原物种的通用基因碱基序列。由此古今结合、图文并茂，丰富阅读鉴赏感受，并提升其实用参考和珍藏价值。

七、本套书结合现实应用情况附有大量实地拍摄的原动植物（及矿物等）和药材（及饮片）原色图片，方便读者认药和用药。

八、部分药物尚未能解释科学内涵，或者疗效有待证实、原料及制作工艺失传，以及其他因素，故无考证内容及附图，但仍收载《纲目》原始内容，有待后来者研究、发现。

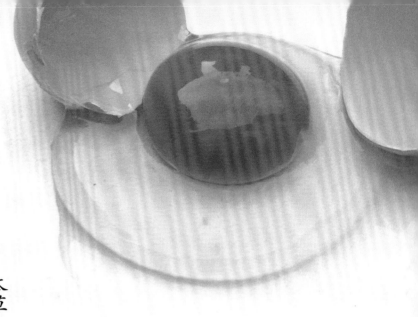

目录

本草纲目介部第四十五卷
介之一龟鳖类一十七种

002	**水龟**	《本经》上品
008	**秦龟**	《别录》上品
010	**蠵龟**	《纲目》
012	**瑇瑁**	宋《开宝》
014	**绿毛龟**	《蒙筌》
016	**疟龟**	《拾遗》
017	**鹗龟**	《拾遗》
018	**摄龟**	《蜀本草》
019	**贲龟**	《纲目》
020	**鳖**	《本经》中品
028	**纳鳖**	宋《图经》
029	**能鳖**	《纲目》
030	**朱鳖**	《拾遗》
031	**珠鳖**	《纲目》
032	**鼋**	《拾遗》
034	**蟹**	《本经》中品
040	**鲎鱼**	宋《嘉祐》

本草纲目介部第四十六卷

介之二蛤蚌类二十九种

044	牡蛎	《本经》上品
050	蚌	宋《嘉祐》
052	马刀	《本经》下品
054	蝛蛣	宋《嘉祐》
055	蚬	宋《嘉祐》
057	真珠	宋《开宝》
062	石决明	《别录》上品
066	海蛤	《本经》上品
070	文蛤	《本经》上品
072	蛤蜊	宋《嘉祐》
074	蛏	宋《嘉祐》
075	担罗	《拾遗》
076	车螯	宋《嘉祐》
078	魁蛤	《别录》上品
080	车渠	《海药》

081	贝子	《本经》下品
083	紫贝	《唐本草》
084	珂	《唐本草》
085	石蜠	《纲目》
086	淡菜	宋《嘉祐》
087	海螺	《拾遗》
089	甲煎	《拾遗》
090	田螺	《别录》上品
094	蜗螺	《别录》
096	蓼螺	《拾遗》
097	寄居虫	《拾遗》
098	海月	《拾遗》
099	海燕	《纲目》
100	郎君子	《海药》

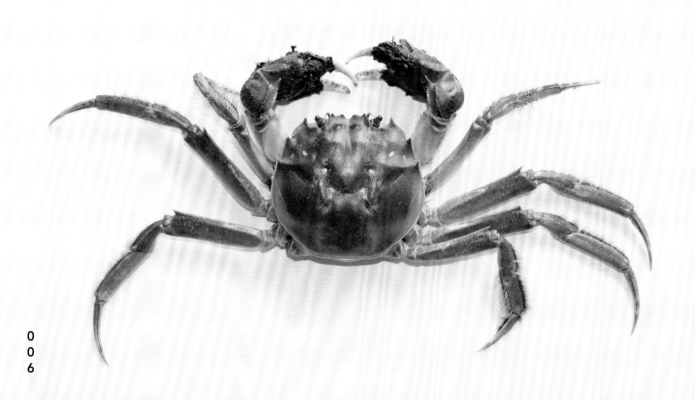

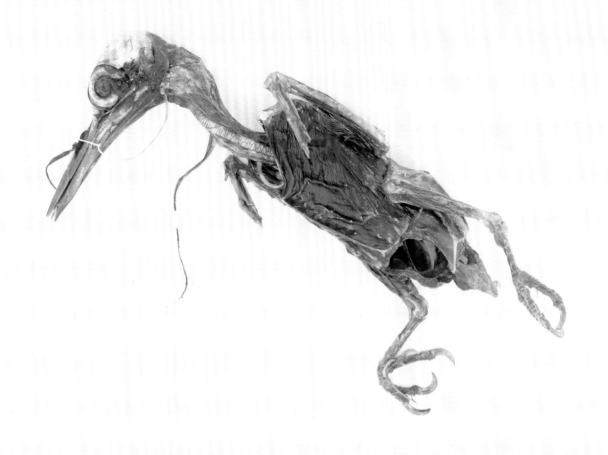

本草纲目禽部第四十七卷
禽之一水禽类二十三种

102	鹤	宋《嘉祐》
106	鹳	《别录》下品
110	鸧鸡	《食物》
112	阳乌	《拾遗》
114	鹈鹕	《食物》
116	鹭鹭	《纲目》
118	鸬鹚	宋《嘉祐》
122	鹅	《别录》上品
126	雁	《本经》上品
130	鹄	《食物》
132	鸨	音保。《纲目》
133	鹜	《别录》上品
138	凫	《食疗》
142	鹢鹒	《拾遗》
144	鸳鸯	宋《嘉祐》
146	鸂鶒	宋《嘉祐》

本草纲目禽部第四十八卷
禽之二原禽类二十三种

147	鸀鸹	《拾遗》
148	鹭	《食物》
152	鸥	《食物》
154	鹨鹆	《拾遗》
156	鸬鹚	《别录》下品
160	鱼狗	《拾遗》
164	蚊母鸟	《拾遗》
166	鸡	《本经》上品
190	雉	《别录》中品
194	鹖鸡	《食疗》
196	鷩雉	《拾遗》
198	鹖鸡	《拾遗》
200	白鹇	《图经》
202	鹧鸪	《唐本草》
204	竹鸡	《拾遗》

205	英鸡	《拾遗》
206	秧鸡	《食物》
208	鹑	《嘉祐》
210	鷃	《拾遗》
211	鷸	《拾遗》
212	鸽	宋《嘉祐》
217	突厥雀	《拾遗》
218	雀	《别录》中品
224	蒿雀	《拾遗》
225	巧妇鸟	《拾遗》
226	燕	《别录》中品
228	石燕	《日华》
229	伏翼	《本经》上品
234	鸓鼠	《本经》下品
236	寒号虫	宋《开宝》
242	斑鸠	宋《嘉祐》
244	青鶺	《拾遗》
245	鸤鸠	《拾遗》
246	桑鳸	《食物》
248	伯劳	宋《嘉祐》
252	鸜鹆	《唐本草》
253	百舌	《拾遗》
254	练鹊	宋《嘉祐》
255	莺	《食物》
256	啄木鸟	宋《嘉祐》
259	慈乌	宋《嘉祐》
260	乌鸦	宋《嘉祐》
262	鹊	《别录》下品

264	山鹊	《食物》
265	鹘嘲	宋《嘉祐》
266	杜鹃	《拾遗》
268	鹦鹉	《食物》
270	凤凰	《拾遗》
272	孔雀	《别录》下品
276	驼鸟	《拾遗》
278	鹰	《本经》中品
280	鹏	《纲目》
282	鹗	《纲目》
284	鸱	《别录》下品
286	鸱鸺	《拾遗》
288	鸮	《拾遗》
290	鸩	《别录》下品
292	姑获鸟	《拾遗》
293	治鸟	《纲目》
294	鬼车鸟	《拾遗》
295	诸鸟有毒	《拾遗》

本草纲目禽部第四十九卷
禽之三林禽类一十七种
禽之四山禽类一十三种，附一种

008

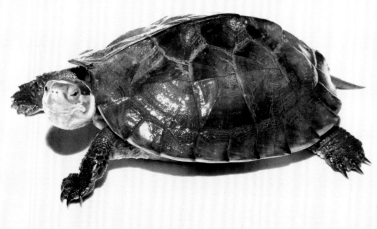

本草纲目

介部第四十五卷

介之一 龟鳖类 二十七种

‖ 基原 ‖

据《纲目彩图》《纲目图鉴》《中药志》等综合分析考证，本品为江、河、湖中淡水龟，种类较多。《纲目图鉴》《动物药志》认为应该是龟科乌龟属与水龟属动物，如乌龟属动物乌龟 *Chinemys reevesii* (Gray) 和水龟属动物黄喉水龟 *Clemmys mutica* (Cantor)；《纲目彩图》《中华本草》认为主要是乌龟。乌龟分布于河北、河南、山东、安徽、广东、广西等地，现已人工养殖；黄喉水龟分布于安徽、江苏、浙江、福建、台湾、云南等地。《动物药志》还收载有大头乌龟 *Chinemys megalocephala* Fang、四眼斑水龟 *Clemmys quadriocellata* Siebenrock、花龟 *Ocadia sinensis* (Gray) 等。《药典》收载龟甲药材为龟科动物乌龟的背甲及腹甲；全年均可捕捉，以秋、冬二季为多，捕捉后杀死，或用沸水烫死，剥取背甲和腹甲，除去残肉，晒干。收载龟甲胶药材为龟甲经水煎煮、浓缩制成的固体胶。

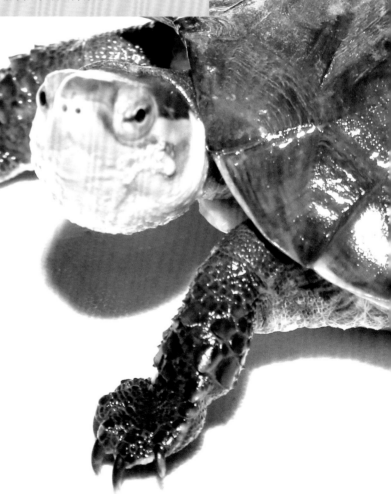

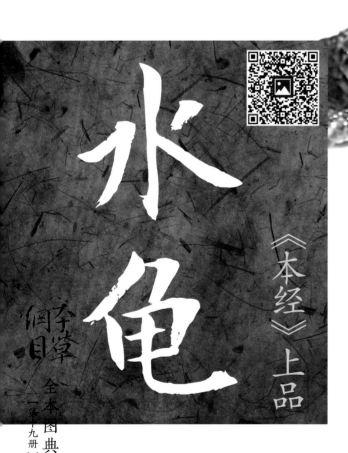

水龟

《本经》上品

李时珍《本草纲目》全本图典〔第一九册〕

▷黄喉水龟（*Clemmys mutica*）

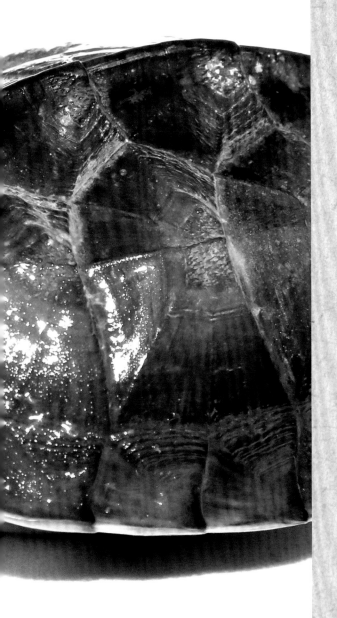

‖释名‖

玄衣督邮。 [时珍曰] 按许慎说文云：龟头与蛇同。故字上从它，其下象甲、足、尾之形。它即古蛇字也。又尔雅龟有十种，郭璞随文傅会，殊欠分明。盖山、泽、水、火四种，乃因常龟所生之地而名也。其大至一尺已上者，在水曰宝龟，亦曰蔡龟，在山曰灵龟，皆国之守宝而未能变化者也。年至百千，则具五色，而或大或小，变化无常，在水曰神龟，在山曰筮龟，皆龟之圣者也。火龟则生炎地，如火鼠也。摄龟则呷蛇龟也。文龟则蟕蠵、瑇瑁也。后世不分山、泽、水、火之异，通以小者为神龟，年久者为灵龟，误矣。本经龟甲止言水中者，而诸注始用神龟。然神龟难得，今人惟取水中常龟入药。故今总标水龟，而诸龟可该矣。

‖集解‖

[时珍曰] 甲虫三百六十，而神龟为之长。龟形象离，其神在坎。上隆而文以法天，下平而理以法地。背阴向阳，蛇头龙颈。外骨内肉，肠属于首，能运任脉。广肩大腰，卵生思抱，其息以耳。雌雄尾交，亦与蛇匹。或云大腰无雄者，谬也。今人视其底甲，以辨雌雄。龟以春夏出蛰脱甲，秋冬藏穴导引，故灵而多寿。南越志云：神龟，大如拳而色如金，上甲两边如锯齿，爪至利，能缘树食蝉。抱朴子云：千岁灵龟，五色具焉，如玉如石，变化莫测，或大或小，或游于莲叶之上，或伏于蓍丛之下。张世南质龟论云：龟老则神，年至八百，反大如钱。夏则游于香荷，冬则藏于藕节。其息有黑气如煤烟，在荷心，状甚分明。人见此气，勿辄惊动，但潜含油管噀之，即不能遁形矣。或云：龟闻铁声则伏，被蚊叮则死。香油抹眼，则入水不沉。老桑煮之则易烂。皆物理制伏之妙也。

龟甲

‖释名‖

神屋_{本经}败龟版_{日华}败将_{日华}漏天机_{图经}。[时珍曰]并隐名也。

‖集解‖

[别录曰]龟甲生南海池泽及湖水中，采无时。勿令中湿，湿即有毒。[陶弘景曰]此用水中神龟，长一尺二寸者为善。厣可供卜，壳可入药，亦入仙方。当以生龟炙取。[韩保升曰]湖州、江州、交州者，骨白而厚，其色分明，供卜、入药最良。[大明曰]卜龟小而腹下曾钻十遍者，名败龟版，入药良。[苏颂曰]今江湖间皆有之。入药须用神龟。神龟版当心前一处，四方透明，如琥珀色者最佳。其头方脚短，壳圆版白者，阳龟也；头尖脚长，壳长版黄者，阴龟也。阴人用阳，阳人用阴。今医家亦不知如此分别。[时珍曰]古者取龟用秋，攻龟用春。今之采龟者，聚至百十，生锯取甲，而食其肉。彼有龟王、龟相、龟将等名，皆视其腹背左右之以别之。龟之直中文，名曰千里。其首之横文第一级左右有斜理皆接乎千里者，即龟王也。他龟即无此矣。言占事帝王用王，文用相，武用将，各依等级。其说与逸礼所载天子一尺二寸、诸侯八寸、大夫六寸、士庶四寸之说相合，亦甚有理。若夫神龟、宝龟，世所难得，则入药亦当依此用之可也。日华用卜龟小甲，盖取便耳。又按经云：龟甲勿令中湿。一名神屋。陶言厣可供卜，壳可入药。则古者上下甲皆用之。至日华始用龟版，而后人遂主之矣。

‖正误‖

[吴球曰]先贤用败龟版补阴，借其气也。今人用钻过及煮过者，性气不存矣。惟灵山诸谷，因风坠自败者最佳，田池自败者次之，人打坏者又次之。[时珍曰]按陶氏用生龟炙取，日华用灼

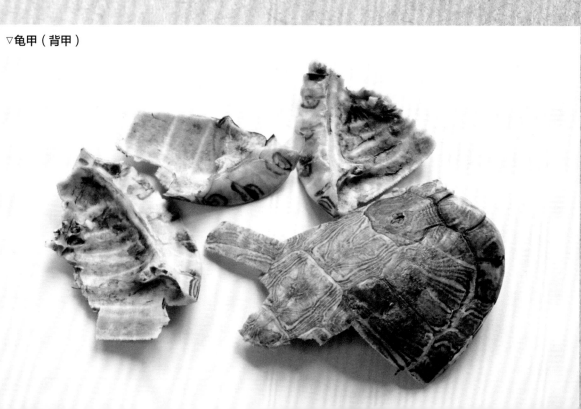

▽龟甲（背甲）

多者，皆以其有生性神灵也。曰败者，谓钻灼陈久如败也。吴氏不达此理，而反用自死枯败之版，复谓灼者失性，谬矣。纵有风坠自死者，亦山龟耳。浅学立异误世，鄙人据以为谈，故正之。

‖修治‖
以龟甲锯去四边，石上磨净，灰火炮过，涂酥炙黄用。亦有酒炙、醋炙、猪脂炙、烧灰用者。

‖气味‖
甘，平，有毒。[甄权曰]无毒。[时珍曰]按经云：中湿者有毒，则不中湿者无毒矣。[之才曰]恶沙参、蜚蠊，畏狗胆。瘦银。

‖主治‖
甲：治漏下赤白，破癥瘕痎疟，五痔阴蚀，湿痹四肢重弱，小儿囟不合。久服，轻身不饥。本经。**惊恚气，心腹痛，不可久立，骨中寒热，伤寒劳复，或肌体寒热欲死，以作汤，良。久服，益气资智，使人能食。烧灰，治小儿头疮难燥，女子阴疮。**别录。**溺：主久嗽，断疟。**弘景。**壳：炙末酒服，主风脚弱。**萧炳。**版：治血麻痹。**日华。**烧灰，治脱肛。**甄权。**下甲：补阴，主阴血不足，去瘀血，止血痢，续筋骨，治劳倦，四肢无力。**震亨。**治腰脚酸痛，补心肾，益大肠，止久痢久泄，主难产，消痈肿。烧灰，傅臁疮。**时珍。

‖发明‖
[震亨曰]败龟版属金、水，大有补阴之功，而本草不言，惜哉！盖龟乃阴中至阴之物，禀北方之气而生，故能补阴、治血、治劳也。[时珍曰]龟、鹿皆灵而有寿。龟首常藏向腹，能通任脉，故取其甲以补心、补肾、补血，皆以养阴也。鹿鼻常反向尾，能通督脉，故取其角以补

乌龟 *Chinemys reevesii* COI 条形码主导单倍型序列：

```
1    CACCTTATAT TTGATTTTCG GGGCCTGAGC AGGTATAGTA GGCACAGCAT TAAGTTTATT AATCCGCGCA GAATTAAGCC
81   AACCTGGAGC CCTCCTAGGG GACGACCAAA TCTATAATGT TATCGTTACA GCCCATGCCT TTATCATAAT TTTCTTCATG
161  GTTATACCCG TTATAATCGG CGGCTTTGGA AACTGACTTG TACCTTTAAT GATCGGAGCG CCAGATATGG CATTCCCACG
241  TATAAACAAT ATAAGCTTCT GGCTTCTACC ACCATCCCTA CTTTTACTTC TGGCCTCCTC AGGAATTGAA GCAGGCGCAG
321  GCACAGGCTG AACTGTGTAC CCACCATTAG CTGGAAACCT AGCCCACGCT GGCGCCTCTG TAGATCTAAC TATCTTTTCC
401  CTTCACCTAG CAGGTGTGTC ATCAATTTTA GGGGCCATCA ACTTTATCAC CACAGCAATT AACATAAAAT CTCCAGCTAT
481  ATCACAGTAC CAAACACCCT TATTTGTGTG ATCTGTACTT ATTACAGCCG TCCTATTACT ACTCTCGCTA CCAGTACTCG
561  CCGCAGGTAT TACTATATTA CTCACAGACC GAAACCTAAA TACAACCTTC TTCGACCCTC CAGGGGGAGG GGACCCAATT
641  TTATATCAAC ACCTGTTT
```

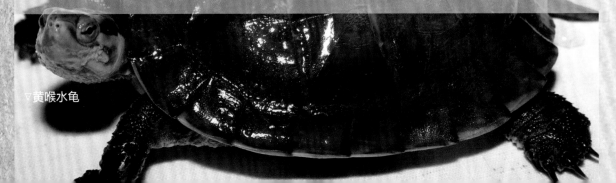

▽黄喉水龟

命、补精、补气，皆以养阳也。乃物理之玄微，神工之能事。观龟甲所主诸病，皆属阴虚血弱，自可心解矣。又见鳖甲。

‖ **附方** ‖

旧二，新十二。**补阴丸**丹溪方用龟下甲酒炙、熟地黄九蒸九晒各六两，黄檗盐水浸炒、知母酒炒各四两，石器为末，以猪脊髓和丸梧子大。每服百丸，温酒下。一方：去地黄，加五味子炒一两。**疟疾不止**龟版烧存性，研末。酒服方寸匕。海上名方。**抑结不散**用龟下甲酒炙五两，侧柏叶炒一两半，香附童便浸炒三两，为末，酒糊丸梧子大。每空心温酒服一百丸。**胎产下痢**用龟甲一枚，醋炙为末。米饮服一钱，日二。经验方。**难产催生**秘录用龟甲烧末，酒服方寸匕。摘玄：治产三五日不下，垂死，及矮小女子交骨不开者，用干龟壳一个酥炙，妇人头发一握烧灰，川芎、当归各一两。每服秤七钱，水煎服。如人行五里许，再一服。生胎、死胎俱下。**肿毒初起**败龟版一枚，烧研，酒服四钱。小山。**妇人乳毒**同上方。**小儿头疮**龟甲烧灰敷之。圣惠方。**月蚀耳疮**同上。**口吻生疮**同上。**臁疮朽臭**生龟一枚取壳，醋炙黄，更煅存性，出火气，入轻粉、麝香。葱汤洗净，搽敷之。急救方。**人咬伤疮**龟版骨、鳖肚骨各一片，烧研。油调搽之。叶氏摘玄。**猪咬成疮**龟版烧研，香油调搽之。叶氏摘玄。

肉

‖ **气味** ‖

甘、酸，温，无毒。[弘景曰] 作臛臛大补，而多神灵，不可轻杀。书家所载甚多，此不具说。[思邈曰] 六甲日、十二月俱不可食，损人神。不可合猪肉、菰米、瓜、苋食，害人。

‖ **主治** ‖

酿酒，治大风缓急，四肢拘挛，或久瘫缓不收，皆瘥。苏恭。煮食，除湿痹风痹，身肿踒折。孟诜。治筋骨疼痛及一二十年寒嗽，止泻血、血痢。时珍。

‖ **发明** ‖

[时珍曰] 按周处风土记云：江南五月五日煮肥龟，入盐、豉、蒜、蓼食之，名曰菹龟。取阴内阳外之义也。

‖ **附方** ‖

旧一，新六。**热气湿痹腹内积热**。用龟肉同五味煮食之。微泄为效。普济方。**筋骨疼痛**用乌龟一个，分作四脚。每用一脚，入天花粉、枸杞子各一钱二分，雄黄五分，麝香五分，槐花三钱，水一碗煎服。纂要奇方。**十年咳嗽**或二十年医不效者，生龟三枚，治如食法，去肠，以水五升，煮取三升浸曲，酿秫米四升如常法，饮之令尽，永不发。又方：用生龟一枚着坎中，令人溺之，浸至三日，烧研。以醇酒一升，和末如干饭，顿服。须臾大吐，嗽囊出则愈，小儿减半。**痢及泻血**乌龟肉，以沙糖水拌，椒和，炙煮食之。多度即愈。普济方。**劳瘵失血**田龟煮取肉，和葱、椒、酱、油煮食。补阴降火，治虚劳失血咯血，咳嗽寒热，累用经验。吴球便民食疗。**年久痔漏**田龟二三个，煮取肉，入茴香、葱、酱，常常食，累验。此疾大忌糟、醋等热物。便民食疗。

血

‖气味‖
咸，寒，无毒。

‖主治‖
涂脱肛。甄权。治打扑伤损，和酒饮之，仍捣生龟肉涂之。时珍。

胆汁

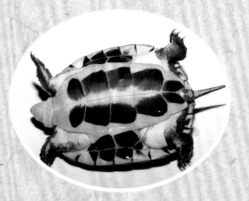

‖气味‖
苦，寒，无毒。

‖主治‖
痘后目肿，经月不开，取点之，良。时珍。

溺

‖采取‖
[须曰]按孙光宪北梦琐言云：龟性妒而与蛇交。惟取龟置瓦盆中，以鉴照之。龟见其影，则淫发失尿。急以物收取之。又法：以纸炷火，以点其尻，亦致失尿，但差缓耳。[时珍曰]今人惟以猪鬃或松叶刺其鼻，即尿出。似更简捷也。

‖主治‖
滴耳，治聋。藏器。点舌下，治大人中风舌暗，小儿惊风不语。摩胸、背，治龟胸、龟背。时珍。

‖发明‖
[时珍曰]龟尿走窍透骨，故能治暗、聋及龟背，染髭发也。按峋嵝神书言：龟尿磨瓷器，能令软；磨墨书石，能入数分。即此可推矣。

‖附方‖
旧一，新二。**小儿龟背**以龟尿摩其胸背，久久即瘥。孙真人。**中风不语**乌龟尿点少许于舌下，神妙。寿域。**须发早白**以龟尿调水蛭细末，日日撚之，自黑。末忌粗。谈野翁方。

‖ 基原 ‖
《纲目图鉴》认为本品为龟科乌龟属动物，如乌龟
Chinemys reevesii (Gray)；参见本卷"水龟"项下。《纲目
彩图》认为秦龟是指秦蜀山地的龟类，陆生山地龟类的
多个种类；分布于华东、华南、西北及西南等地。

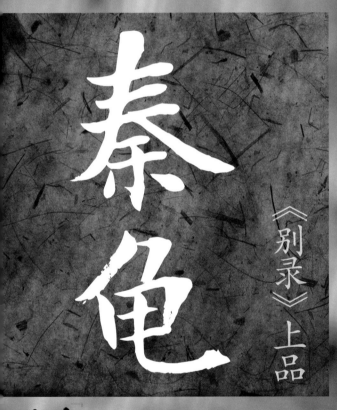

秦龟

《别录》上品

网目李草 全本图典

【第十九册】

008

▷乌龟（*Chinemys reevesii*）

‖ 释名 ‖
山龟。[宗奭曰] 龟则四方皆有。但秦地山中多老
龟，极大而寿，故取为用，以地别名。

‖ 集解 ‖
[别录曰] 秦龟生山之阴土中。二月、八月采。[保升
曰] 今江南、岭南处处有之，冬月藏土中，春夏秋即
出游溪谷。古人独取秦地者耳。[弘景曰] 此即山中
龟不入水者。其形大小无定，方药稀用。[恭曰] 秦
龟即蟕蠵，更无别也。[士良曰] 秦人呼蟕蠵为山
龟，是矣。[藏器曰] 蟕蠵生海水中。秦龟生山阴，
是深山中大龟，如碑下趺者。食草根竹萌，冬蛰春
出。卜人亦取以占山泽，揭甲亦可饰器物。[颂曰]
蟕蠵生岭南，别是一种山龟，非秦龟也。龟类甚

多，罕能遍识。盖近世货币不用，知卜者稀，故尔弗贵也。[时珍曰] 山中常龟，鹿喜食之。其大而可卜者，曰灵龟，年至百岁能变化者，曰筮龟。或伏于蓍草之下，或游于卷耳、芩叶之上。抱朴子所谓山中巳日称时君者为龟，即此也。其蟕蠵或以为山龟，或云生海水中，其说不定。按山海经蟕龟生深泽中。应劭注汉书云：灵蟕，大龟也。雌曰蟕蠵，雄曰玳瑁。观此则秦龟是山龟，蟕蠵是泽龟，与尔雅山龟、泽龟、水龟相合。盖一种二类，故其占卜、入药、饰器、功用尤同耳。

甲

‖修治‖
[李珣曰] 经卜者更妙。以酥或酒炙黄用。

‖气味‖
苦，温，无毒。

‖主治‖
除湿痹气，身重。四肢关节不可动摇。别录。顽风冷痹，关节气壅，妇人赤白带下，破积癥。孟诜。补心。宗奭。治鼠瘘。时珍。

‖发明‖
[宗奭曰] 大龟灵于物，故方家用以补心，然甚有验。[时珍曰] 见龟甲。

‖附方‖
新一。鼠瘘刘涓子用山龟壳炙、狸骨炙、甘草炙、雄黄、桂心、干姜等分为末，饮服方寸匕，仍以艾灸疮上，用蜜和少许，入疮中，良。

头

‖主治‖
阴干炙研服，令人长远入山不迷。孟诜。[弘景曰] 前臑骨佩之亦然耳。

据《纲目图鉴》《中华本草》《动物药志》等综合分析考证，本品为海龟科动物蠵龟 *Caretta gigas* (Deraniyagala)。分布于我国黄海、东海和南海，以山东、江苏、浙江、广东、台湾等地为多见。

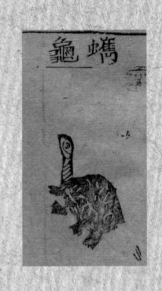

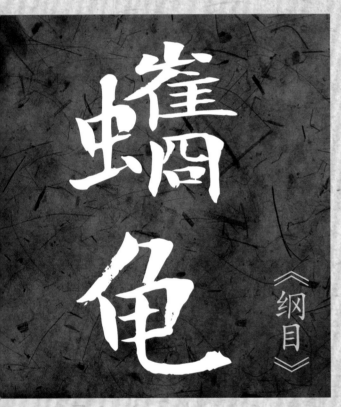

‖ 释名 ‖

蠵龟音兹夷。**灵蠵**汉书**灵龟**郭璞注鼀鼊音拘壁。一作蚼蠏。**嬴屭**音备戏。杂俎作系臂者非。**皮名龟筒**。[时珍曰] 蠵龟鸣声如兹夷，故名。鼀鼊者，南人呼龟皮之音也。嬴屭者，有力貌，今碑跌象之。或云大者为蠵龟、嬴屭小者为鼀。其通。

‖ 集解 ‖

[弘景曰] 蠵龟生广州。[恭曰] 即秦龟也。[藏器曰] 蠵龟生海边。甲有文，堪为物饰。非山龟也。[保升曰] 苏恭之说，非通论也。按郭璞尔雅注云：嬴屭出涪陵郡，大龟也。其缘甲文似瑇瑁，能鸣。甲亦可卜，俗呼灵龟是矣。[颂曰] 蠵龟别是一种山龟之大者，非秦也。岭表录异云：潮、循间甚多。人立背上，可负而行。乡人取壳，以生得全者为贵。初用木换出其肉。龟被楚毒，鸣吼如牛，声振山谷。古人谓生龟脱筒，指此。工人以其甲通明黄色者，煮拍陷瑇瑁为器，谓之龟筒。入药亦以生脱为主。[日华曰] 蠵龟即鼀鼊也。皮可宝装饰物。[时珍曰] 蠵龟诸说不一。按山海经云：蠵龟生深泽中。注云：大龟也。甲有文采，似瑇瑁而薄。应劭注汉书云：灵蠵，大龟也。雄曰瑇瑁，雌曰蠵龟。据此二说，皆出古典。质以众论，则蠵龟即鼀鼊之大者，当以藏器、日华为准也。生于海边，山居水食，瑇瑁之属。非若山龟不能入水也。故功用专于解毒，与瑇

瑁相同，自可意会。刘欣期交州记云：蚼蠵似瑇瑁，大如笠，四足缦胡无指爪。其甲有黑珠文采，斑似锦文。但薄而色浅，不任作器，惟堪贴饰。今人谓之鼊皮。临海水土记云：其形如龟鳖身。其甲黄点有光。广七八寸，长二三尺。彼人以乱瑇瑁。肉味如鼋可食。卵大如鸭卵，正圆，生食美于鸟卵。西阳杂俎云：系臂状如龟，生南海。捕者必先祭后取之。

肉

‖气味‖

甘，平，无毒。

‖主治‖

去风热，利肠胃。时珍。

血

‖气味‖

咸，平，微毒。

‖主治‖

疗偑人毒箭伤。弘景。**中刀箭闷绝者，刺饮便安。**日华。[藏器曰] 南人用燋铜及蛇汁毒，亦多养此用。

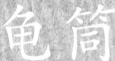

龟筒

‖释名‖

鼊皮。

‖气味‖

甘、咸，平，无毒。

‖主治‖

血疾，及中刀箭毒，煎汁饮。大明。**解药毒、蛊毒。**时珍。

‖附录‖

鼊䴟音迷麻鼌音朝 [时珍曰] 按临海水土记云：鼊䴟，状似鼊鼊而甲薄，形大如龟，味极美，一枚有膏三斛。又有鼌，亦如鼊鼊，腹如羊胃可啖。并生海边沙中。

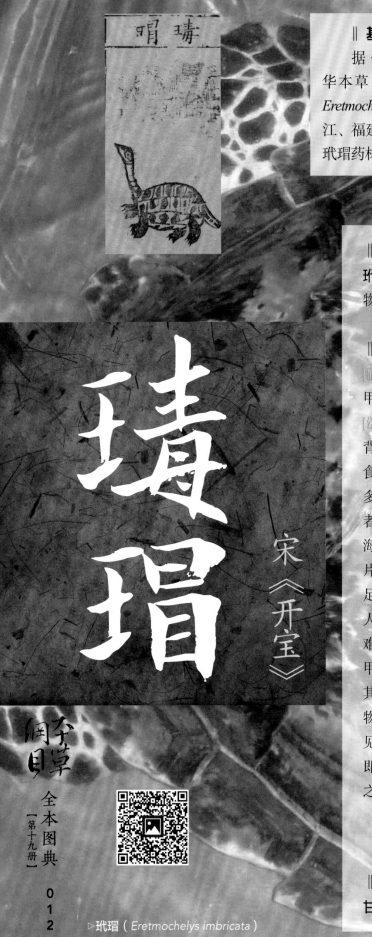

▷玳瑁（ *Eretmochelys imbricata* ）

玳瑁 宋《开宝》

‖ 基原 ‖

据《纲目彩图》《动物药志》《纲目图鉴》《中华本草》等综合分析考证，本品为海龟科动物玳瑁 *Eretmochelys imbricata* (Linnaeus)。分布于山东、江苏、浙江、福建、台湾、广东及海南等地。《药典》四部收载玳瑁药材为海龟科动物玳瑁的背甲。

‖ 释名 ‖

玳瑁音代昧，又音毒目。[时珍曰] 其功解毒，毒物之所媚嫉者，故名。

‖ 集解 ‖

[藏器曰] 瑇瑁生岭南海畔山水间。大如扇似龟，甲中有文。[士良曰] 其身似龟，首、嘴如鹦鹉。[颂曰] 今广南皆有，龟类也。大者如盘，其腹、背甲皆有红点斑文。入药须用生者乃灵。凡遇饮食有毒，则必自摇动，死者则不能，神矣。今人多用杂龟筒作器皿，皆杀取之，又经煮拍，故生者殊难得。[时珍曰] 按范成大虞衡志云：玳瑁生海洋深处，状如龟鼋，而壳稍长，背有甲十二片，黑白斑文，相错而成。其裙边缺如锯齿。无足而有四鬣，前长后短，皆有鳞，斑文如甲。海人养以盐水，饲以小鱼。又顾玠海槎录云：大者难得，小者时时有之。但老者甲厚而色明，小者甲薄而色暗。世言鞭血成斑，谬矣。取时必倒悬其身，用滚醋泼之。则甲逐片应手落下。南方异物志云：大者如蘧篨。背上有鳞大如扇，取下乃见其文。煮柔作器，治以鲛鱼皮，莹以枯木叶，即光辉矣。陆佃云：瑇瑁不再交，望卵影抱，谓之护卵。

‖ 气味 ‖

甘，寒，无毒。[宗奭曰] 入药用生者，性味全也。既经汤火，即不堪用，与生、熟犀义同。

‖主治‖
解岭南百药毒。藏器。破癥结，消痈毒，止惊痫。日华。疗心风，解烦热，行气血，利大小肠，功与肉同。士良。磨汁服，解蛊毒。生佩之，辟蛊毒。苏颂。解痘毒，镇心神，急惊客忤，伤寒热结狂言。时珍。

‖发明‖
[时珍曰] 玳瑁解毒清热之功，同于犀角。古方不用，至宋时至宝丹始用之也。又见鳖甲。

‖附方‖
旧一，新三。**解蛊毒**生玳瑁磨浓汁，水服一盏即消。杨氏产乳。**预解痘毒**遇行时服此，未发内消，已发稀少。用生玳瑁、生犀角各磨汁一合，和匀。温服半合，日三服，最良。灵苑方。**痘疮黑陷**乃心热血凝也。用生玳瑁、生犀角同磨汁一合，入猪心血少许，紫草汤五匙，和匀，温服。闻人规痘疹论。**迎风目泪**乃心肾虚热也。用生玳瑁、羚羊角各一两，石燕子一双，为末。每服一钱，薄荷汤下，日一服。鸿飞集。

‖气味‖
甘，平，无毒。

‖主治‖
诸风毒，逐邪热，去胸膈风痰，行气血，镇心神，利大小肠，通妇人经脉。士良。

‖主治‖
解诸药毒，刺血饮之。开宝。

‖附录‖
撒八儿 [时珍曰] 按刘郁西使记云：出西海中。乃玳瑁遗精，蛟鱼吞食吐出，年深结成者，其价如金。伪作者，乃犀牛粪也。窃谓此物贵重如此，必有功用，亦不知果是玳瑁遗精否。亦无所询证。姑附于此，以俟博识。

《纲目图鉴》认为本品为水龟属动物，其绿毛乃其背甲上所生的寄生物。参见本卷"水龟"项下。

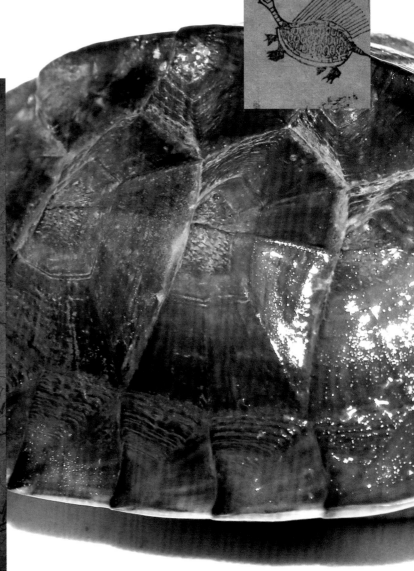

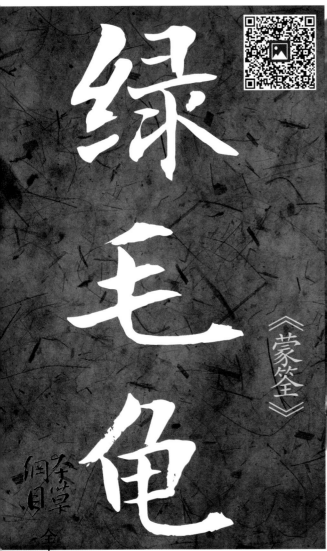

绿毛龟

《蒙筌》

本草纲目

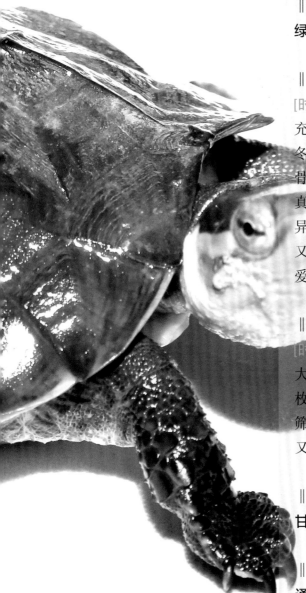

‖ 释名 ‖

绿衣使者纲目。

‖ 集解 ‖

[时珍曰] 绿毛龟出南阳之内乡及唐县，今惟蕲州以充方物。养鬻者取自溪涧，畜水缸中，饲以鱼虾，冬则除水。久久生毛，长四五寸。毛中有金线，脊骨有三棱，底甲如象牙色，其大如五铢钱者，为真。他龟久养亦生毛，但大而无金线，底色黄黑为异尔。南齐书载永明中有献青毛神龟者，即此也。又录异记云：唐玄宗时，方士献径寸小龟，金色可爱。云置碗中，能辟蛇虺之毒。此亦龟之异也。

‖ 修治 ‖

[时珍曰] 此龟古方无用者。近世滋补方往往用之，大抵与龟甲同功。刘氏先天丸用之，其法用龟九枚，以活鲤二尾安釜中，入水，覆以米筛，安龟在筛上蒸熟，取肉晒干。其甲仍以酥炙黄，入药用。又有连甲、肉、头、颈俱用者。

‖ 气味 ‖

甘、酸，平，无毒。

‖ 主治 ‖

通任脉，助阳道，补阴血，益精气，治痿弱。时珍。缚置额端，能禁邪疟；收藏书笥，可辟蠹虫。嘉谟。

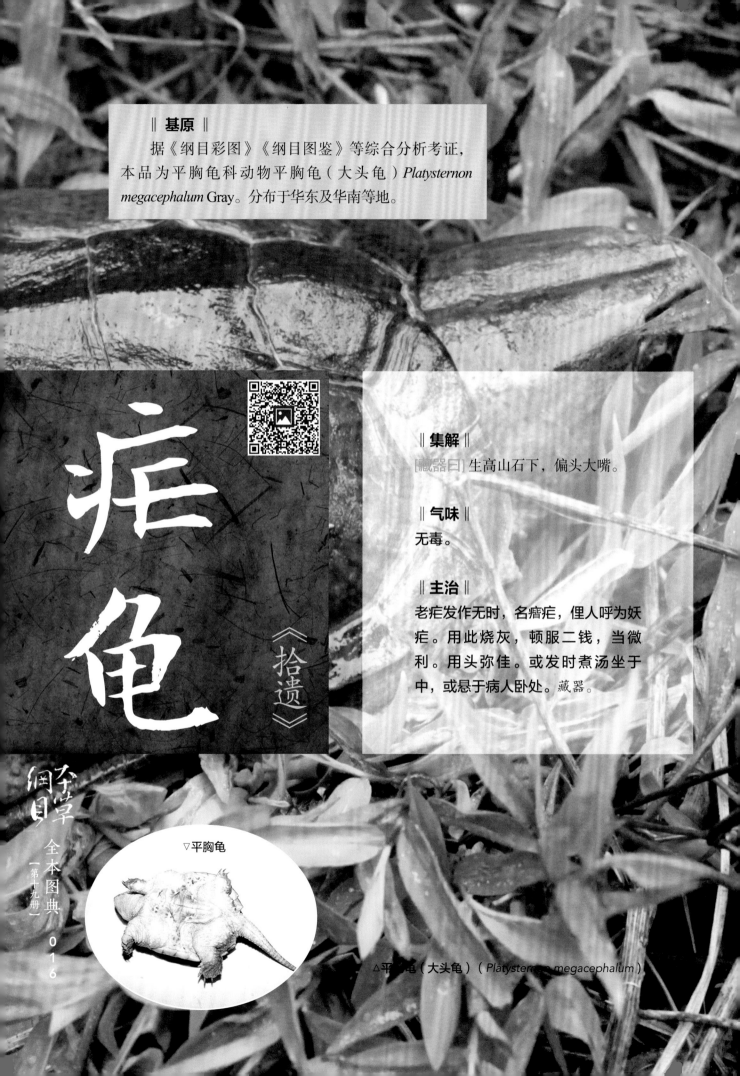

‖ 基原 ‖
据《纲目彩图》《纲目图鉴》等综合分析考证，本品为平胸龟科动物平胸龟（大头龟）*Platysternon megacephalum* Gray。分布于华东及华南等地。

疟龟 《拾遗》

‖ 集解 ‖
[藏器曰] 生高山石下，偏头大嘴。

‖ 气味 ‖
无毒。

‖ 主治 ‖
老疟发作无时，名痎疟，俚人呼为妖疟。用此烧灰，顿服二钱，当微利。用头弥佳。或发时煮汤坐于中，或悬于病人卧处。藏器。

▽平胸龟

△平胸龟（大头龟）（*Platysternon megacephalum*）

基原

《纲目图鉴》认为本品为平胸龟科动物平胸龟 *Platysternon megacephalum* Gray。参见本卷"疟龟"项下。

集解

[藏器曰] 生南海。状如龟，长二三尺，两目在侧如鹗。亦呼水龟，非前水龟也。

气味

无毒。

主治

妇人难产，临月佩之，临时烧末酒服。藏器。

附录

旋龟 [时珍曰] 按山海经云：杻阳之山，怪水出焉。中多旋龟，鸟首虺尾，声如破木，佩之已聋。亦此类也。

鹗龟

《拾遗》

△平胸龟

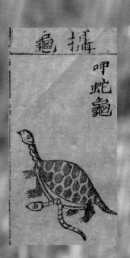

摄龟

《蜀本草》

本草纲目全本图典【第十九册】018

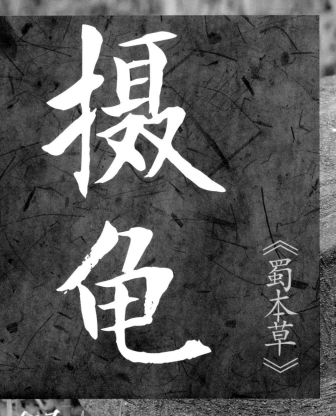

△黄缘闭壳龟（*Cuora flavomarginata*）

‖ **基原** ‖

据《纲目图鉴》《纲目彩图》等综合分析考证，本品为龟科闭壳龟属（*Cuora*）动物。如黄缘闭壳龟 *Cuora flavomarginata* (Gray)，分布于河南、湖北、江苏、湖南、福建、台湾等地。

‖ **释名** ‖

呷蛇龟日华作夹蛇。**陵龟**郭璞**鸯龟**陶弘景**蠮龟**抱朴子。[恭曰] 鸯龟腹折，见蛇则呷而食之，故楚人呼呷蛇龟。江东呼陵龟，居丘陵也。[时珍曰] 既以呷蛇得名，则摄亦蛇音之转，而蠮亦鸯音之转也。

‖ **集解** ‖

[弘景曰] 鸯，小龟也，处处有之，狭小而长尾。用卜吉凶，正与龟相反。[保升曰] 摄龟腹小，中心横折，能自开阖，好食蛇也。

 肉

‖ **气味** ‖

甘、寒，有毒。[洗曰] 此物啖蛇，肉不可食，壳亦不堪用。

‖ **主治** ‖

生研，涂扑损筋脉伤。士良。生捣，罯蛇伤，以其食蛇也。陶弘景。

尾

‖ **主治** ‖

佩之辟蛇。蛇咬，则刮末傅之。便愈。抱朴子。

甲

‖ **主治** ‖

人咬疮溃烂，烧灰傅之。时珍。出摘玄。

‖**释名**‖

三足龟尔雅。

‖**集解**‖

[时珍曰] 按山海经云：狂水西注伊水，中多三足龟。食之无大疾，可以已肿。唐书云：江州献六眼龟。大明会典云：暹逻国献六足龟。宋史云：赵霆献两头龟。此又前人所未知者也。

‖**气味**‖

无。

‖**主治**‖

食之，辟时疾，消肿。山海经。

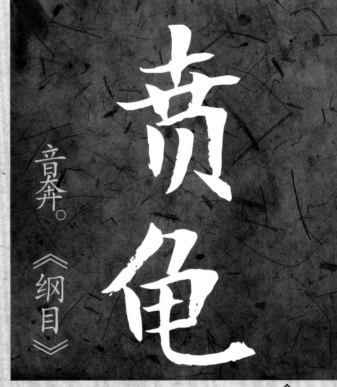

音奔。《纲目》

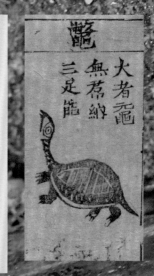

‖ 基原 ‖

据《动物药志》《中药志》《纲目彩图》等综合分析考证，本品为鳖科动物鳖（中华鳖）*Trionyx sinensis* Wiegmann。除宁夏、新疆、青海等地外，均有分布。《中华本草》《大辞典》认为还包括同属动物山瑞鳖 *T. steindachneri* Siebenrock，分布于广东、海南、广西、贵州、云南等地。《药典》收载鳖甲药材为鳖科动物鳖的背甲；全年均可捕捉，以秋、冬二季为多，捕捉后杀死，置沸水中烫至背甲上的硬皮能剥落时，取出，剥取背甲，除去残肉，晒干。《药典》四部收载鳖甲胶药材为鳖甲经煎煮、浓缩制成的固体胶。

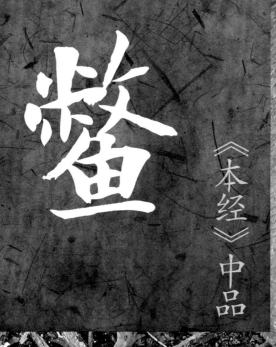

鳖

《本经》中品

△鳖（中华鳖）（ *Trionyx sinensis* ）

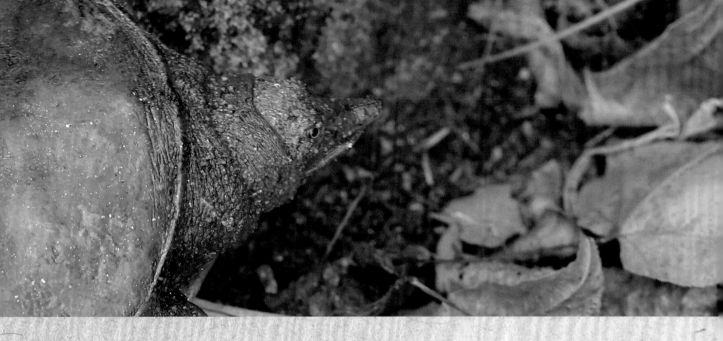

鳖 *Trionyx sinensis* CO1 条形码主导单倍型序列：

```
1    CACCCTTTAC TTAATTTTCG GTGCCTGAGC AGGTATAGTT GGTACAGCCT TGAGCTTATT AATCCGAGCA GAACTAAGTC
81   AACCTGGCAC TCTTTTAGGG GACGACCAGA TTTATAATGT AATTGTTACA GCACATGCTT TTGTTATGAT CTTCTTTATA
161  GTCATACCTG TAATAATTGG GGGGTTCGGT AACTGACTTG TACCCTTAAT AATTGGAGCC CCAGACATAG CATTCCCACG
241  AATAAATAAT ATAAGTTTTT GACTACTACC CCCCTCATTA CTACTTCTCC TAGCATCATC AGGCATTGAA ACAGGAGCAG
321  GAACTGGCTG AACCGTTTAT CCCCCATTAG CTAGCAACCT AGCCCATGTG GGCGCATCAG TAGACTTAAC TATTTTCTCC
401  TTACATCTAG CTGGAGTATC TTCAATCCTT GGGGCTATCA ATTTTATTAC TACAGCTATT AATATAAAAT CCCCAACAAT
481  ATCACAATAC CAAACTCCCT TATTCGTTTG ATCAGTAGTT ATTACAGCCG TACTATTATT ACTTTCACTA CCAGTGTTAG
561  CCGCAGGCAT TACAATATTA CTCACAGACC GAAACCTGAA TACTACCTTT TTTGATCCTT CTGGAGGAGG AGATCCTATC
641  CTATATCAAC ATTTATTC
```

‖ 释名 ‖

团鱼俗名**神守**。[时珍曰] 鳖行蹩躄，故谓之蹩。淮南子曰：鳖无耳而守神。神守之名以此。陆佃云：鱼满三千六百，则蛟龙引之而飞，纳鳖守之则免。故鳖名守神。**河伯从事**古今注。

‖ 集解 ‖

[时珍曰] 鳖，甲虫也。水居陆生，穿脊连胁，与龟同类。四缘有肉裙，故曰龟，甲里肉；鳖，肉里甲。无耳，以目为听。纯雌无雄，以蛇及鼋为匹。故万毕术云：烧鼋脂可以致鳖也。夏月孚乳，其抱以影。埤雅云：卵生思抱。其状随日影而转。在水中，上必有浮沫，名鳖津。人以此取之。今有呼鳖者，作声抚掌，望津而取，百十不失。管子云：涸水之精名曰蚹。以名呼之，可取鱼鳖。正此类也。类从云：鼍一鸣而鳖伏。性相制也。又畏蚊。生鳖遇蚊叮则死，死鳖得蚊煮则烂，而熏蚊者复用鳖甲。物相报复如此，异哉。淮南子曰：膏之杀鳖，类之不可推也。

鳖甲

‖修治‖

[别录曰] 鳖甲生丹阳池泽。采无时。[颂曰] 今处处有之，以岳州沅江所出甲有九肋者为胜。入药以醋炙黄用。[弘景曰] 采得，生取甲，剔去肉者，为好。凡有连厌及干岩者便真。若肋骨出者是煮熟，不可用。[敩曰] 凡使，要绿色、九肋、多裙、重七两者为上。用六一泥固瓶子底，待干，安甲于中，以物支起。若治癥块定心药。用头醋入瓶内，大火煎，尽三升，乃去裙、肋骨，炙干入用。若治劳去热药，不用醋，用童子小便煎，尽一斗二升，乃去裙留骨，石臼捣粉，以鸡膍皮裹之，取东流水三斗盆盛，阁于盆上，一宿取用，力有万倍也。[时珍曰] 按卫生宝鉴云：凡鳖甲，以煅灶灰一斗，酒五升，浸一夜，煮令烂如胶漆用，更佳。桑柴灰尤妙。

‖气味‖

咸，平，无毒。[之才曰] 恶矾石、理石。

‖主治‖

心腹癥瘕，坚积寒热，去痞疾息肉，阴蚀痔核恶肉。本经。疗温疟，血瘕腰痛，小儿胁下坚。别录。宿食，癥块痃癖，冷瘕劳瘦，除骨热，骨节间劳热，结实壅塞，下气，妇人漏下五色，下瘀血。甄权。去血气，破癥结恶血，堕胎。消疮肿肠痈，并扑损瘀血。日华。补阴补气。震亨。除老疟疟母，阴毒腹痛，劳复食复，斑痘烦喘，小儿惊痫，妇人经脉不通，难产，产后阴脱，丈夫阴疮石淋，敛溃痈。时珍。

‖发明‖

[宗奭曰] 经中不言治劳，惟药性论治劳瘦骨热，故虚劳多用之。然甚有据，但不可过剂耳。[时珍曰] 鳖甲乃厥阴肝经血分之药，肝主血也。试常思之，龟、鳖之属，功各有所主。鳖色青入肝，故所主者，疟劳寒热，痃瘕惊痫，经水痈肿阴疮，皆厥阴血分之病也。玳瑁色赤入心，故所主者，心风惊热，伤寒狂乱，痘毒肿毒，皆少阴血分之病也。秦龟色黄入脾，故所主者，顽风湿痹，身重蛊毒，皆太阴血分之病也。水龟色黑入肾，故所主者，阴虚精弱，腰脚痠痿，阴疟泄痢，皆少阴血分之病也。介虫阴类，故并阴经血分之病，从其类也。

‖附方‖

旧十三，新六。**老疟劳疟**用鳖甲醋炙研末，酒服方寸匕。隔夜一服，清早一服，临时一服，无不断者。入雄黄少许，更佳。肘后。**奔豚气痛**上冲心腹。鳖甲醋炙三两，京三棱煨二两，桃仁去皮尖四两，汤浸研汁三升，煎二升，入末，煎良久，下醋一升，煎如饧，以瓶收之。每空心酒服半匙。圣济录。**血瘕癥癖**[甄权曰] 用鳖甲、琥珀、大黄等分作散，酒服二钱，少时恶血即下。若妇人小肠中血下尽，即休服也。**疟癖癥积** [甄权曰] 用鳖甲醋炙黄研末，牛乳一合，每调一匙，朝朝服之。**妇人漏下** [甄权曰] 鳖甲醋炙研末，清酒服方寸匕，日二。又用干姜、鳖甲、诃黎勒皮等分为末，糊丸。空心下三十丸，日再。**妇人难产**鳖甲烧存性，研末。酒服方寸匕，立出。梅师。**劳复食复**笃病初起，受劳伤食，致复欲死者。鳖甲烧研，水服方寸匕。肘后方。**小儿痫疾**用鳖甲炙研，乳服一钱，日二，亦可蜜丸服。子母录。**卒得腰痛**不可俯仰。用鳖甲炙研末，酒服方寸匕，日二。肘后方。**沙石淋痛**用九肋鳖甲醋炙研末，酒服方寸匕，日三服。石出瘥。肘后方。**阴虚梦泄**九肋鳖甲烧研。每用一字，以酒半盏，童尿半盏，葱白七寸同煎。去葱，日晡时服之。出臭汗为度。医垒元戎。**吐血不止**鳖甲、蛤粉各一两，同炒色黄，熟地黄一两半，晒干，为末。每服二钱，食后茶下。圣济录。**癍痘烦喘**小便不利者。用鳖甲二两，灯心一把，水一升半，煎六合，分二服。凡患此，小便有血者，中坏也。黑厌无脓者，十死不治。庞安时伤寒论。**痈疽不敛**不拘发背一切疮。用鳖甲烧存性，研掺甚妙。李楼怪癥奇方。**肠痈内痛**鳖甲烧存性研，水服一钱，日三。传信方。**阴头生疮**人不能治者。鳖甲一枚烧研，鸡子白和傅。千金翼。**沸唇紧裂**用鳖甲及头，烧研傅之。类要。**人咬指烂**久欲脱者。鳖甲烧灰傅之。叶氏摘玄方。

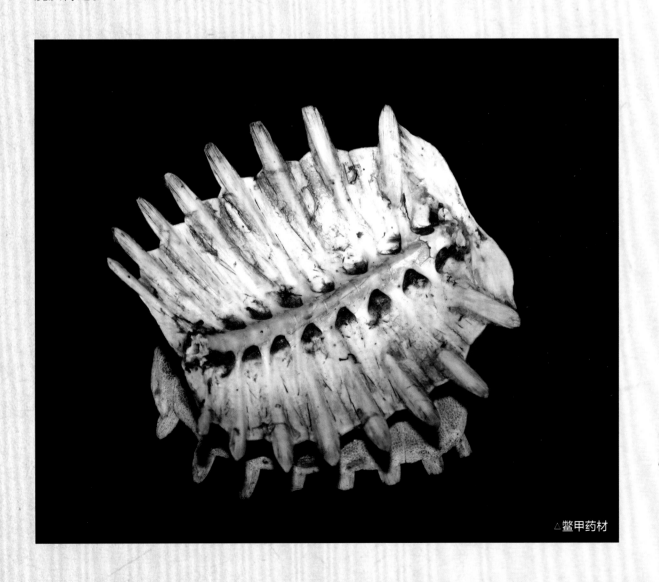

△鳖甲药材

肉

‖气味‖

甘，平，无毒。[颂曰] 久食，性冷损人。[藏器曰] 礼记食鳖去丑，谓颈下有软骨如龟形者也。食之令人患水病。凡鳖之三足者，赤足者，独目者，头足不缩者，其目四陷者，腹下有王字、卜字文者，腹有蛇文者，是蛇化也，在山上者名旱鳖，并有毒杀人，不可食。[弘景曰] 不可合鸡子食，苋菜食。昔有人剉鳖，以赤苋同包置湿地，经旬皆成生鳖。又有裹鳖甲屑，经五月皆成鳖者。[思邈曰] 不可合猪、兔、鸭肉食，损人。不可合芥子食，生恶疮。妊妇食之，令子短项。[时珍曰] 案三元参赞书言：鳖性冷，发水病。有冷劳气、癥瘕人不宜食之。生生编言：鳖性热。戴原礼言：鳖之阳聚于上甲，久食令人生发背。似与性冷之说相反。盖鳖性本不热，食之者和以椒、姜热物太多，失其本性耳。鳖性畏葱及桑灰。凡食鳖者，宜取沙河小鳖斩头去血，以桑灰汤煮熟，去骨甲换水再煮，入葱、酱作羹膳食乃良。其胆味辣，破入汤中，可代椒而辟腥气。李九华云：鳖肉主聚，鳖甲主散。食鳖，剉甲少许入之，庶几稍平。又言：薄荷煮鳖能害人。此皆人之所不知者也。

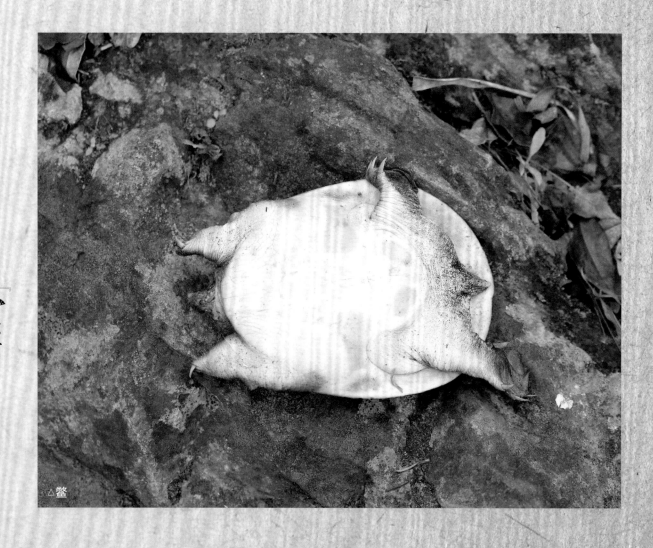

△鳖

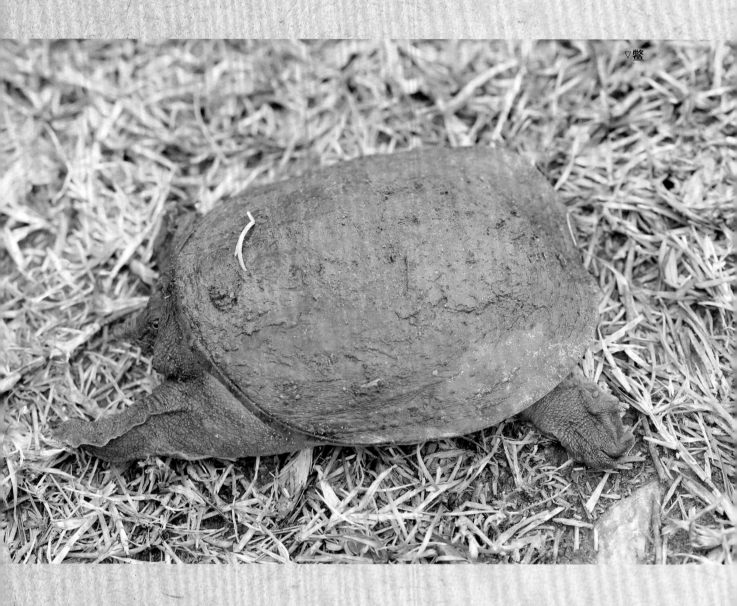

‖主治‖

伤中益气，补不足。别录。热气湿痹，腹中激热，五味煮食，当微泄。藏器。妇人漏下五色，羸瘦，宜常食之。孟诜。妇人带下，血瘕腰痛。日华。去血热，补虚。久食，性冷。苏颂。补阴。震亨。作臛食，治久痢，长髭须。作丸服，治虚劳痃癖脚气。时珍。

‖附方‖

新三。**痃癖气块**用大鳖一枚，以蚕沙一斗，桑柴灰一斗，淋汁五度，同煮如泥，去骨再煮成膏，捣丸梧子大。每服十丸，日三。圣惠方。**寒湿脚气**疼不可忍。用团鱼二个，水二斗，煮一斗，去鱼取汁，加苍耳、苍术、寻风藤各半斤，煎至七升，去渣，以盆盛熏蒸，待温浸洗，神效。乾坤生意。**骨蒸咳嗽**潮热。团鱼丸：用团鱼一个，柴胡、前胡、贝母、知母、杏仁各五钱，同煮，待熟去骨、甲、裙，再煮。食肉饮汁，将药焙研为末，仍以骨、甲、裙煮汁，和丸梧子大。每空心黄芪汤下三十丸，日二服。服尽，仍治参、芪药调之。奇效方。

脂

‖主治‖

除日拔白发，取脂涂孔中，即不生。欲再生者，白犬乳汁涂之。藏器。

头

阴干。

‖主治‖

烧灰，疗小儿诸疾，妇人产后阴脱下坠，尸疰心腹痛。恭。傅历年脱肛不愈。日华。

‖附方‖

旧一，新二。**小儿尸疰**劳瘦，或时寒热。用鳖头一枚烧灰，新汲水服半钱，日一服。圣惠方。**产后阴脱**千金用鳖头五枚烧研，井华水服方寸匕，日三。录验加葛根二两，酒服。**大肠脱肛**久积虚冷。以鳖头炙研，米饮服方寸匕，日二服。仍以末涂肠头上。千金。

头血

‖主治‖

涂脱肛。出甄权。风中血脉，口眼㖞僻，小儿疳劳潮热。时珍。

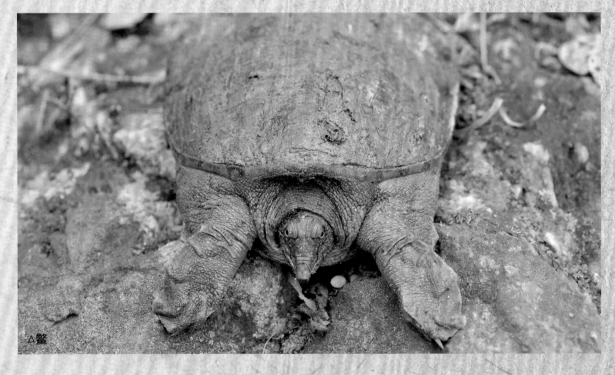

△鳖

‖发明‖

[时珍曰] 按千金方云：目睛唇动口㖞，皆风入血脉，急以小续命汤服之。外用鳖血或鸡冠血，调伏龙肝散涂之，干则再上，甚妙。盖鳖血之性，急缩走血，故治口㖞、脱肛之病。

‖附方‖

新二。**中风口㖞**鳖血调乌头末涂之。待正，则即揭去。肘后方。**小儿疳劳**治潮热往来，五心烦燥，盗汗咳嗽，用鳖血丸主之。以黄连、胡黄连各称二两，以鳖血一盏，吴茱萸一两，同入内浸过一夜，炒干，去茱、血研末。入柴胡、川芎、芜荑各一两，人参半两，使君子仁二十个，为末，煮粟米粉糊和，为丸如黍米大。每用熟水，量大小，日服三。全幼心鉴。

‖主治‖

盐藏煨食，止小儿下痢。时珍。

爪

‖主治‖

五月五日收藏衣领中，令人不忘。肘后。

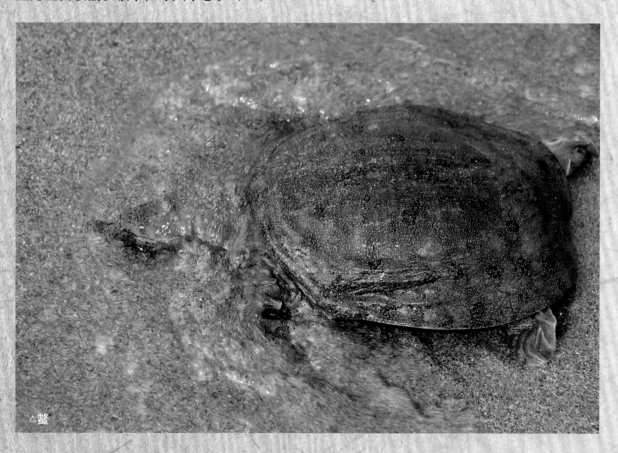

△鳖

纳鳖

宋《图经》

‖ 集解 ‖
[颂曰] 鳖之无裙，而头足不缩者，名曰纳，亦作魶。

‖ 气味 ‖
有毒。[颂曰] 食之令人昏塞。以黄芪、吴蓝煎汤服之，立解。

‖ 气味 ‖
有小毒。

‖ 主治 ‖
传尸劳，及女子闭经。苏颂。

△鼋（ *Pelochelys bibroni* ）

‖释名‖

三足鳖。

‖集解‖

[时珍曰] 尔雅云：鳖三足为能。郭璞云：今吴兴阳羡县君山池中出之。或以鲧化黄熊即此者，非也。

肉

‖气味‖

大寒，有毒。[颂曰] 食之杀人。[时珍曰] 按姚福庚己编云：太仓民家得三足鳖，命妇烹，食毕入卧，少顷形化为血水，止存发耳。邻人疑其妇谋害，讼之官。时知县黄廷宣鞫问不决，乃别取三足鳖，令妇如前烹治，取死囚食之，入狱亦化如前人。遂辨其狱。窃谓能之有毒，不应如此。然理外之事，亦未可以臆断也。而山海经云：从水多三足鳖，食之无蛊疫。近亦有人误食而无恙者，何哉？盖有毒害人，亦未必至于骨肉顿化也。

‖主治‖

折伤，止痛化血，生捣涂之。道家辟诸厌秽死气，或画像止之。*苏颂*。

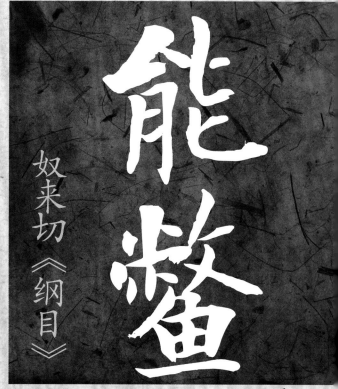

能鳖

奴来切《纲目》

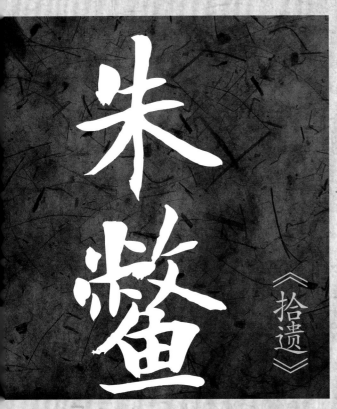

朱鳖

《拾遗》

‖ **集解** ‖

[藏器曰] 生南海。大如钱，腹赤如血。云在水中着水马脚，皆令仆倒也。[时珍曰] 按淮南子云：朱鳖浮波，必有大雨。

‖ **主治** ‖

丈夫佩之，刀剑不能伤。妇女佩之，有媚色。藏器。

‖集解‖

[时珍曰] 按山海经云：葛山澧水有珠鳖。状如肺而有目，六足有珠。一统志云：生高州海中。状如肺，四目六足而吐珠。吕氏春秋云：澧水鱼之美者，名曰珠鳖，六足有珠。淮南子云：蛤、蟹、珠鳖，与月盛衰。埤雅云：鳖珠在足，蚌珠在腹。皆指此也。

‖气味‖

甘，酸，无毒。

‖主治‖

食之，辟疫疠。时珍。

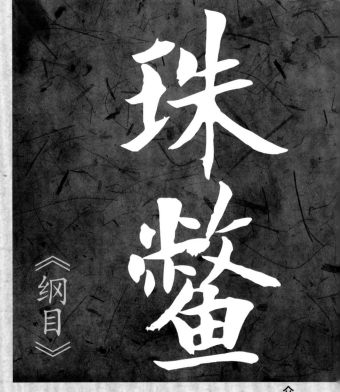

‖ 基原 ‖

据《纲目图鉴》《中华本草》《动物药志》《纲目彩图》等综合分析考证，本品为鳖科动物鼋 Pelochelys bibroni (Owen)。分布于江苏、浙江、福建、广东、海南、广西、云南等地。

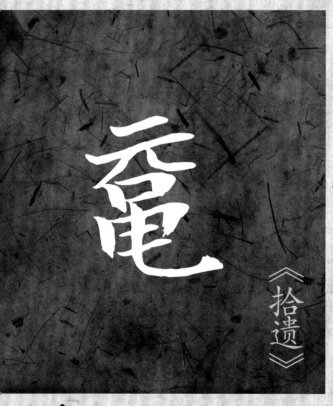

‖ 释名 ‖

[时珍曰] 按说文云：鼋，大鳖也。甲虫惟鼋最大，故字从元。元者，大也。

‖ 集解 ‖

[颂曰] 鼋生南方江湖中。大者围一二丈。南人捕食之。肉有五色而白者多。其卵圆大如鸡、鸭子，一产一二百枚。人亦掘取以盐淹食，煮之白不凝。[藏器曰] 性至难死，剔其肉尽，口犹咬物。可张鸟鸢。[弘景曰] 此物老者，能变为魅，非急弗食之。[时珍曰] 鼋如鳖而大，背有䐋胅，青黄色，大头黄颈，肠属于首。以鳖为雌，卵生思化，故曰鼋鸣鳖应。淮南云：烧鼋脂以致鳖。皆气类相感也。张鼎云：其脂摩铁则明。或云：此物在水食鱼，与人共体，具十二生肖肉，裂而悬之，一夜便觉垂长也。

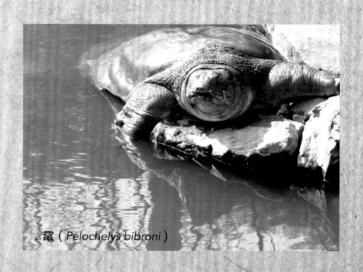

△鼋（Pelochelys bibroni）

甲

‖气味‖

甘，平，无毒。

‖主治‖

炙黄酒浸，治瘰疬，杀虫逐风，恶疮痔瘘，风顽疥瘙，功同鳖甲。藏器。五脏邪气，杀百虫毒、百药毒，续筋骨。日华。妇人血热。苏颂。

肉

‖气味‖

甘，平，微毒。

‖主治‖

湿气、邪气、诸虫。藏器。食之补益。陶弘景。

脂

‖主治‖

摩风及恶疮。孟诜。

胆

‖气味‖

苦，寒，有毒。

‖主治‖

喉痹，以生姜、薄荷汁化少许服，取吐。时珍。

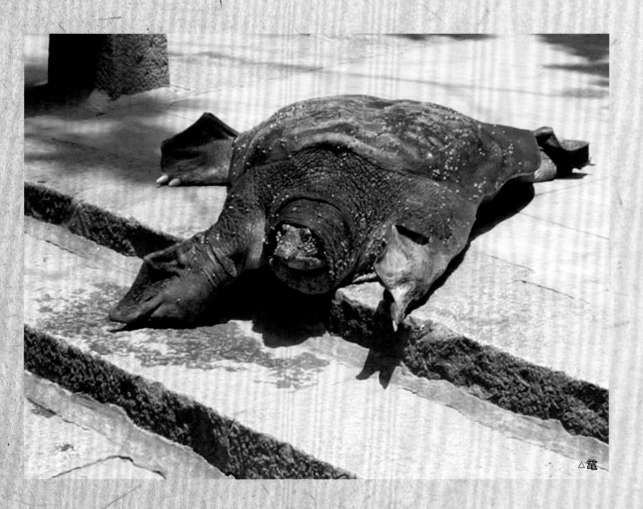

△鼋

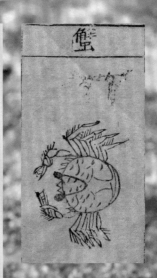

‖ **基原** ‖

据《纲目图鉴》《纲目彩图》等综合分析考证，本品为淡水蟹，主要为方蟹科动物中华绒毛螯蟹（大闸蟹）*Eriocheir sinensis* H. Milne-Edwards。分布于长江流域及东北辽河。《动物药志》《中华本草》认为还包括同属动物日本绒螯蟹 *E. japonicus* (de Haan)，分布于福建、台湾、广东等沿海。《中华本草》还收载有肉球近方蟹 *Hemigrapsus sanguineus* (de Haan) 及宽身大眼蟹 *Macrophthalmus dilata* de Haan。《药典》四部收载方海（螃蟹）药材为蟹科动物中华绒毛螯蟹、溪蟹 *Potamon*（*Potamon*）*denticulata* 或云南溪蟹 *Potamon*（*Potamon*）*yunnanensis* 的干燥体。

蟹

《本经》中品

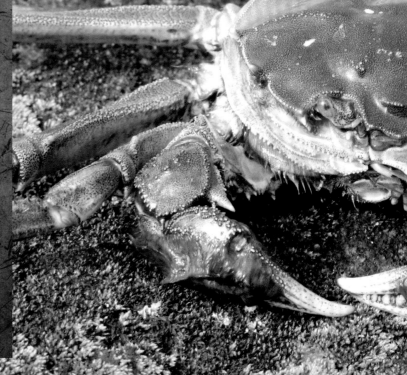

▷中华绒毛螯蟹（大闸蟹）（*Eriocheir sinensis*）

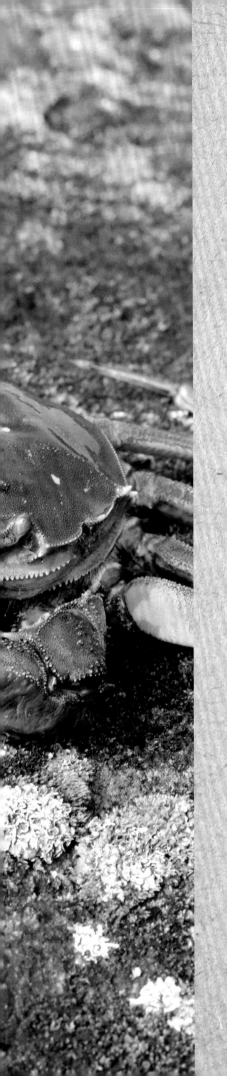

‖ **释名** ‖

螃蟹蟹谱**郭索**扬雄方言**横行介士**蟹谱**无肠公子**抱朴子**雄曰蜋螘，雌曰博带**广雅。[宗奭曰] 此物之来，秋初如蝉蜕壳，名蟹之意。必取此义。[时珍曰] 按傅肱蟹谱云：蟹，水虫也，故字从虫。亦鱼属也，故古文从鱼。以其横行，则曰螃蟹。以其行声，则曰郭索。以其外骨，则曰介士。以其内空，则曰无肠。

‖ **集解** ‖

[别录曰] 蟹生伊洛池泽诸水中。取无时。[弘景曰] 蟹类甚多，蝤蛑、拥剑、蟛螖皆是，并不入药。海边又有蟛蜞，似蟛螖而大，似蟹而小，不可食。蔡谟初渡江，不识蟛蜞，啖之几死。叹曰：读尔雅不熟，为学者所误也。[颂曰] 今淮海、汴京、河北陂泽中多有之，伊洛乃反难得也。今人以为食品佳味。俗传八月一日取稻芒两枝，长一二寸许，东行输送其长。故今南方捕蟹，差早则有衔芒。须霜后输芒方可食之，否则毒尤猛也。其类甚多。六足者名蛫，音跪，四足者名北，皆有大毒，不可食。其壳阔而多黄者名蠘，生南海中，其螯最锐，断物如芟刈也，食之行风气。其扁而最大，后足阔者，名蝤蛑，南人谓之拨棹子，以其后脚如棹也。一名蟳。随潮退壳，一退一长。其大者如升，小者如盏碟。两螯如手，所以异于众蟹也。其力至强，八月能与虎斗，虎不如也。一螯大、一螯小者，名拥剑，一名桀步。常以大螯斗，小螯食物。又名执火，以其螯赤也。其最小无毛者，名蟛螖，音越，吴人讹为彭越。尔雅云：螖蠌，小者蟧。郭璞注云：即蟛螖也。[时珍曰] 蟹，横行甲虫也。外刚内柔，于卦象离。骨眼蜩腹，蛭脑鲎足，二螯八跪，利钳尖爪，壳脆而坚，有十二星点。雄者脐长，雌者脐团。腹中之黄，应月盈亏。其性多躁，引声噀沫，至死乃已。生于流水者，色黄而腥；生于止水者，色绀而馨。佛书言：其散子后即自枯死。霜前食物故有毒，霜后将蛰故味美。所谓入海输芒者，

亦谬谈也。蟛蜞大于蟛蟆，生于陂池田港中，故有毒，令人吐下。似蟛蜞而生于沙穴中，见人便走者，沙狗也，不可食。似蟛蜞而生海中，潮至出穴而望者，望潮也，可食。两螯极小如石者，蚌江也，不可食。生溪涧石穴中，小而壳坚赤者，石蟹也，野人食之。又海中有红蟹，大而色红。飞蟹能飞。善苑国有百足之蟹。海中蟹大如钱，而腹下又有小蟹如榆荚者，蟹奴也。居蚌腹者，蛎奴也，又名寄居蟹。并不可食。蟹腹中有虫，如小木鳖子而白者，不可食，大能发风也。[宗奭曰] 取蟹以八九月蟹浪之时，伺其出水而拾之，夜则以火照捕之，时黄与白满壳也。

‖修治‖

[时珍曰] 凡蟹生烹，盐藏糟收，酒浸酱汁浸，皆为佳品。但久留易沙，见灯亦沙，得椒易脂。得皂荚或蒜及韶粉可免沙脂。得白芷则黄不散。得葱及五味子同煮则色不变。藏蟹名曰蟹蟹，音泻。

蟹

‖气味‖

咸，寒，有小毒。[弘景曰] 未被霜，甚有毒，云食水茛所致。人中之，不疗多死也。独螯独目，两目相向、六足四足，腹下有毛，腹中有骨，头背有星点，足斑目赤者，并不可食，有毒害人。冬瓜汁、紫苏汁、蒜汁、豉汁、芦根汁，皆可解之。[鼎曰] 妊妇食之，令子横生。[宗奭曰] 此物极动风，风疾人不可食，屡见其事。[时珍曰] 不可同柿及荆芥食，发霍乱动风，木香汁可解。详柿下。

‖主治‖

胸中邪气，热结痛，喎僻面肿，能败漆。烧之致鼠。本经。[弘景曰] 仙方用之，化漆为水，服之长生。以黑犬血灌之，三日烧之，诸鼠毕至。[颂曰] 其黄能化漆为水，故涂漆疮用之。其螯烧烟，可集鼠于庭也。解结散血，愈漆疮，养筋益气。别录。散诸热，治胃气，理经脉，消食。以醋食之，利肢节，去五脏中烦闷气，益人。孟诜。产后肚痛血不下者，以酒食之。筋骨折伤者，生捣炒署之。日华。能续断绝筋骨。去壳同黄捣烂，微炒，纳入疮中，筋即连也。藏器。小儿解颅不合，以螯同白及末捣涂，以合为度。宗奭。杀茛菪毒，解鳝鱼毒、漆毒，治疟及黄疸。捣膏涂疥疮、癣疮。捣汁，滴耳聋。时珍。

蝤蛑

‖气味‖

咸，寒，无毒。

‖主治‖

解热气，治小儿痞气，煮食。日华。

蟛蜞

‖气味‖

咸，冷，有毒。

‖主治‖

取膏，涂湿癣、疽疮。藏器。

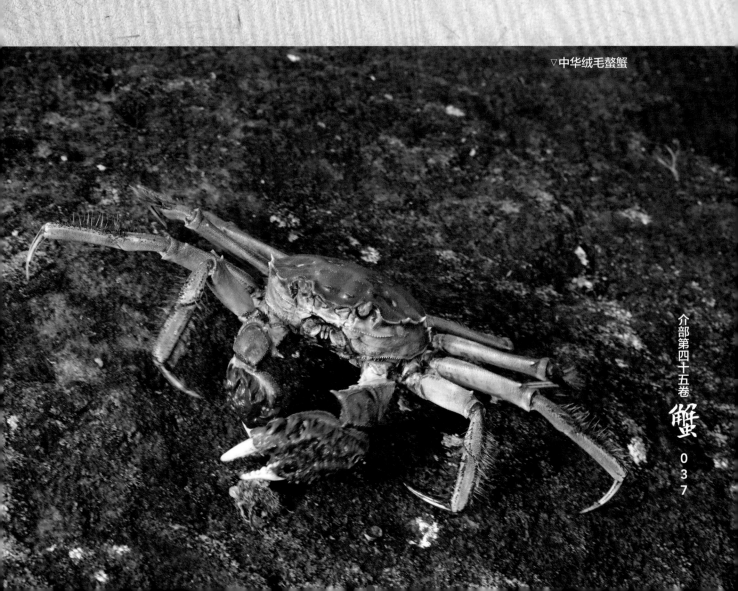

▽中华绒毛螯蟹

石蟹

‖主治‖

捣傅久疽疮，无不瘥者。藏器。

‖发明‖

[慎微曰] 蟹非蛇鳝之穴无所寄，故食鳝中毒者，食蟹即解，性相畏也。沈括笔谈云：关中无蟹，土人怪其形状，收干者悬门上辟疟。不但人不识，鬼亦不识也。[时珍曰] 诸蟹性皆冷，亦无甚毒，为蝤最良。鲜蟹和以姜、醋，侑以醇酒，咀黄持螯，略赏风味，何毒之有？饕嗜者乃顿食十许枚，兼以荤膻杂进，饮食自倍，肠胃乃伤，腹痛吐利，亦所必致，而归咎于蟹，蟹亦何咎哉？洪迈夷坚志云：襄阳一盗，被生漆涂两目，发配不能睹物。有村叟令寻石蟹，捣碎滤汁点之，则漆随汁出而疮愈也。用之果明如初。漆之畏蟹，莫究其义。

‖附方‖

新三。**湿热黄疸**蟹烧存性研末，酒糊丸如梧桐子大。每服五十丸，白汤下，日服二次。集简方。**骨节离脱**生蟹捣烂，以热酒倾入，连饮数碗，其渣涂之。半日内，骨内谷谷有声即好。干蟹烧灰，酒服亦好。唐瑶经验方。**中鳝鱼毒**食蟹即解。董炳验方。

蟹爪

‖主治‖

破胞堕胎。别录。破宿血，止产后血闭，酒及醋汤煎服良。日华。能安胎。鼎。[颂曰] 胡洽方治孕妇僵仆，胎上抢心，有蟹爪汤。堕生胎，下死胎，辟邪魅。时珍。

‖附方‖

新二。**千金神造汤**治子死腹中，并双胎一死一生，服之令死者出，生者安，神验方也。用蟹爪一升，甘草二尺，东流水一斗，以苇薪煮至二升，滤去滓，入真阿胶三两令烊，顿服或分二服。若人困不能服者，灌入即活。**下胎蟹爪散**治妊妇有病欲去胎，用蟹爪二合，桂心、瞿麦各一两，牛膝二两，为末。空心温酒服一钱。千金。

壳

‖ **主治** ‖

烧存性，蜜调，涂冻疮及蜂虿伤，酒服，治妇人儿枕痛及血崩腹痛，消积。时珍。

‖ **附方** ‖

新二。**崩中腹痛** 毛蟹壳烧存性，米饮服一钱。证治要诀。**蜂虿螫伤** 蟹壳烧存性，研末。蜜调涂之。同上。**熏辟壁虱** 蟹壳烧烟熏之。摘玄。

盐蟹汁

‖ **主治** ‖

喉风肿痛，满含细咽即消。时珍。

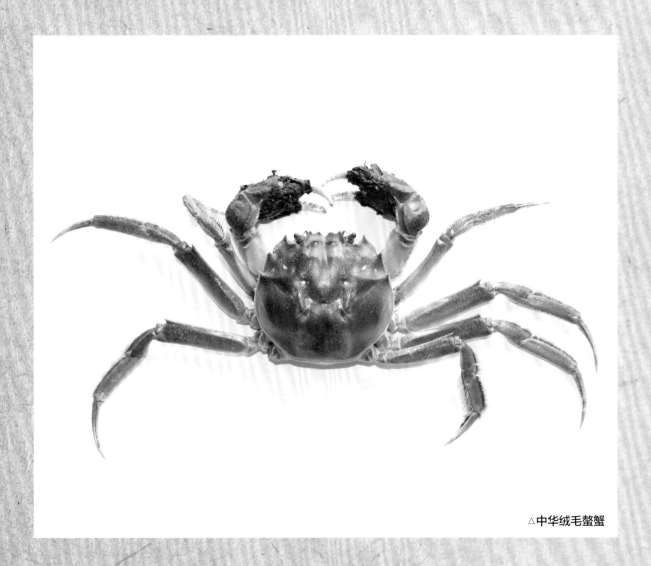

△中华绒毛螯蟹

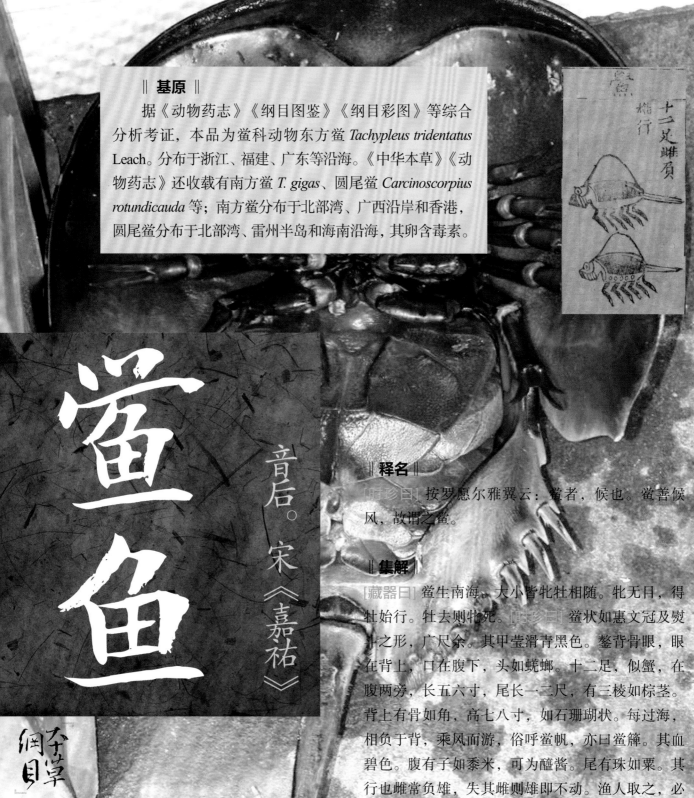

本草纲目 全本图典 【第十九册】

0
4
0

‖ 基原 ‖

据《动物药志》《纲目图鉴》《纲目彩图》等综合分析考证，本品为鲎科动物东方鲎 *Tachypleus tridentatus* Leach。分布于浙江、福建、广东等沿海。《中华本草》《动物药志》还收载有南方鲎 *T. gigas*、圆尾鲎 *Carcinoscorpius rotundicauda* 等；南方鲎分布于北部湾、广西沿岸和香港，圆尾鲎分布于北部湾、雷州半岛和海南沿海，其卵含毒素。

鲎鱼

音后。宋《嘉祐》

△东方鲎（*Tachypleus tridentatus*）

‖ 释名 ‖

[时珍曰] 按罗愿尔雅翼云：鲎者，候也。鲎善候风，故谓之鲎。

‖ 集解 ‖

[藏器曰] 鲎生南海，大小皆牝牡相随。牝无目，得牡始行。牡去则牝死。[时珍曰] 鲎状如惠文冠及熨斗之形，广尺余。其甲莹滑青黑色。鳌背骨眼，眼在背上，口在腹下，头如蜣螂。十二足，似蟹，在腹两旁，长五六寸，尾长一二尺，有三棱如棕茎。背上有骨如角，高七八寸，如石珊瑚状。每过海，相负于背，乘风而游，俗呼鲎帆，亦曰鲎簰。其血碧色。腹有子如黍米，可为醯酱。尾有珠如粟。其行也雌常负雄，失其雌则雄即不动。渔人取之，必得其双。雄小雌大，置之水中，雄浮雌沉，故闽人婚礼用之。其藏伏沙上，亦自飞跃。皮壳甚坚，可为冠，亦屈为杓，入香中能发香气。尾可为小如意。脂烧之可集鼠。其性畏蚊，螫之即死。又畏隙光，射之亦死，而日中暴之，往往无恙也。南人以其肉作鲊酱。小者名鬼鲎，食之害人。

‖气味‖

辛、咸，平，微毒。[藏器曰]无毒。[诜曰]多食发嗽及疮癣。

‖主治‖

治痔杀虫。孟诜。

‖主治‖

烧焦，治肠风泻血，崩中带下，及产后痢。日华。

‖发明‖

[藏器曰]骨及尾烧灰，米饮服，大主产后痢。但须先服生地同黄、蜜煎等讫，然后服此，无不断。

‖主治‖

大风癞疾，杀虫。时珍。

‖附方‖

新一。**鲛胆散**治大风癞疾。用鲛鱼胆、生白矾、生绿矾、腻粉、水银、麝香各半两，研不见星。每服一钱，井华水下。取下五色涎为妙。圣济总录。

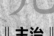

‖主治‖

积年呷嗽。时珍。

‖附方‖

新一。**积年咳嗽**呀呷作声。用鲛鱼壳半两，贝母煨一两。桔梗一分，牙皂一分，去皮酥炙，为末，炼蜜丸弹子大。每含一丸，咽汁。服三丸，即吐出恶涎而瘥。圣惠。

本草纲目

介部第四十六卷

介之二蛤蚌类二十九种

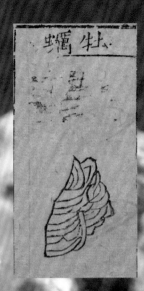

‖ 基原 ‖

据《纲目彩图》《中药志》《纲目图鉴》等综合分析考证，本品为牡蛎科动物长牡蛎 *Ostrea gigas* Thunberg、大连湾牡蛎 *O. talienwhanensis* Crosse 或近江牡蛎 *O. rivularis* Gould。长牡蛎、近江牡蛎在我国沿海均有分布，大连湾牡蛎分布于北部沿海。《中华本草》《动物药志》认为还包括同属动物密鳞牡蛎 *O. denselamellosa* Lischke，以北方沿海为多；另外还收载有褶牡蛎 *O. plicatula* Gmelin、棘刺牡蛎 *O. echinata* Quoy et Gaimard、咬齿牡蛎 *O. mordax* Gould。《药典》收载牡蛎药材为牡蛎科动物长牡蛎、大连湾牡蛎或近江牡蛎的贝壳；全年均可捕捞，去肉，洗净，晒干。

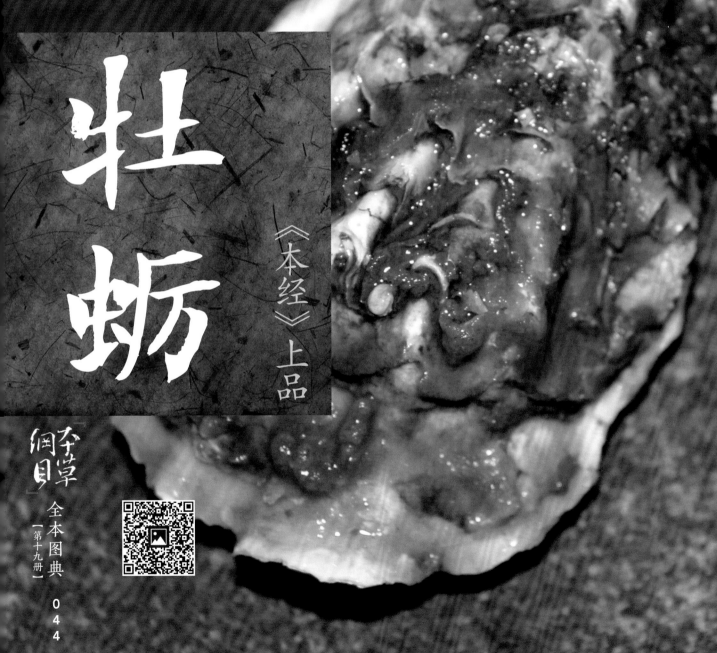

牡蛎

《本经》上品

▷ 大连湾牡蛎（*Ostrea talienwhanensis*）

‖释名‖

牡蛤别录**蛎蛤**本经**古贲**异物志**蠔**。[弘景曰] 道家方以左顾是雄，故名牡蛎，右顾则牝蛎也。或以尖头为左顾，未详孰是。[藏器曰] 天生万物皆有牡牝。惟蛎是咸水结成，块然不动，阴阳之道，何从而生？经言牡者，应是雄耳。[宗奭曰] 本经不言左顾，止从陶说。而段成式亦云：牡蛎言牡，非谓雄也。且如牡丹，岂有牝丹乎？此物无目，更何顾盼？[时珍曰] 蛤蚌之属，皆有胎生、卵生。独此化生，纯雄无雌，故得牡名。曰蛎曰蠔，言其粗大也。

‖集解‖

[别录曰] 牡蛎生东海池泽。采无时。[弘景曰] 今出东海、永嘉、晋安。云是百岁雕所化。十一月采，以大者为好。其生着石，皆以口在上。举以腹向南视之，口斜向东，则是左顾。出广州南海者亦同，但多右顾，不堪用也。丹方及煮盐者，皆以泥釜，云耐水火，不破漏。皆除其甲口，止取胊胊如粉耳。[颂曰] 今海旁皆有之，而通、泰及南海、闽中尤多。皆附石而生，魂礧相连如房，呼为蛎房。晋安人呼为蠔莆。初生止如拳石，四面渐长，至一二丈者，崭岩如山，俗呼蠔山。每一房内有肉一块，大房如马蹄，小者如人指面。每潮来，诸房皆开，有小虫入，则合之以充腹。海人取者，皆凿房以烈火逼之，挑取其肉当食品，其味美好，更有益也。海族为最贵。[时珍曰] 南海人以其蛎房砌墙，烧灰粉壁，食其肉谓之蛎黄。[保升曰] 又有崿蛎，形短，不入药用。[敩曰] 有石牡蛎，头边皆大，小夹沙石，真似牡蛎，只是圆如龟壳。海牡蛎可用，只丈夫服之，令人无髭也。其真牡蛎，用火煅过，以醋试之，随手走起者是也。醋乃千年琥珀。

介部第四十六卷

牡蛎

‖修治‖

[宗奭曰] 凡用，须泥固烧为粉。亦有生用者。[敩曰] 凡用牡蛎，先用二十个，以东流水入盐一两，煮一伏时，再入火中煅赤，研粉用。[时珍曰] 按温隐居云：牡蛎将童尿浸四十九日，五日一换，取出，以硫黄末和米醋涂上，黄泥固济，煅过用。

‖气味‖

咸，平、微寒，无毒。[之才曰] 贝母为之使，得甘草、牛膝、远志、蛇床子良。恶麻黄、辛夷、吴茱萸。伏砒砂。

‖主治‖

伤寒寒热，温疟洒洒，惊恚怒气，除拘缓鼠瘘，女子带下赤白。久服，强骨节，杀邪鬼，延年。本经。除留热在关节营卫，虚热去来不定，烦满心痛气结，止汗止渴，除老血，疗泄精，涩大小肠，止大小便，治喉痹咳嗽，心胁下痞热。别录。粉身，止大人、小儿盗汗。同麻黄根、蛇床子、干姜为粉，去阴汗。藏器。治女子崩中，止痛，除风热温疟，鬼交精出。孟诜。男子虚劳，补肾安神，去烦热，小儿惊痫。李珣。去胁下坚满，瘰疬，一切疮。好古。化痰软坚，清热除湿，止心脾气痛，痢下赤白浊，消疝瘕积块，瘿疾结核。时珍。

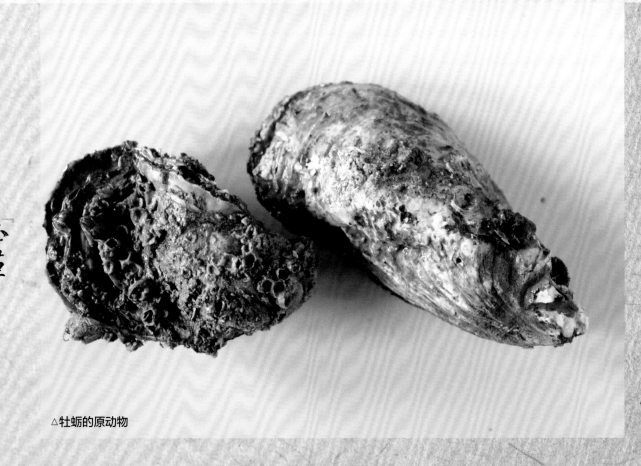

△牡蛎的原动物

‖发明‖

[权曰]病虚而多热者，宜同地黄、小草用之。[好古曰]牡蛎入足少阴，为软坚之剂。以柴胡引之，能去胁下硬；以茶引之，能消项上结核；以大黄引之，能消股间肿；以地黄为使，能益精收涩，止小便，肾经血分之药也。[成无己曰]牡蛎之咸，以消胸膈之满，以泄水气，使痞者消，硬者软也。[元素曰]壮水之主，以制阳光，则渴饮不思。故蛤蛎之类，能止渴也。

‖附方‖

旧七，新十四。**心脾气痛**气实有痰者。牡蛎煅粉，酒服二钱。丹溪心法。**疟疾寒热**牡蛎粉、杜仲等分为末，蜜丸梧子大。每服五十丸，温水下。普济方。**气虚益汗**上方为末。每酒服方寸匕。千金方。**虚劳盗汗**牡蛎粉、麻黄根、黄芪等分为末。每服二钱，水二盏，煎七分，温服，日一。本事方。**产后盗汗**牡蛎粉、麦麸炒黄等分。每服一钱，用猪肉汁调下。经验。**消渴饮水**腊日或端午日，用黄泥固济牡蛎，煅赤研末。每服一钱，用活鲫鱼煎汤调下。只二三服愈。经验方。**百合变渴**伤寒传成百合病，如寒无寒，如热无热，欲卧不卧，欲行不行，欲食不食，口苦，小便赤色，得药则吐利，变成渴疾，久不瘥者。用牡蛎熬二两，栝楼根二两，为细末。每服方寸匕，用米饮调下，日三服取效。张仲景金匮玉函方。**病后常衄**小劳即作。牡蛎十分，石膏五分，为末，酒服方寸匕，亦可蜜丸，日三服。肘后方。**小便淋闷**服血药不效者。用牡蛎

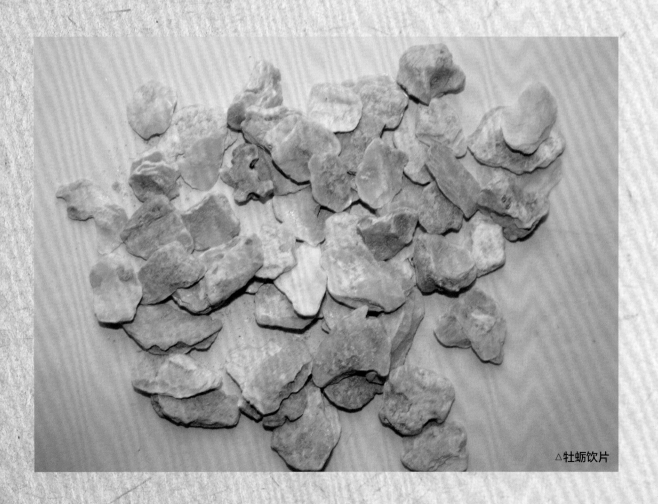

△牡蛎饮片

粉、黄檗炒等分为末。每服一钱，小茴香汤下，取效。医学集成。**小便数多**牡蛎五两烧灰，小便三升，煎二升，分三服。神效。乾坤生意。**梦遗便溏**牡蛎粉，醋糊丸梧子大。每服三十丸，米饮下，日二服。丹溪方。**水病囊肿**牡蛎煅粉二两，干姜炮一两，研末，冷水调糊扫上。须臾囊热如火，干则再上。小便利即愈。一方：用葱汁、白面同调。小儿不用干姜。初虞世古今录验方。**月水不止**牡蛎煅研，米醋搜成团，再煅研末，以米醋调艾叶末熬膏，丸梧子大。每醋汤下四五十丸。普济方。**金疮出血**牡蛎粉傅之。肘后。**破伤湿气**口噤强直。用牡蛎粉，酒服二钱，仍外傅之，取效。三因方。**发背初起**古贲粉灰，以鸡子白和，涂四围，频上取效。千金方。**痈肿未成**用此拔毒。水调牡蛎粉末涂之。干更上。姚僧坦集验方论。**男女瘰疬**经验：用牡蛎煅研末四两，玄参末三两，面糊丸梧子大。每服三十丸，酒下，日三服。服尽除根。初虞世云：瘰疬不拘已破未破。用牡蛎四两，甘草一两，为末。每食后，用腊茶汤调服一钱。其效如神。**甲疽溃痛**弩肉裹趾甲，脓血不瘥者。用牡蛎头厚处，生研为末。每服二钱，红花煎酒调下，日三服。仍用敷之，取效。胜金方。**面色黧黑**牡蛎粉研末，蜜丸梧子大。每服三十丸，白汤下，日一服。并炙其肉食之。普济方。

肉

‖气味‖

甘，温，无毒。

‖主治‖

煮食，治虚损，调中，解丹毒，妇人血气。以姜、醋生食，治丹毒，酒后烦热，止渴。藏器。炙食甚美，令人细肌肤，美颜色。苏颂。

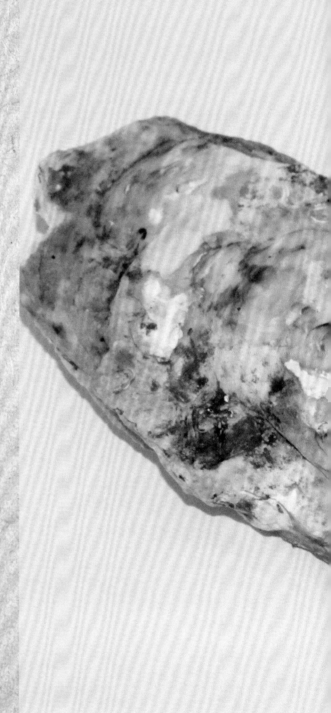

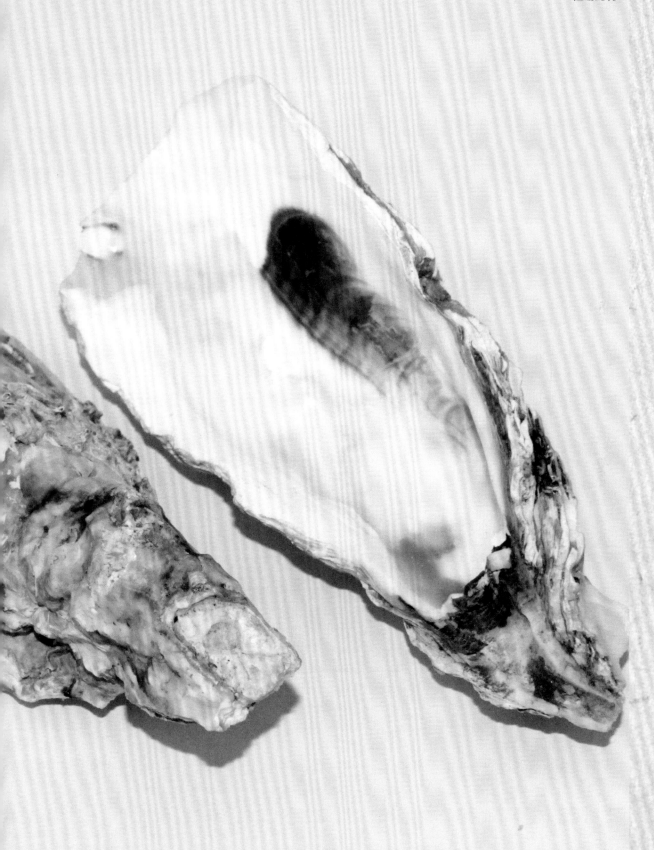

▽牡蛎药材

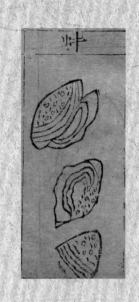

‖ 基原 ‖

据《中华本草》《纲目彩图》《纲目图鉴》等综合分析考证，本品为蚌科动物背角无齿蚌 *Anodonta woodiana* (Lea)、褶纹冠蚌 *Cristaria plicata* (Leach)、三角帆蚌 *Hyriopsis cumingii* (Lea) 等蚌类。背角无齿蚌、皱纹冠蚌分布于全国各地，三角帆蚌分布于河北、江苏、安徽、浙江等地。《动物药志》还收载有舟形无齿蚌 *A. euscaphys* (Heude)、球形无齿蚌 *A. globosula* (Heude) 等。

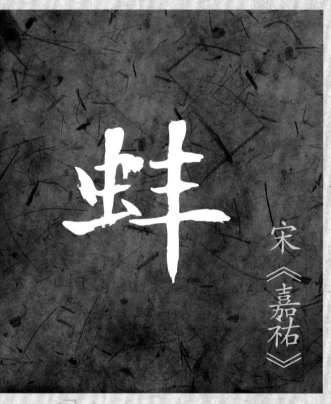

蚌

宋《嘉祐》

‖ 释名 ‖

[时珍曰] 蚌与蛤同类而异形。长者通曰蚌，圆者通曰蛤。故蚌从丰，蛤从合，皆象形也。后世混称蛤蚌者，非也。

‖ 集解 ‖

[弘景曰] 雀入大水为蜃。蜃即蚌也。[藏器曰] 生江汉渠渎间，老蚌含珠，壳堪为粉。非大蛤也。[时珍曰] 蚌类甚繁，今处处江湖中有之，惟洞庭、汉沔独多。大者长七寸，状如牡蛎辈；小者长三四寸，状如石决明辈。其肉可食，其壳可为粉。湖沔人皆印成锭市之，谓之蚌粉，亦曰蛤粉。古人谓之蜃灰，以饰墙壁，圹墓圹，如今用石灰也。

肉

‖ 气味 ‖

甘、咸，冷，无毒。[宗奭曰] 性微冷。多食，发风动冷气。[震亨曰] 马刀、蚌、蛤、蛳、蚬，大同小异。寇氏言冷，而不言湿。

湿生热，热久则气上升而生痰生风，何冷之有。

‖主治‖

止渴除热，解酒毒，去眼赤。孟诜。明目除湿，主妇人劳损下血。藏器。除烦，解热毒，血崩带下，痔瘘，压丹石药毒。以黄连末纳入取汁，点赤眼、眼暗。日华。

蚌粉

‖气味‖

咸，寒，无毒。[日华曰]能制石亭脂。[镜源曰]能制硫黄。

‖主治‖

诸疳，止痢并呕逆。醋调，涂痈肿。日华。烂壳粉：治反胃，心胸痰饮，用米饮服。藏器。解热燥湿，化痰消积，止白浊带下痢疾，除湿肿水嗽，明目，搽阴疮湿疮痱痒。时珍。

‖发明‖

[时珍曰]蚌粉与海蛤粉同功，皆水产也。治病之要，只在清热行湿而已。日华言其治疳。近有一儿病疳，专食此粉，不复他食，亦一异也。

‖附方‖

新六。**反胃吐食**用真正蚌粉，每服称过二钱，捣生姜汁一盏，再入米醋同调送下。急救良方。**痰饮咳嗽**用真蚌粉新瓦炒红，入青黛少许，用淡齑水滴麻油数点，调服二钱。类编云：徽宗时，李防御为入内医官时，有宠妃病痰嗽，终夕不寐，面浮如盘。徽宗呼李治之，诏令供状，三日不效当诛。李忧惶技穷，与妻泣别。忽闻外叫卖：咳嗽药一文一帖，吃了即得睡。李市帖视之，其色浅碧。恐药性犷悍，并二服自试之，无他。乃取三帖为一，入内授妃服之。是夕嗽止，比晓面消。内侍走报，天颜大喜，赐金帛直万缗。李恐索方，乃寻访前卖药人，饮以酒，厚价求之，则此方也。云自少时从军，见主帅有此方，剽得以度余生耳。**痈疽赤肿**用米醋和蚌蛤灰涂之。待其干，即易之。千金。**雀目夜盲**遇夜不能视物。用建昌军螺儿蚌粉三钱，为末，水飞过，雄猪肝一叶，披开纳粉扎定，以第二米泔煮七分熟，仍别以蚌粉蘸食，以汁送下。一日一作。与夜明砂同功。直指方。**脚指湿烂**用蚌蛤粉干搽之。寿域。**积聚痰涎**结于胸膈之间，心腹疼痛，日夜不止，或干呕哕食者，炒粉丸主之。用蚌粉一两，以巴豆七粒同炒赤，去豆不用，醋和粉丸梧子大，每服二十丸，姜酒下。丈夫脐腹痛，茴香汤下。女人血气痛，童便和酒下。孙氏仁存方。

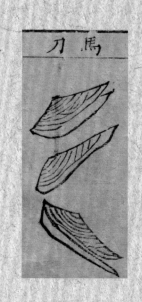

‖基原‖

据《纲目图鉴》《中华本草》《大辞典》等综合分析考证，本品为蚌科楔蚌属动物巨首楔蚌 *Cuneopsis capitata* (Heude) 或矛蚌属动物短褶矛蚌 *Lanceolaria grayana* (Lea) 及其近缘种的贝壳。巨首楔蚌分布于江苏、安徽、浙江、江西、湖北、湖南等地，短褶矛蚌分布于黑龙江、河北、山东、江苏、安徽等地。《纲目彩图》《汇编》认为本品为竹蛏科动物长竹蛏 *Solen gouldii* Conrad 的贝壳，分布于黑龙江、河北、山东、安徽、江苏、湖南等地。

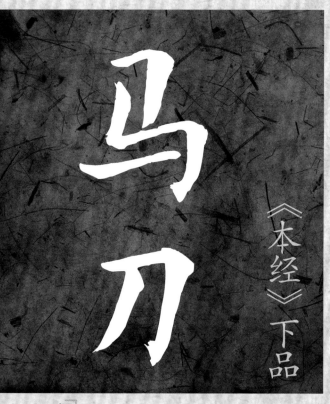

马刀 《本经》下品

校正：并入拾遗齐蛤。

‖释名‖

马蛤别录**齐蛤**吴普**蜌**尔雅。音陛。**蠯**品、脾、排三音。出周礼。**蝏蛦**音亭蠯。**单母**音善母。**烻岸**烻音掣。[时珍曰]俗称大为马，其形象刀，故名。曰蛤、曰蠯，皆蚌字之音转也，古今方言不同也。说文云：圆者曰蛤，长者曰蠯。江汉人呼为单姥，汴人呼为烻岸。吴普本草言马刀即齐蛤，而唐、宋本草失收，陈藏器重出齐蛤，今并为一。

‖集解‖

[别录曰] 马刀生江湖池泽及东海。取无时。[弘景曰] 李当之言：生江汉，长六七寸，食其肉似蚌。今人多不识，大抵似今蝏蛜而未见方用。[韩保升曰] 生江湖中细长小蚌也。长三四寸，阔五六分。[颂曰] 今处处有之。多在沙泥中。头小锐。人亦谓之蚌。[藏器曰] 齐蛤生海中。状如蛤，两头尖小。海人食之，别无功用。[时珍曰] 马刀似蚌而小，形狭而长。其类甚多，长短大小，厚薄斜正，虽有不同，而性味功用，大抵则一。

炼粉用。

‖气味‖

辛，微寒，有毒。得水，烂人肠。又云得水良。[恭曰] 得火良。[时珍曰] 按吴普云：神农、歧伯、桐君：咸，有毒。扁鹊：小寒，大毒。[藏器曰] 远志、蜡，皆畏齐蛤。

‖主治‖

妇人漏下赤白，寒热，破石淋。杀禽兽，贼鼠。本经。能除五脏间热，肌中鼠蹊，止烦满，补中，去厥痹，利机关。别录。消水瘿、气瘿、痰饮。时珍。

同蚌。

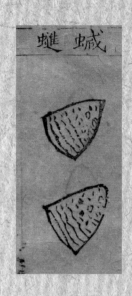

‖ 基原 ‖

《纲目图鉴》认为本品为贻贝科动物偏顶蛤 *Modiolus modiolus* (Linnaeus)，分布于渤海、黄海及东海等。

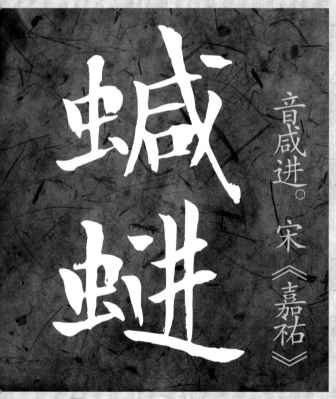

蝛蜌

音咸进。宋《嘉祐》

‖ 释名 ‖

生蜌嘉祐蝛蛤进水土记。

‖ 集解 ‖

[藏器曰] 蝛蜌生东海。似蛤而扁，有毛。[颂曰] 似蛤而长，身扁。[宗奭曰] 顺安军界河中亦有之。与马刀相似。肉颇冷，人以作鲊食，不堪致远。

‖ 主治 ‖

烧末服，治痔病。藏器。

[宗奭曰] 多食发风。

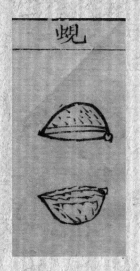

‖ 基原 ‖

《纲目图鉴》认为本品为蚬科动物刻纹蚬 *Corbicula longillierti* (Philippi)，主要分布于长江流域的洞庭湖、鄱阳湖及其附近的河流内。《纲目彩图》《中华本草》《动物药志》认为还包括同属动物河蚬 *C. fluminea* (Muller)、闪蚬 *C. nitens* (Philippi) 及其他近缘物种。

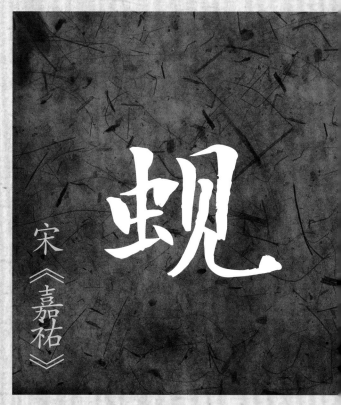

‖ 释名 ‖

扁螺。[时珍曰] 蚬，睨也。壳内光耀，如初出日采也。隋书云：刘臻父显嗜蚬，呼蚬为扁螺。

‖ 集解 ‖

[藏器曰] 处处有之。小如蚌黑色。能候风雨，以壳飞。[时珍曰] 溪湖中多有之。其类亦多，大小厚薄不一。渔家多食之耳。

肉

‖ 气味 ‖

甘、咸，冷，无毒。[藏器曰] 微毒。多食发嗽，及冷气消肾。

‖主治‖

治时气，开胃，压丹石药毒及疔疮，下湿气，通乳，糟煮食良。生浸取汁，洗疔疮。苏恭。去暴热，明目，利小便，下热气脚气湿毒，解酒毒目黄。浸汁服，治消渴。日华。生蚬浸水，洗痘痈，无瘢痕。时珍。

烂壳

‖气味‖

咸，温，无毒。

‖主治‖

止痢。弘景。治阴疮。苏恭。疗失精反胃。日华。烧灰饮服，治反胃吐食，除心胸痰水。藏器。化痰止呕，治吞酸心痛及暴嗽。烧灰，涂一发湿疮，与蚌粉同功。时珍。

‖附方‖

旧一，新二。**卒嗽不止**用白蚬壳捣为细末。以熟米饮调，每服一钱，日三服，甚效。出急救良方。**痰喘咳嗽**用白蚬壳多年陈者，烧过存性，为极细末。以米饮调服一钱，日三服。急救方。**反胃吐食**用黄蚬壳并田螺壳，并取久在泥中者，各等分，炒成白灰，每二两，入白梅肉四个，捣和为丸，再入砂盒子内，盖定泥固，煅存性，研细末。每服二钱，用人参、缩砂汤调下。不然，用陈米饮调服亦可。凡觉心腹胀痛，将发反胃，即以此药治之。百一方。

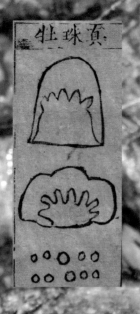

牡珠贝

‖ 基原 ‖

据《中华本草》《纲目图鉴》《纲目彩图》《中药志》等综合分析考证，本品为珍珠贝科动物马氏珍珠贝（合浦珠母贝）*Pteria martensii* (Dunker)、珠母贝 *Pinctada margaritifera* (Linnaeus)、大珠母贝 *Pinctada maxima* (Jameson)、长耳珠母贝 *Pinctada chemnitzi* (Philippi) 或蚌科动物三角帆蚌 *Hyriopsis cumingii* (Lea)、褶纹冠蚌 *Cristaria plicata* (Leach)、背角无齿蚌 *Anodonta woodiana* (Lea) 等贝壳中外套膜受刺激形成的珍珠。马氏珍珠贝、长耳珠母贝分布于广东、广西沿海，珠母贝分布于广东、海南、广西等沿海，大珠母贝分布于海南等沿海；相关蚌科动物分布参见本卷"蚌"项下。《药典》收载珍珠药材为珍珠贝科动物马氏珍珠贝、蚌科动物三角帆蚌或褶纹冠蚌等双壳类动物受刺激形成的珍珠；自动物体内取出，洗净，干燥。收载珍珠母药材为三角帆蚌、褶纹冠蚌或马氏珍珠贝的贝壳；去肉、洗净，干燥。《药典》四部收载珍珠层粉药材为珍珠壳内层部分加工而成的粉末。

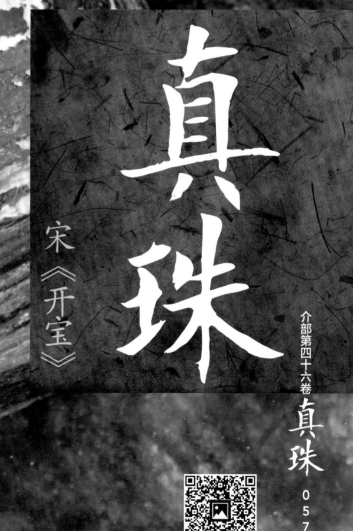

‖ 释名 ‖

珍珠开宝 蚌珠南方志 蠙珠禹贡。

‖ 集解 ‖

[志曰]真珠出南海，石决明产也。蜀中西路女瓜出者是蚌蛤产，光白甚好，不及舶上者采耀。欲穿须得金刚钻也。[颂曰]今出廉州，北海亦有之。生于珠牡，亦曰珠母，蚌类也。按岭表录异云：廉州边海中有洲岛，岛上有大池，谓之珠池。每岁刺史亲监珠户，入池采老蚌，剖取珠以充贡。池

真珠

宋《开宝》

介部第四十六卷

真珠

057

△背角无齿蚌（*Anodonta woodiana*）

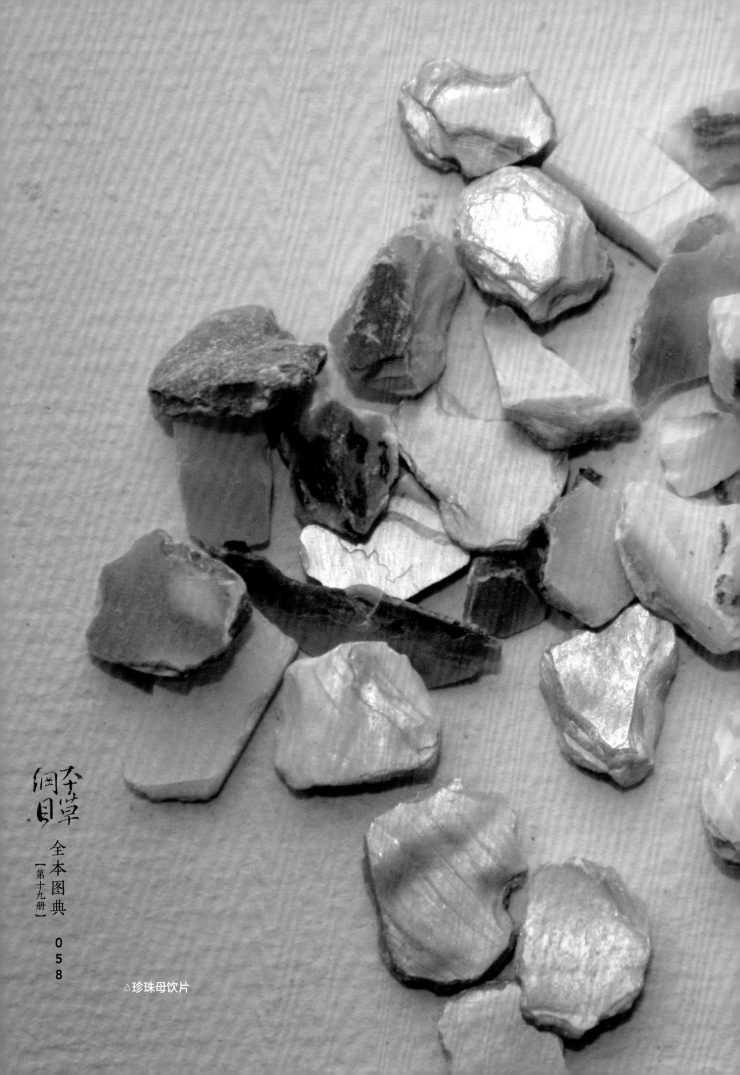

△珍珠母饮片

虽在海上，而人疑其底与海通，池水乃淡，此不可测也。土人采小蚌肉作脯食，亦往往得细珠如米。乃知此池之蚌，大小皆有珠也。而今之取珠牡者，云得之海旁，不必是池中也。其北海珠蚌种类小别。人取其肉，或有得珠者，不甚光莹，亦不常有，不堪入药。又蚌中一种似江珧者，腹亦有珠，皆不及南海者奇而且多。[宗奭曰] 河北溏泺中，亦有围及寸者，色多微红，珠母与廉州者不相类。但清水急流处，其色光白；浊水及不流处，其色暗也。[时珍曰] 按廉州志云：合浦县海中有梅、青、婴三池。蜑人每以长绳系腰，携篮入水，拾蚌入篮即振绳，令舟人急取之。若有一线之血浮水，则葬鱼腹矣。又熊太古冀越集云：禹贡言淮夷蠙珠，后世乃出岭南。今南珠色红，西洋珠色白，北海珠色微青，各随方色也。予尝见蜑人入海，取得珠子树数担。其树状如柳枝，蚌生于树，不可上下。树生于石，蜑人凿石得树以求蚌，甚可异也。又南

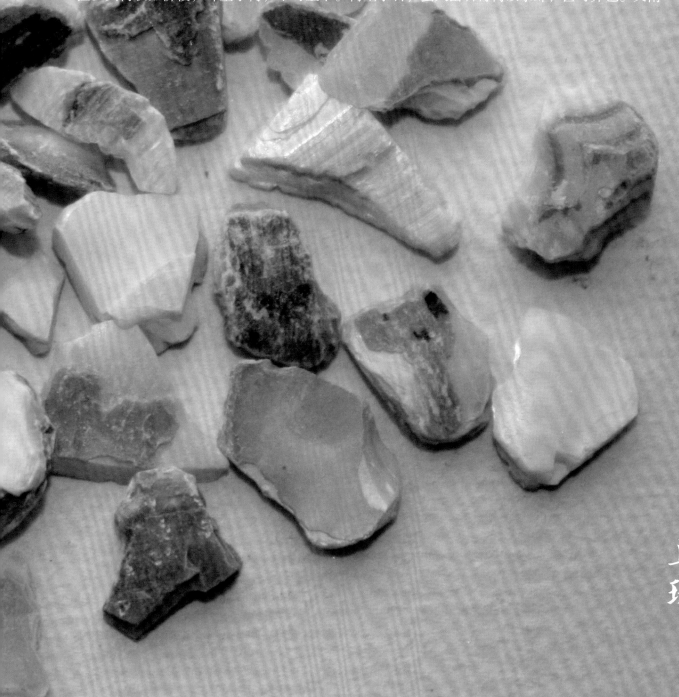

越志云：珠有九品，以五分至一寸八九分者为大品，有光彩；一边似度金者，名珰珠；次则走珠、滑珠等品也。格古论云：南番珠色白圆耀者为上，广西者次之。北海珠色微青者为上，粉白、油黄者下也。西番马价珠为上，色青如翠，其老色、夹石粉青、油烟者下也。凡蚌闻雷则瘦瘦。其孕珠如怀孕，故谓之珠胎。中秋无月，则蚌无胎。左思赋云蚌蛤珠胎，与月盈亏，是矣。陆佃云：蚌蛤无阴阳牝牡，须雀蛤化成，故能生珠，专一于阴精也。龙珠在颔，蛇珠在口，鱼珠在眼，鲛珠在皮，鳖珠在足，蚌珠在腹。皆不及蚌珠也。

‖修治‖

[李珣曰] 凡用，以新完未经钻缀者研如粉，方堪服食。不细则伤人脏腑。[敩曰] 凡用以新者绢袋盛之。置牡蛎四两，平底铛中，以物四向支稳，然后着珠于上。乃下地榆、五花皮、五方草各剉四两，笼住，以浆水不住火煮三日夜。取出，用甘草汤淘净，于臼中捣细重筛，更研二万下，方可服食。[慎微曰] 抱朴子云：真珠径寸以上，服食令人长生。以酪浆渍之，皆化如水银，以浮石、蜂巢、蛇黄等物合之，可引长三四尺，为丸服之。[时珍曰] 凡入药，不用首饰及见尸气者。以人乳浸三日，煮过如上捣研。一法：以绢袋盛，入豆腐腹中，煮一炷香，云不伤珠也。

‖气味‖

咸、甘，寒，无毒。

‖主治‖

镇心。点目，去肤翳障膜。涂面，令人润泽好颜色。涂手足，去皮肤逆胪。绵裹塞耳，主聋。开宝。磨翳坠痰。甄权。除面䵟，止泄。合知母，疗烦热消渴。合左缠根；治小儿麸豆疮入眼。李珣。除小儿惊热。宗奭。安魂魄，止遗精白浊，解痘疗毒，主难产，下死胎胞衣。时珍。

‖发明‖

[时珍曰] 真珠入厥阴肝经，故能安魂定魄，明目治聋。

‖附方‖

旧三，新九。**安魂定魄** 真珠末豆大一粒，蜜一蚬壳，和服，日三。尤宜小儿。

肘后。**卒忤不言**真珠末，用鸡冠血和丸小豆大。以三四粒纳口中。肘后。**灰尘迷目**用大珠拭之则明也。格古论。**妇人难产**真珠末一两，酒服，立出。千金。**胞衣不下**真珠一两研末，苦酒服。千金。**子死腹中**真珠末二两，酒服，立出。外台。**癍痘不发**珠子七枚为末，新汲水调服。儒门事亲。**痘疮疔毒**方见谷部豌豆下。**肝虚目暗**茫茫不见。真珠末一两，白蜜二合，鲤鱼胆二枚，和合，铜器煎至一半，新绵滤过瓶盛。频点取瘥。圣惠方。**青盲不见**方同上。**小儿中风**手足拘急。真珠末水飞一两，石膏末一钱。每服一钱，水七分，煎四分，温服，日三。圣惠方。**目生顽翳**真珠一两，地榆二两，水二大碗煮干，取真珠以醋浸五日，热水淘去醋气，研细末用。每点少许，以愈为度。

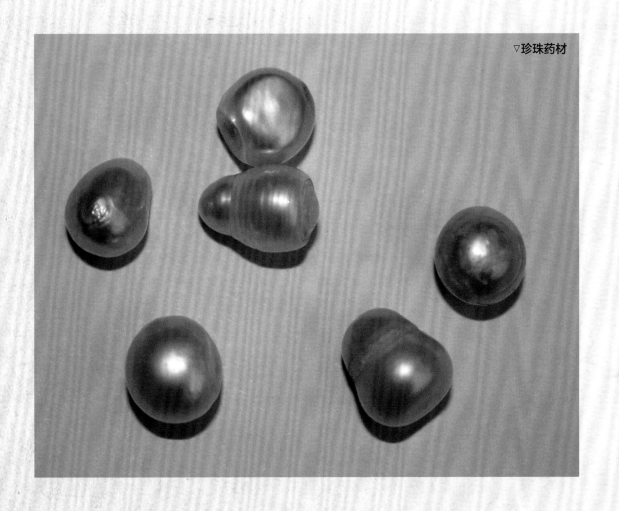

▽珍珠药材

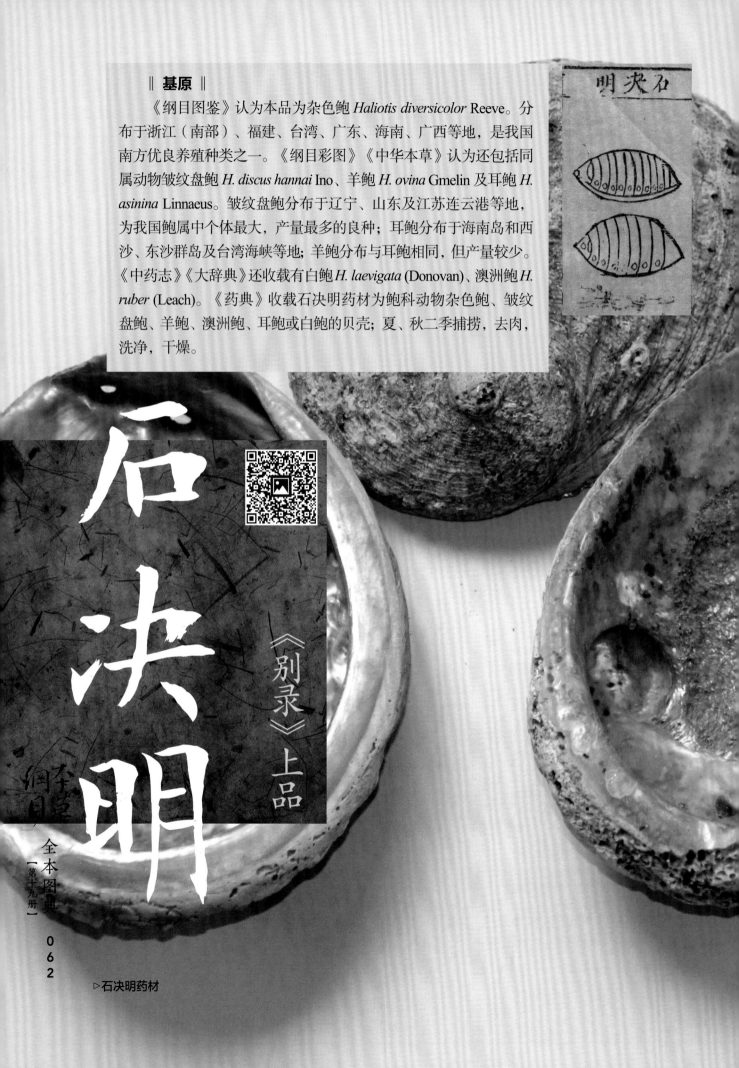

‖ 基原 ‖

《纲目图鉴》认为本品为杂色鲍 *Haliotis diversicolor* Reeve。分布于浙江（南部）、福建、台湾、广东、海南、广西等地，是我国南方优良养殖种类之一。《纲目彩图》《中华本草》认为还包括同属动物皱纹盘鲍 *H. discus hannai* Ino、羊鲍 *H. ovina* Gmelin 及耳鲍 *H. asinina* Linnaeus。皱纹盘鲍分布于辽宁、山东及江苏连云港等地，为我国鲍属中个体最大，产量最多的良种；耳鲍分布于海南岛和西沙、东沙群岛及台湾海峡等地；羊鲍分布与耳鲍相同，但产量较少。《中药志》《大辞典》还收载有白鲍 *H. laevigata* (Donovan)、澳洲鲍 *H. ruber* (Leach)。《药典》收载石决明药材为鲍科动物杂色鲍、皱纹盘鲍、羊鲍、澳洲鲍、耳鲍或白鲍的贝壳；夏、秋二季捕捞，去肉，洗净，干燥。

石决明

《别录》上品

▷石决明药材

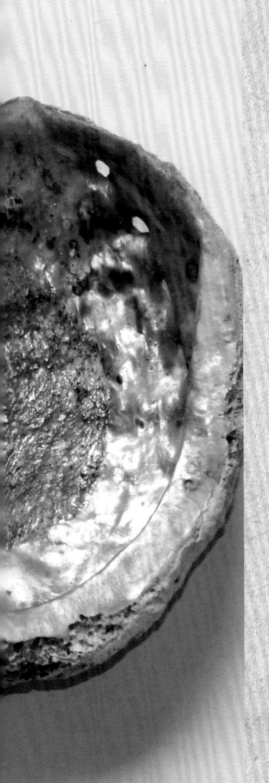

‖释名‖

九孔螺_{日华}壳名千里光。[时珍曰]决明、千里光，以功名也。九孔螺，以形名也。

‖集解‖

[弘景曰]俗云是紫贝。人皆水渍，熨眼颇明。又云是鳆鱼甲。附石生，大者如手，明耀五色，内亦含珠。[恭曰]此是鳆鱼甲也。附石生，状如蛤，惟一片无对，七孔者良。今俗用紫贝，全非。[颂曰]今岭南州郡及莱州海边皆有之，采无时。旧注或以为紫贝，或以为鳆鱼甲。按紫贝即今砑螺，殊非此类。鳆鱼乃王莽所嗜者，一边着石，光明可爱，自是一种，与决明相近也。决明壳大如手，小者如三两指大，可以浸水洗眼，七孔、九孔者良，十孔者不佳。海人亦啖其肉。[宗奭曰]登、莱海边甚多。人采肉供馔，及干充苞苴。肉与壳两可用。[时珍曰]石决明形长如小蚌而扁，外皮甚粗，细孔杂杂，内则光耀，背侧一行有孔如穿成者，生于石崖之上，海人泅水，乘其不意，即易得之。否则紧黏难脱也。陶氏以为紫贝，雷氏以为真珠母，杨惊注荀子以为龟脚，皆非矣。惟鳆鱼是一种二类，故功用相同。吴越人以糟决明、酒蛤蜊为美品者，即此。

‖修治‖

[敦曰]凡用以面裹煨熟，磨去粗皮，烂捣，再乳细如面，方堪入药。[敩曰]每五两，用盐半两，同东流水入瓷器内煮一伏时，捣末研粉。再用五花皮、地榆、阿胶各十两，以东流水淘三度，日干，再研一万下，入药。服至十两，永不得食山龟，令人丧目。[时珍曰]今方家只以盐同东流水煮一伏时，研末水飞用。

壳

‖气味‖

咸，平，无毒。[保升曰]寒。[宗奭曰]肉与壳功同。

‖主治‖

目障翳痛，青盲。久服，益精轻身。别录。**明目磨障**。日华。**肝肺风热，青盲内障，骨蒸劳极**。李珣。**水飞，点外障翳**。寇宗奭。**通五淋**。时珍。

‖附方‖

旧一，新四。**羞明怕日**用千里光、黄菊花、甘草各一钱，水煎，冷服。明目集验方。**痘后目翳**用石决明火煅研、谷精草各等分，共为细末。为猪肝蘸食。鸿飞集。**小便五淋**用石决明去粗皮，研为末，飞过。熟水服二钱，每日二服。如淋中有软硬物，即加朽木末五分。胜金方。**肝虚目翳**凡气虚、血虚、肝虚，眼白俱赤，夜如鸡啄，生浮翳者。用海蚌壳烧过成灰、木贼焙各等分为末。每服三钱，用姜、枣同水煎，和渣通口服。每日服二次。经验方。**青盲雀目**用石决明一两，烧过存性，外用苍术三两，去皮为末。每服三钱，以猪肝批开，入药末在内扎定，砂罐煮熟，以气熏目。待冷，食肝饮汁。龙木论。**解白酒酸**用石决明不拘多少数个，以火炼过，研为细末。将酒烫热，以决明末搅入酒内，盖住。一时取饮之，其味即不酸。

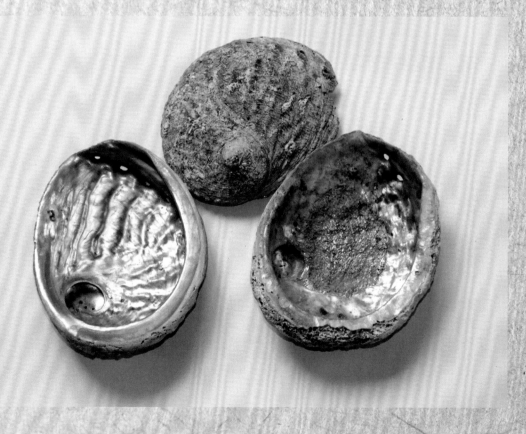

△石决明药材

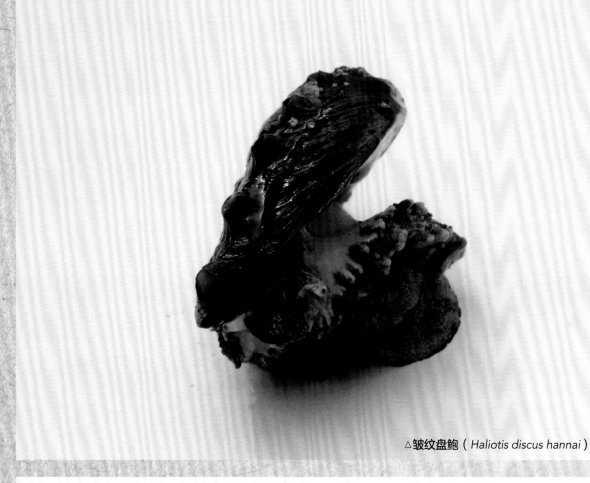

△皱纹盘鲍（*Haliotis discus hannai*）

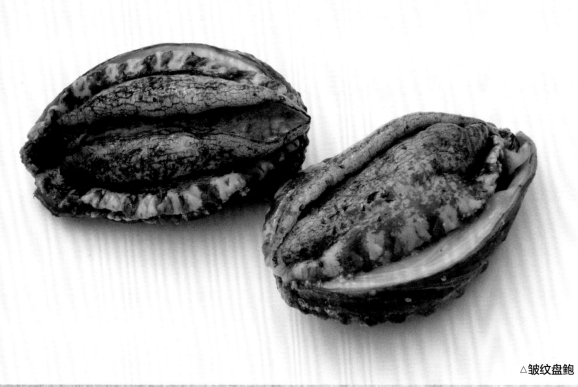

△皱纹盘鲍

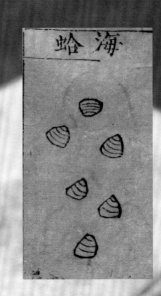

‖ 基原 ‖

据《纲目彩图》《中药志》《中华本草》等综合分析考证，本品为帝蛤科动物文蛤 *Meretrix meretrix* Linnaeus 或青蛤 *Cyclina sinensis* Gmelin 等。我国沿海地区均有分布。《动物药志》还收载有日本镜蛤 *Disinia japonica* (Reeve)、薄片镜蛤 *D. laminata* (Reeve)、饼干镜蛤 *D. biscocta* (Reeve)、江户布目蛤 *Protothaca jedoensis* (Lischke)、紫石房蛤 *Saxidomus purpuratus* (Sowerby) 等。《神农本草经》等将"海蛤"和"文蛤"分列，现合并为"蛤壳"药用。《药典》收载蛤壳药材为帝蛤科动物文蛤或青蛤的贝壳；夏、秋二季捕捞，去肉，洗净，晒干。

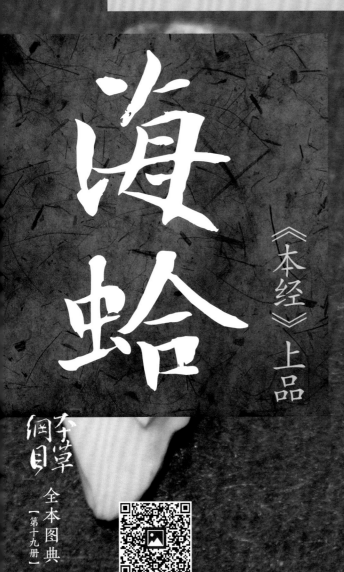

海蛤

《本经》上品

纲目

本草

全本图典

【第十九册】

▷蛤壳药材

‖释名‖

[时珍曰] 海蛤者，海中诸蛤烂壳之总称，不专指一蛤也。旧本云一名魁蛤，则又指是一物矣。系是误书，今削之。

‖集解‖

[别录曰] 海蛤生东海。[保升曰] 今登，莱、沧州海沙湍处皆有，四五月淘沙取之。南海亦有之。[恭曰] 海蛤细如巨胜子，光净莹滑者好。其粗如半杏人者为独耳蛤，不堪入药。[时珍曰] 按沈存中笔谈云：海蛤即海边沙泥中得之。大者如棋子，小者如油麻粒，黄白色，或黄赤相杂。盖非一类，乃诸蛤之壳，为海水砣砺，日久光莹，都无旧质。蛤类至多，不能分别其为何蛤，故通谓之海蛤也。余见下条。

‖正误‖

[吴普曰] 海蛤头有文，文如锯齿。[时珍曰] 此乃魁蛤，非海蛤也。盖误矣，今正之。[弘景曰] 海蛤至滑泽，云从雁屎中得之，二三十过方为良。今人多取相类者磨荡之。[日华曰] 此是雁食鲜蛤粪出者，有文彩为文蛤，无文彩为海蛤。乡人又以海边烂蛤壳，风涛打磨莹净者，伪作之。[藏器曰] 二说皆非也。海蛤是海中烂壳，久在沙泥，风波淘洗，自然圆净无文，有大有小，以小者为佳，非一一从雁腹中出也。文蛤是未烂时壳犹有文者。二物本同一类。正如烂蚬、蚌壳，所主亦与生者不同也。假如雁食蛤壳，岂择文与不文耶。[宗奭曰] 海蛤、文蛤，陈说极是。今海中无雁，岂有粪耶？蛤有肉时，犹可食也；肉既无矣，安得更粪过二三十次耶？陶说谬矣。[时珍曰] 海蛤是诸蛤烂壳，文蛤自是一种。陈氏言文蛤是未烂时壳，则亦泛指诸蛤未烂者矣，其说未稳。但海中蛤蚌名色虽殊，性味相类，功用亦同，无其分别也。

‖修治‖

[敩曰] 凡使海蛤，勿用游波虫骨。真相似，只是面上无光。误饵之，令人狂走欲投水，如鬼祟，惟醋解之立愈。其海蛤用浆水煮一伏时，每一两入地骨皮、柏叶各二两，同煮一伏时，东流水淘三次，捣粉用。[保升曰] 取得，以半天河煮五十刻，以枸杞汁拌匀，入筤竹筒内蒸一伏时，捣用。

‖气味‖

苦、咸，平，无毒。[吴普曰] 神农：苦。岐伯：甘。扁鹊：咸。[权曰] 有小毒。[之才曰] 蜀漆为之使。畏狗胆、甘遂、芫花。

‖主治‖

咳逆上气，喘息烦满，胸痛寒热。本经。疗阴痿。别录。主十二水满急痛，利膀胱大小肠。唐注。治水气浮肿，下小便，治嗽逆上气，项下瘤瘿。甄权。疗呕逆，胸胁胀急，腰痛五痔，妇人崩中带下。日华。止消渴，润五脏，治服丹石人有疮。萧炳。清热利湿，化痰饮，消积聚。除血痢，妇人结胸，伤寒反汗搐搦，中风瘫痪。时珍。

‖附方‖

旧二，新七。**水癖肿满** [藏器曰] 用海蛤、杏仁、汉防己、枣肉各二两，葶苈六两，为末研，丸梧子大。一服十丸，服至利下水为妙。**水肿发热小便不通者**，海蛤汤主之。海蛤、木通、猪苓、泽泻、滑石、黄葵子、桑白皮各一钱，灯心三分，水煎服，日二。圣惠方。**石水肢瘦**其腹独大者，海蛤丸主之。海蛤煅粉、防己各七钱半，葶苈、赤茯苓、桑白皮各一两，陈橘皮、郁李仁各半两，为末，蜜丸如梧子大。每米饮下五十丸，日二次。圣济总录。**气肿湿肿**用海蛤、海带、海藻、海螵蛸、海昆布、凫茨、荔枝壳等分，流水煎服，日二次。何氏。**血痢内热**海蛤末，蜜水调服二钱，日二。传信。**伤寒血结**胸胀痛不可近，仲景无方，宜海蛤散主之。并刺期门穴。用海蛤、滑石、甘草各一两，芒消半两，为末。每服二钱，鸡子清调服。更服桂枝红花汤，发其汗则愈。盖膻中血聚则小肠壅，小肠壅则血不行。服此则小肠通，血流行而胸膈利矣。朱肱活人书。**伤寒搐搦** [寇宗奭曰] 伤寒出汗不彻，手脚搐者。用海蛤、川乌头各一两，穿山甲二两，为末，酒丸如弹子大，捏扁，置所患足心下。别擘葱白盖药，以帛缠定。于暖室中热水浸脚至膝上，水冷又添，候遍身汗出为度。凡一二日一作，以知为度。**中风瘫痪**方同上。又具鲮鲤甲下。**衄血不止**蛤粉一两，罗七遍，槐花半两炒焦，研匀。每服一钱，新汲水调下。杨氏家藏方。

青蛤 *Cyclina sinensis* CO1 条形码主导单倍型序列：

```
1    TACTTTATAT TTTATTTTTT CTTTTTGGGC TGGGTTAATA GGTACTGCTT TTAGAGTTAT TATTCGTATA GAATTATCTA
81   TGCCTGGTAC TATTTTGGAT GATACTCATT TGTATAATAT AATTGTTACT TCTCATGGTT TAGTTATAAT TTTTTTTTTA
161  GTTATACCTA TGATAATAGG GGGTTTTGGA AATTGGCTTG TTCCTTTAAT GTTAACAGCT CCTGATATAG CTTTTCCTCG
241  AGCTAATAAT CTTAGGTTTT GGTTGTTGGT AGTTTCTTTT TTATTATTTT TAGGTTCTGC TTATGTCGAT GCAGGGGCTG
321  GAACTGGGTG AACTATTTAT CCACCTTTAT CTAATAGGAC TTACCATGCT GGGGTAGCTG TAGATTATTT AATTTTTTCT
401  TTACATGTTG GTGGTGTTTC TTCTATCATG TCTGGTATTA ATTTTGCTAC TACTGGTCTT TGTATACGTC CGGATAGAAT
481  CAGAATGTTA CGTGTTTCAA TGTTCGTTTG GTGTATTGCT GTAACAGGTT TTTTATTATT GTGTGCTATA CCTGTTTTGG
561  CTGCAGGTTT AACTATATTG TTAACAGATC GTCATTTAAA TACTAGATTT TTTAGTCCTG ATGGAATAGG TGATCCTCTT
641  TTGTTTGTTC ACTTGTTT
```

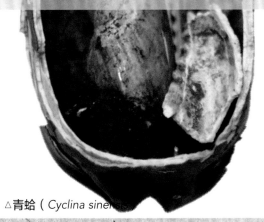 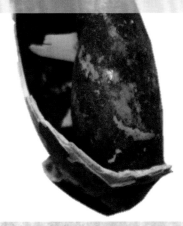

△ **青蛤**（ *Cyclina sinensis* ）

▽ **蛤壳（青蛤）药材**

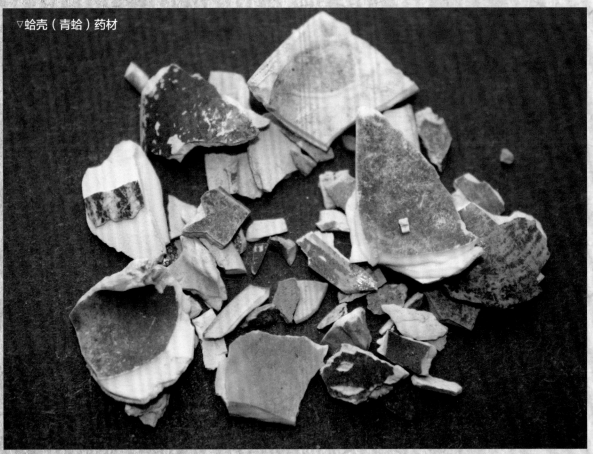

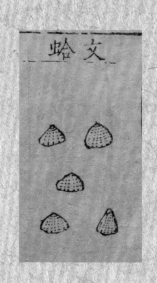

蛤文

‖ 基原 ‖

据《纲目图鉴》《纲目彩图》《中药志》《中华本草》《动物药志》等综合分析考证，本品为帘蛤科动物文蛤 *Meretrix meretrix* Linnaeus。参见本卷"海蛤"项下。

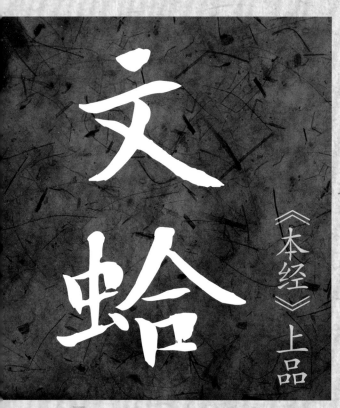

文蛤

《本经》上品

‖ 释名 ‖

花蛤。[时珍曰] 皆以形名也。

‖ 集解 ‖

[别录曰] 文蛤生东海，表有文。取无时。[弘景曰] 小大皆有紫斑。[保升曰] 今出莱州海中。三月中旬采。背上有斑文。[恭曰] 大者圆三寸，小者圆五六分。[时珍曰] 按沈存中笔谈云：文蛤即今吴人所食花蛤也。其形一头小，一头大，壳有花斑的便是。

全本图典
【第十九册】

文蛤 *Meretrix meretrix* CO1 条形码主导单倍型序列：

```
1   AACTTTGTAT TTTGTTTTTT CTTTTTGAGC TGGGTTAGTG GGAACAGCTT TTAGTGTGAT TATTCGTATA GAGTTGTCTA
81  TGCCTGGCAC TATTTTAGAT GATGCTCATT TATATAATCT AATTGTTACT TCTCATGGGT TAGTTATGAT TTTTTTTTTA
161 GTTATGCCCA TAATGTTGGG GGGTTTTGGT AATTGGCTGG TTCCTTTAAT GTTAACAGCT CCTGACATAG CTTTTCCTCG
241 TTTGAATAAT TTAAGTTTCT GATTATTAAC TAGTTCTTTG TTGCTTTTAT TAGGTTCTAC TTATGTGGAA GCTGGTTCTG
321 GTACGGGTTG AACTATTTAT CCTCCTTTAT CTAGTTGAAA ATATCATTCT GGTGTAAGTG TAGATTATTT AATTTTATCT
401 CTACATGTAG GTGGTGCTTC TTCTATTATG TCTGGTATTA ACTTTACTAC TACAGCTATT TGTATACGTC CAGGAGTTAT
481 AGCTTTAGTT CGAACGCCAA TGTTTGTTTG GTGTATTGCT GTGACTGGTT TTTATTAAT TTGTGCTATA CCTGTTTTAG
561 CGGCTGGTTT AACAATACTT TTGACAGATC GTAATTTTAA CACAGGGTTT TTTGATCCTA TTGGGTTGGG TGATCCTCTT
641 CTGTTTGTTC ACATATTT
```

‖ 修治 ‖

同海蛤。

‖ 气味 ‖

咸，平，无毒。

‖ 主治 ‖

恶疮，蚀五痔。本经。咳逆胸痹，腰痛胁急，鼠瘘
大孔出血，女人崩中漏下。别录。能止烦渴，利小
便，化痰软坚，治口鼻中蚀疮。时珍。

‖ 发明 ‖

[时珍曰] 按成无己云：文蛤之咸走肾，以胜水气。

‖ 附方 ‖

旧一，新一。**伤寒文蛤散** [张仲景云] 病在阳，当以
汗解，反以冷水噀之，或灌之，更益烦热，意欲饮
水，反不渴者，此散主之。文蛤五两为末，每服方
寸匕，沸汤下，甚效。**疮蚀口鼻**数日欲尽。文蛤烧
灰，以腊脂和，涂之。千金翼。

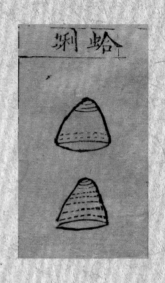
‖基原‖

据《纲目图鉴》《中华本草》《动物药志》等综合分析考证，本品为蛤蜊科动物四角蛤蜊 Mactra veneriformis Desheyes。分布于我国各沿海地区。

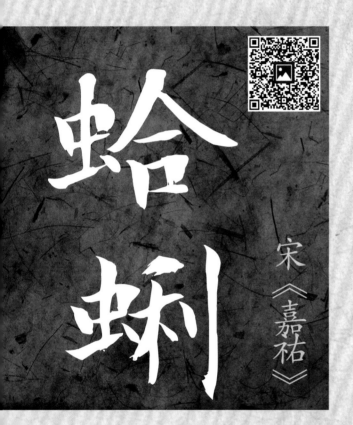

蛤蜊

宋《嘉祐》

‖释名‖

[时珍曰] 蛤类之利于人者，故名。

‖集解‖

[机曰] 蛤蜊，生东南海中，白壳紫唇，大二三寸者。闽、浙人以其肉充海错，亦作为酱醢。其壳火煅作粉，名曰蛤蜊粉也。

肉

‖气味‖

咸，冷，无毒。[藏器曰] 此物性虽冷，乃与丹石人相反，食之令腹结痛。

‖主治‖

润五脏，止消渴，开胃，治老癖为寒热，妇人血块，宜煮食之。禹锡。煮食醒酒。弘景。

‖发明‖

[时珍曰] 按高武痘疹正宗云：俗言蛤蜊海错能发疹，多致伤损脾胃，生痰作呕作泻，此皆嘻笑作罪也。又言痘毒入目者，以蛤蜊汁点之可代空青。夫空青得铜之精气而生，性寒可治赤目。若痘毒是脏腑毒气上冲，非空青可治。蛤蜊虽寒，而湿中有火，亦不可不知矣。

蛤蜊粉

‖释名‖

海蛤粉。[时珍曰] 海蛤粉者，海中诸蛤之粉，以别江湖之蛤粉、蚌粉也。今人指称，但曰海粉、蛤粉，寇氏所谓众蛤之灰是矣。近世独取蛤蜊粉入药，然货者亦多众蛤也。大抵海中蚌、蛤、蚶、蛎，性味咸寒，不甚相远，功能软散，小异大同；非若江湖蚌蛤，无咸水浸渍，但能清热利湿而已。今药肆有一种状如线粉者，谓之海粉，得水则易烂，盖后人因名售物也。然出海中沙石间，故功亦能化痰软坚。

‖修治‖

[震亨曰] 蛤粉，用蛤蜊烧煅成粉，不入煎剂。[时珍曰] 按吴球云：凡用蛤粉，取紫口蛤蜊壳，炭火煅成，以熟栝楼连子同捣，和成团，风干用，最妙。

‖正误‖

[机曰] 丹溪有言，蛤粉即是海石，寇氏以海石注蛤粉，则二物可通用矣。海石即蛤粉，蛤粉即蛤蜊壳烧成也。[时珍曰] 海石乃海中浮石也，详见石部。汪氏诬引朱、寇之说为证，陈嘉谟本草又引为据。今考二公本书，并无前说，今正其误。

‖气味‖

咸，寒，无毒。

‖主治‖

热痰湿痰，老痰顽痰，疝气白浊带下。同香附末，姜汁调服，主心痛。震亨。清热利湿，化痰饮，定喘嗽，止呕逆，消浮肿，利小便，止遗精白浊，心脾疼痛，化积块，解结气，消瘰核，散肿毒，治妇人血病。油调，涂汤火伤。时珍。

‖发明‖

[震亨曰] 蛤粉能降能消，能软能燥。[时珍曰] 寒制火而咸润下，故能降焉；寒散热而咸走血，故能消焉。坚者软之以咸，取其属水而性润也；湿者燥之以渗，取其经火化而利小便也。[好古曰] 蛤粉乃肾经血分之药，故主湿嗽肾滑之疾。

‖附方‖

旧一，新三。**气虚水肿**昔滁州酒库攒司陈通，患水肿垂死，诸医不治。一妪令以大蒜十个捣如泥，入蛤粉，丸梧子大。每食前，白汤下二三十丸。服尽，小便下数桶而愈。普济方。**心气疼痛**真蛤粉炒过白，佐以香附末等分，白汤淬服。圣惠方。**白浊遗精**洁古云：阳盛阴虚，故精泄也，真珠粉丸主之。用蛤粉煅一斤，黄檗新瓦炒过一斤，为细末，白水丸如梧子大。每服一百丸，空心用温酒上，日二次。蛤粉味咸而且能补肾阴，黄檗苦而降心火也。**雀目夜盲**真蛤粉炒黄为末，以油蜡化和丸皂子大，内于猪腰子中，麻扎定，蒸食之。一日一服。儒门事亲。

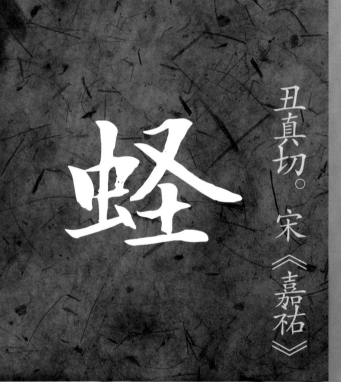

‖ 基原 ‖

《中华本草》《动物药志》认为本品为竹蛏科动物缢蛏 *Sinonovacula constricta* (Lamarck) 的肉。我国南北沿海均有分布，浙江、福建等地已人工养殖。另外，"蛏壳"药用首载于《本草纲目拾遗》。《纲目图鉴》《动物药志》认为蛏壳为竹蛏科动物长竹蛏 *Solen gouldii* Conrad、大竹蛏 *Solen grandis* Dunker、细长竹蛏 *Solen gracilis* Philippi 及缢蛏等的贝壳；长竹蛏、大竹蛏我国南北沿海均有分布，细长竹蛏分布于北部沿海（连云港以北）。《动物药志》还收载有小刀蛏 *Cultellus attenuatus* Dunker、尖刀蛏 *C. scalprum* (Gould)。

丑真切。宋《嘉祐》

蛏

‖ 释名、集解 ‖

[藏器曰] 蛏生海泥中。长二三寸，大如指，两头开。[时珍曰] 蛏乃海中小蚌也。其形长短大小不一，与江湖中马刀、蝛、蚬相似，其类甚多。闽、粤人以田种之，候潮泥壅沃，谓之蛏田。呼其肉为蛏肠。

‖ 气味 ‖

甘，温，无毒。[诜曰] 天行病后不可食。

‖ 主治 ‖

补虚，主冷痢，煮食之。去胸中邪热烦闷，饭后食之，与服丹石人相宜。治妇人产后虚损。嘉祐。

△缢蛏（ *Sinonovacula constricta* ）

‖集解‖

[藏器曰] 蛤类也。生新罗国，彼人食之。

‖气味‖

甘，平、无毒。

‖主治‖

热气消食。杂昆布作羹，主结气。藏器。

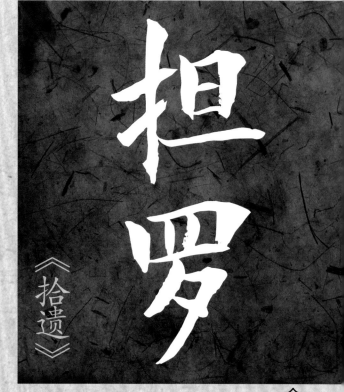

担罗

《拾遗》

据《纲目图鉴》《中华本草》《动物药志》等综合分析考证，本品为砗磲科动物砗蠔 *Hippopus hippopus* Linnaeus。分布于西沙群岛。

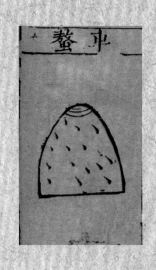

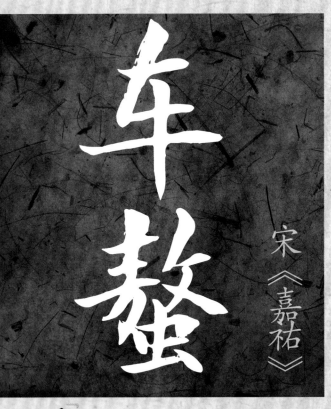

车螯

宋《嘉祐》

纲目 李时珍 全本图典 [第十九册]

‖ 释名 ‖

蜃音肾。[时珍曰] 车螯俗讹为昌娥。蜃与蛟蜃之蜃，同名异物。周礼鳖人掌互物，春献鳖蜃，秋献龟鱼。则蜃似为大蛤之通称，亦不专指车螯也。

‖ 集解 ‖

[藏器曰] 车螯生海中，是大蛤，即蜃也。能吐气为楼台。春夏依约岛溆，常有此气。[颂曰] 南海、北海皆有之，采无时。其肉，食之似蛤蜊，而坚硬不及。近世痈疽多用其壳，北中者不堪用。背紫色者，海人亦名紫贝，非矣。[时珍曰] 其壳色紫，璀粲如玉，斑点如花。海人以火炙之则壳开，取肉食之。钟岏云：车螯、蚶、蛎，眉目内缺，犷壳外缄。无香无臭，瓦砾何殊。宜充庖厨，永为口食。罗愿云：雀入淮为蛤，雉入海为蜃，大蛤也。肉可以食，壳可饰器物，灰可圊塞墙壁，又可为粉饰面，俗呼蛤粉，亦或生珠，其为用多矣。又临海水土记云：似车螯而角不正者曰移角。似车螯而壳薄者曰姑劳。似车螯而小者曰羊蹄，出罗江。昔人皆谓雉化者，乃蛟蜃之蜃，而陈氏、罗氏以为蛤蜃之蜃，似误。详鳞部蛟龙下。

肉

‖气味‖
甘、咸，冷，无毒。[诜曰]不可多食。

‖主治‖
解酒毒消渴，并痈肿。藏器。

壳

‖气味‖
同肉。

‖主治‖
疮疖肿毒。烧赤，醋淬二度为末，同甘草等分酒服。并以醋调傅之。日华。消积块，解酒毒，治痈疽发背焮痛。时珍。

‖发明‖
[时珍曰]车螯味咸，气寒而降，阴中之阴也。入血分，故宋人用治痈疽，取恶物下，云有奇功。亦须审其气血虚实老少如何可也。今外科鲜知用者。

‖附方‖
新二。**车螯转毒散**治发背痈疽，不问浅深大小，利去病根，则免传变。用车螯即昌娥，紫背光厚者，以盐泥固济，煅赤出火毒，一两，生甘草末一钱半，轻粉五分，为末，每服四钱，用栝楼一个，酒一碗，煎一盏，调服。五更转下恶物为度，未下再服。甚者不过二服。外科精要。**六味车螯散**治症同上。用车螯四个，黄泥固济，煅赤出毒，研末。灯心三十茎，栝楼一个，取仁炒香，甘草节炒二钱，通作一服。将三味入酒二碗，煎半碗，去滓，入蜂蜜一匙，调车螯末二钱，腻粉少许，空心温服。下恶涎毒为度。本事。

‖ 基原 ‖

据《纲目彩图》《纲目图鉴》等综合分析考证，本品为蚶科动物魁蚶 *Arca inflata* Reeve。我国沿海均有分布，以辽宁、山东产量最多。《中华本草》《动物药志》《大辞典》认为还包括同属动物泥蚶 *A. granosa* Linnaeus、毛蚶 *A. subcrenata* Lischke 等，均广布于沿海地区。《药典》收载瓦楞子药材为蚶科动物毛蚶、泥蚶或魁蚶的贝壳；秋、冬至次年春捕捞，洗净，置沸水中略煮，去肉，干燥。

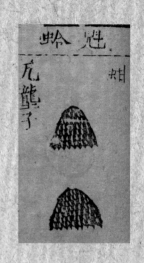

校正：[时珍曰] 宋嘉祐别出蚶条，今据郭璞说合并为一。

‖ 释名 ‖

魁陆别录**蚶**一作鲜。**瓦屋子**岭表录**瓦垄子**。[时珍曰]魁者羹斗之名，蛤形肖之故也。蚶味甘，故从甘。案岭表录异云：南人名空慈子。尚书卢钧以其壳似瓦屋之垄，改为瓦屋、瓦垄也。广人重其肉，炙以荐酒，呼为天脔。广人谓之蜜丁。名医别录云一名活东，误矣。活东，蝌斗也。见尔雅。**伏老**。[颂曰] 说文云：老伏翼化为魁蛤，故名伏老。

‖ 集解 ‖

[别录曰] 魁蛤生东海。正圆，两头空，表有文。采无时。[弘景曰] 形似纺轩，小狭长，外有纵横文理，云是老蝠所化，方用至少。[保升曰] 今出莱州。形圆长，似大腹槟榔，两头有孔。[藏器曰] 蚶生海中。壳如瓦屋。[时珍曰] 按郭璞尔雅注云：魁陆即今之蚶也。状如小蛤而圆厚。临海异物志云：蚶之大者径四寸。背上沟文似瓦屋之垄，肉味极佳。今浙东以近海田种之，谓之蚶田。

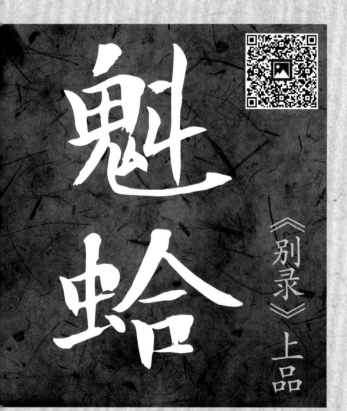

肉

‖ 气味 ‖

甘，平，无毒。[鼎曰] 寒。[炳曰] 温。凡食讫，以饭压之。否则令人口干。[时珍曰] 按刘恂曰：炙食益人。过多即壅气。

毛蚶 *Arca subcrenata* CO1 条形码主导单倍型序列：

```
  1  TACTCTTTAT TTCTATACTG GGTTTTGGTC GGCTCTTGTT GGTGTGTGTT TAAGGTTCCA CATCCGTCTC AACCTTGCCC
 81  AGCCCGGTGG TATTTATAGG GAAATGGGTC AACTTTATAA TGTAATTGTT ACTAGTCATG CCTTTATAAT AATTTTTTTT
161  TTTGTTATAC CAGTAATAAT TGGCGGATTC GGAAACTGAT TAGTGCCCTT ATTTATTGGG AGCAGGGACA TATCTCATCC
241  TCGTTTGAAT AATTTTAGGT ATTGAATTTT GCCAGGAGCT TTATTTATAG TAATTATATC TGCTTTAATT GAGGGAGGGG
321  TTGGAACTGG TTGAACATTG TATCCACCCC TATCAAGCTG AATTTTTCAT AGAAGTCCTG CTTTAGATAT GGTAGTTCTT
401  TCCCTTCATA TCGCAGGATT TGGGTCGATA ATAAGTTCTC TAAATTTTAT GAGCACGATA ATCACAGCTC GGTTTTTTGT
481  TTTAATTCCT GAGCGAATAC CTGTTTTTTG TTGATCGATG TTTGTAACGT CTTGGTTGTT GTTGCTTTCT TTGCCTGTGT
561  TGGCCGGAGG GTTAACTATA TTGTTGACGG ATCGTCATGT AAATAGTTCT TTTTTCCGTC CTCAAGGTGG CGGAGACCCT
641  TTATTATTTC AACATTTG
```

泥蚶 *Arca granosa* CO1 条形码主导单倍型序列：

```
  1  AACACTTTAT TTACTTTCAG GGTTTTGGTC GGCGTTGATA GGGATCTGTT TAAGATTTCA TATTCGTGTT AATTTAGCAC
 81  AGCCGGCGGG CCTTTATGTA GAGGTGAGTC AGTTGTATAA TGTAATTATT ACGAGGCATG CGTTTATTAT AATTTTTTTT
161  TTTGTTATGC CAGTGATGAT GGGGGGGTTT GGGAATTGGT TAATTCCGAT TATAGTTGGG TGTGGTGATA TAAGTCACCC
241  TCGTTTAAAT AACTTTAGTT ATTGAGCTAT TCCTGGTGCG TTGTTTATGG TATTTATATC AGCCTTGATT GAGGGGGGTG
321  CGGGGACTGG ATGAACCCTT TATCCTCCTC TTTCCGGTTG AATTTATCAT AGAAGTCCGG CGTTGGACAT AGTCATTCTT
401  TCATTACATA TTGCTGGGTT TGGGTCAATG ATAAGATCTT TAAATTTTAT ATGTACGATA ATTACAAGTC GTTTTTACGC
481  TATGATTCCG GAGCGGATGC CTGTATTTTG TTGGTCAATG TTTGTTACAT CTTGATTGTT ACTATTTTCT TTGCCTGTAT
561  TGGCTGGGGG GTTGACAATG CTTATCACCG ATCGTCATAT TAACACTTCT TTTTTTCGGC CTCAGGGGGG TGGTGATCCT
641  TTGTTATTTC AGCATTTG
```

魁蚶 *Arca inflata* CO1 条形码主导单倍型序列：

```
  1  GCTCTTGTTG GTGTGTGTTT AAGATTCCAC ATCCGCTTGA ATTTAGCTCA GCCTGGAGGT ATTTACAGGG AAATAGGTCA
 81  ACTTTATAAT GTTATTGTAA CTAGCCATGC TTTTATGATG ATTTTTTTTT TCGTCATACC AGTGATAATT GGCGGATTTG
161  GTAATTGGTT AGTGCCCTTA CTTATTGGGA GAAGGGACAT ATCACATCCT CGTCTAAATA ATTTTAGTTA TTGAATTTTA
241  CCAGGTGCTT TATTTATGGT AATAATATCT GCTTTAATTG AGGGGGGGGT TGGAACTGGT TGAACATTGA TCCCACCTTT
321  ATCAAGGTGA ATCTTTCATA GAAGTCCTGC TTTAGATATG GTAGTTCTTT CCCTTCATAT TGCTGGACTT GGGTCAATAA
401  TAAGTTCTGT AAATTTCATA AGTACAATAA TCACAACTCG GTTTTTTGTT TTAATTCCTG AGCGAATACC TGTTTTTTGT
481  TGGTCAATAT TTGTAACGTC TTGATTGTTG CTACTTTCTT TGCCTGTGTT GGCTGGAGGG TTAACTATAT TATTGACGGA
561  TCGTCATGTA AATAGTTCTT TTTTTCGTCC TCAGGGTGGT GGAGA
```

‖主治‖

痿痹，泄痢便脓血。别录。润五脏，止消渴，利关节。服丹石人宜食之，免生疮肿热毒。鼎。心腹冷气，腰脊冷风，利五脏，健胃，令人能食。藏器。温中消食起阳。萧炳。益血色。日华。

壳

‖修治‖

[日华曰]凡用，取陈久者炭火煅赤，米醋淬三度，出火毒，研粉。

‖气味‖

甘、咸，平，无毒。

‖主治‖

烧过，醋淬，醋丸服，治一切血气、冷气、癥癖。日华。消血块，化痰积。震亨。连肉烧存性研，傅小儿走马牙疳有效。时珍。

‖发明‖

[时珍曰]咸走血而软坚，故瓦垄子能消血块，散痰积。

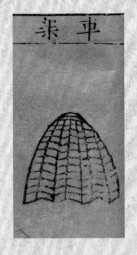

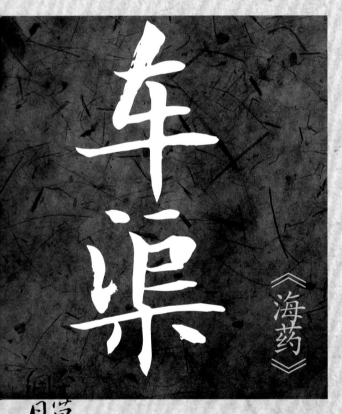

车渠《海药》

‖ 基原 ‖

《纲目彩图》认为本品为砗磲科动物鳞砗磲 *Tridacna squamosa* Lamarck，分布于我国南海诸岛。《动物药志》《纲目图鉴》《中华本草》《大辞典》认为还包括长砗磲 *T. elongata* Lamarck 等同属动物，分布于南海。《动物药志》还收载有大砗磲 *T. gigas* (Linnaeus) 和库式砗磲 *T. cookiana* (Iredale)。

校正：自玉石部移入此。

‖ 释名 ‖

海扇。[时珍] 按韵会云：车渠，海中大贝也。背上垄文如车轮之渠，故名。车沟曰渠。刘绩霏雪录云：海扇，海中甲物也。其形如扇，背文如瓦屋。三月三日潮尽乃出。梵书谓之牟婆洛揭拉婆。

‖ 集解 ‖

[李珣曰] 车渠，云是玉石之类。生西国，形如蚌蛤，有文理。西域七宝，此其一也。[时珍曰] 车渠，大蛤也。大者长二三尺，阔尺许，厚二三寸。壳外沟垄如蚶壳而深大，皆纵文如瓦沟，无横文也。壳内白皙如玉。亦不甚贵，番人以饰器物，谬言为玉石之类。或云玉中亦有车渠，而此蛤似之故也。沈存中笔谈云：车渠大者如箕，背有渠垄如蚶壳，以作器，致如白玉。杨慎丹铅录云：车渠作杯，注酒满过一分不溢。试之果然。

壳

‖ 气味 ‖

甘、咸，大寒，无毒。

‖ 主治 ‖

安神镇宅，解诸毒药及虫螫。同珙瑙等分，磨人乳服之，极验。珣。

‖ 发明 ‖

[时珍曰] 车渠盖瓦垄之大者，故其功用亦相仿佛。

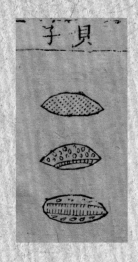

‖ 基原 ‖

据《纲目图鉴》等综合分析考证，本品为宝贝科动物货贝 *Monetaria moneta* (Linnaeus)。分布于南海一带。《动物药志》《中华本草》《纲目彩图》认为还包括环纹货贝 *M. annulus* (Linnaeus) 及拟枣贝 *Erronea errones* (Linnaeus)、阿文绶贝 *Mauritia arabica* (Linnaeus) 等，均作白齿贝药用；环纹货贝分布于南海，拟枣贝分布于海南岛及西沙群岛等地。《动物药志》还收载有秀丽拟枣贝 *Erronea pulchella* (Swainson)、枣红拟枣贝 *Erosaria helvola* (Linnaeus)、眼球贝 *Erosaria erosa* (Linnaeus) 及日本细焦掌贝 *Palmadusta gracilis japonica* Schilder。另有紫齿贝，参见"紫贝"项下。

‖ 释名 ‖

贝齿别录白贝日华海𧴩俗作𧴩，音巴。[时珍曰] 贝字象形。其中二点，象其齿刻；其下二点，象其垂尾。古者货贝而宝龟，用为交易，以二为朋。今独云南用之，呼为海𧴩。以一为庄，四庄为手，四手为苗，五苗为索。[颂曰] 贝腹下洁白，有刻如鱼齿，故曰贝齿。

‖ 集解 ‖

[别录曰] 贝子生东海池泽。采无时。[弘景曰] 出南海。此是小小白贝子，人以饰军容服物者。[珣曰] 云南极多，用为钱货交易。[颂曰] 贝子，贝类之最小者。亦若蜗状，长寸许。色微白赤，有深紫黑者。今多穿与小儿戏弄，北人用缀衣及毡帽为饰，剃头家用以饰鉴，画家用以砑物。[时珍曰] 贝子，小白贝也。大如拇指顶，长寸许，背腹皆白。诸贝皆背隆重如龟背，腹下两开相向，有齿刻如鱼齿，其中肉如蜎斗，而有首尾。故魏子才六书精蕴云：贝，介虫也。背穿而浑，以象天之阳；腹平而拆，以象地之阴。贝类不

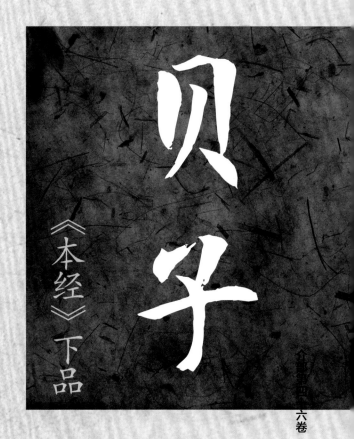

贝子

《本经》下品

一。按尔雅云：贝在陆曰赋，音标，在水曰蜬，音函，大曰魧，音杭，小曰鲼，音脊，黑曰玄，赤曰贻，黄质白文曰余赋，音池，白质黄文曰余泉，博而标曰蚆，音巴，大而险曰蜠，音困，小而狭曰蜻，音责。又古有相贝经甚详。其文云：朱仲受之于琴高，以遗会稽太守严助曰：径尺之贝，三代之正瑞，灵奇之秘宝。其次则盈尺，状如赤电黑云者，谓之紫贝。素质红章，谓之珠贝。青地绿文，谓之绶贝。黑文黄画，谓之霞贝。紫贝愈疾，珠贝明目，绶贝消气障，霞贝伏蛆虫。虽不能延龄增寿，其御害一也。复有下此者，鹰喙蝉脊，但逐湿去水，无奇功也。贝之大者如轮，可以明目。南海贝如珠砾白驳，性寒味甘，可止水毒。浮贝使人寡欲，勿近妇人，黑白各半是也。濯贝使人善惊，勿近童子，黄唇点齿有赤驳是也。虽贝使人病疟，黑鼻无皮是也。曙贝使人胎消，勿示孕妇，赤带通脊是也。惠贝使人善忘，赤炽内壳有赤络是也。誓贝使童子愚，女人淫，青唇赤鼻是也。碧贝使人盗，脊上有缕勾唇，雨则重，雾则轻是也。委贝使人恶，夜行能伏鬼魅百兽，赤而中圆，雨则轻，雾则重，是也。

‖修治‖

[珣曰] 凡入药，烧过用。[敩曰] 凡使，勿用花虫壳，真相似，只是无效。贝子以蜜、醋相对浸之，蒸过取出，以清酒淘，研。

‖气味‖

咸，平，有毒。

‖主治‖

目翳，五癃，利水道，鬼疰蛊毒，腹痛下血。本经。温疟寒热，解肌，散结热。别录。烧研，点目去翳。弘景。伤寒狂热。甄权。下水气浮肿，小儿疳蚀吐乳。李珣。治鼻渊出脓血，下痢，男子阴疮，解漏脯、面臛诸毒，射罔毒，药箭毒。时珍。

‖附方‖

旧四，新四。**目花翳痛**贝子一两，烧研如面，入龙脑少许点之。若息肉，加真珠末等分。千金。**鼻渊脓血**贝子烧研。每生酒服二钱，日三服。**二便关格**不通闷胀，二三日则杀人。以贝齿三枚，甘遂二铢，为末，浆水和服，须臾即通也。肘后方。**小便不通**白海肥一对，生一个，烧一个，为末，温酒服。田氏方。**下疳阴疮**白海肥三个，煅红研末，搽之。简便单方。**食物中毒**贝子一枚，含之自吐。圣惠：治漏脯毒，面臛毒，及射罔在诸肉中有毒。并用贝子烧研，水调半钱服。**中射罔毒**方同上。**药箭镞毒**贝齿烧研，水服三钱，日三服。千金方。

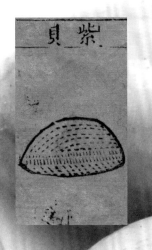

‖ 基原 ‖

据《动物药志》《纲目图鉴》等综合分析考证，本品为宝贝科动物虎斑宝贝 *Cypraea tigris* Linnaeus。分布于福建、台湾、广西及海南岛、西沙群岛等。《纲目彩图》《中华本草》《大辞典》认为还包括阿文绶贝 *Mauritia arabica* (Linnaeus)、山猫眼宝贝 *Cypraea lynx* (Linnaeus) 等，现今紫贝药材以阿文绶贝为主；阿文绶贝分布于福建、台湾、广东、广西、海南等，山猫眼宝贝分布于台湾及海南岛、西沙群岛。

‖ 释名 ‖

文贝纲目**砑螺**。[时珍曰]南州异物志云：文贝甚大，质白文紫，无姿自然，不假外□，光彩焕烂。故名。□画家用以砑物。故名曰砑螺紫也。

‖ 集解 ‖

[恭曰]紫贝出东、南海中。形似贝子而大二三寸，背有紫斑而骨白。南夷□以为货市。[宗奭曰]紫贝背上深紫有黑点。[颂曰]□类极多，古人以为宝货，而紫贝尤贵。后世以□□贱，而药中亦希使之。[时珍曰]按陆玑诗疏云：紫贝，质白如玉，紫点为文，皆行列相当。大者径一尺七八寸。交趾、九真以为杯盘。

‖ 修治 ‖

同贝子。

‖ 气味 ‖

咸，平，无毒。

‖ 主治 ‖

明目，去热毒。唐本。小儿瘢疹目翳。时珍。

‖ 附方 ‖

新一。瘢疹入目紫贝一个，即砑螺也，生研细末，用羊肝切片，掺上扎定，米泔煮熟，瓶盛露一夜，空心嚼食之。婴童百问。

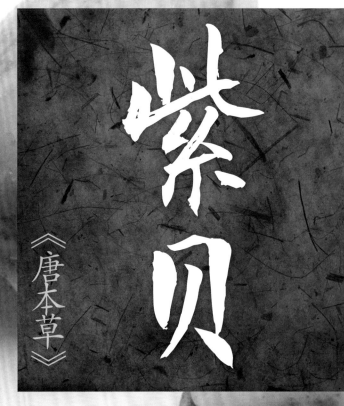

紫贝

《唐本草》

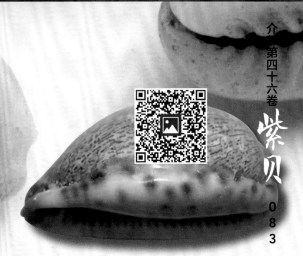

△白贝药材：环纹货贝（*Monetaria annulus*）与阿文绶贝（*Mauritia arabica*）

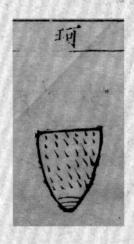

‖ 基原 ‖

据《纲目彩图》《纲目图鉴》《中华本草》等综合分析考证，本品为蛤蜊科动物中国蛤蜊 *Mactra chinensis* (Philippi)。分布于北方沿海，东南沿海亦有。

‖ 释名 ‖

马轲螺纲目**玳㻌**。[时珍曰] 珂，马勒饰也。此贝似之，故名。徐表作马轲。通典云：老鹏入海为玳。即珂也。

‖ 集解 ‖

[别录曰] 珂生南海。采无时。白如蚌。[恭曰] 珂，贝类也。大如鳆，皮黄黑而骨白，堪以为饰。[时珍曰] 按徐表异物志云：马轲螺，大者围九寸，细者围七八寸，长三四寸。

‖ 修治 ‖

[敩曰] 珂，要冬采色白腻者，并有白旋水文。勿令见火，即无用也。凡用以铜刀刮末研细，重罗再研千下，不入妇人药也。

‖ 气味 ‖

咸，平，无毒。

‖ 主治 ‖

目翳，断血生肌。唐本。消翳膜，及筋弩肉，刮点之。李珣。去面黑。时珍。

‖ 附方 ‖

新二。**目生浮翳**马珂三分，白龙脑半钱，枯过白矾一分，研匀点之。圣惠方。**面黑令白**马珂、白附子、珊瑚、鹰矢白等分，为末。每夜人乳调傅，旦以浆水洗之。同上。

珂 《唐本草》

‖ **基原** ‖
据《动物药志》《中华本草》《纲目图鉴》《大辞典》等综合分析考证，本品为铠茗荷科动物石蜐（龟足）*Mitella mitella* (Linnaeus)。分布于东海、南海沿岸及台湾等地。

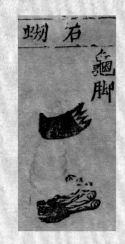

‖ **释名** ‖
紫蚨音劫，与蜐同。**紫鸓**音枵。**龟脚**俗名。

‖ **集解** ‖
[时珍曰] 石蜐生东南海中石上，蚌蛤之属。形如龟脚，亦有爪状，壳如蟹螯，其色紫，可食。真腊记云：有长八九寸者。江淹石蜐赋云：亦有足翼，得春雨则生花。故郭璞赋云：石蜐应节而扬葩。荀子云东海有紫蚨、鱼、盐是矣。或指为紫贝及石决明者，皆非矣。

‖ **气味** ‖
甘、咸，平，无毒。

‖ **主治** ‖
利小便。时珍。

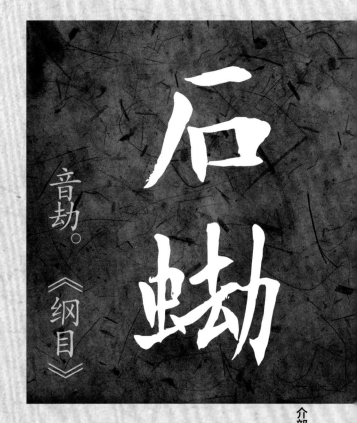

石蜐

音劫。《纲目》

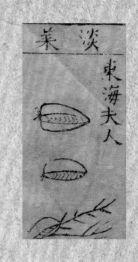

‖ 基原 ‖

《纲目图鉴》认为本品为贻贝科动物贻贝 *Mytilus edulis* Linnaeus 的肉。《动物药志》《中华本草》《大辞典》认为还包括厚壳贻贝 *Mytilus coruscus* Gould、翡翠贻贝 *Perna viridis* (Linnaeus) 及其他贻贝类。贻贝分布于黄海、渤海，厚壳贻贝分布于渤海、黄海、东海，翡翠贻贝分布于南海和东海南部。《汇编》还收载有偏顶蛤 *Modiolus modiolus* (Linnaeus) 及菲律宾偏顶蛤 *Modiolus philippinarum* Hanley。

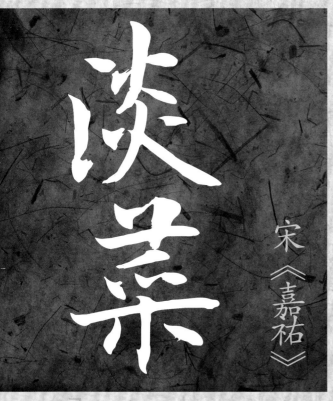

淡菜 宋《嘉祐》

‖ 释名 ‖

壳菜浙人所呼。**海蜌**音陛。**东海夫人**。[时珍曰] 淡以味，壳以形，夫人以似名也。

‖ 集解 ‖

[藏器曰] 东海夫人，生东南海中。似珠母，一头小，中衔少毛。味甘美，南人好食之。[诜曰] 常时烧食即苦，不宜人。与少米先煮熟，后除去毛，再入萝卜，或紫苏，或冬瓜同煮，即更妙。[日华曰] 虽形状不典，而甚益人。[时珍曰] 按阮氏云：淡菜生海藻上，故治瘿与海藻同功。

‖ 气味 ‖

甘，温，无毒。[日华曰] 不宜多食。多食令人头目闷暗，得微利即止。[藏器曰] 多食发丹石，令人肠结。久食脱人发。

‖ 主治 ‖

虚劳伤惫，精血衰少，及吐血，久痢肠鸣，腰痛疝瘕，妇人带下，产后瘦瘠。藏器。产后血结，腹内冷痛，治癥瘕，润毛发，治崩中带下，烧食一顿令饱。孟诜。煮熟食之，能补五脏，益阳事，理腰脚气，能消宿食，除腹中冷气痃癖。亦可烧汁沸出食之。日华。消瘿气。时珍。

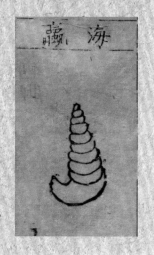

‖ 基原 ‖

据《动物药志》《纲目彩图》《大辞典》等综合分析考证，本品为骨螺科动物脉红螺 *Rapana venosa* (Valenciennes)、红螺（皱红螺）*R. bezoar* (Linnaeus) 或其他类似螺类。脉红螺分布于黄海、渤海、东海等地区，红螺分布于浙江以南沿海。《中华本草》还收载有香螺 *Neptunea cumingi* Crosse，分布于黄海、渤海。

校正：[时珍曰]唐本甲香，今并为一。

‖ 释名 ‖

流螺 图经 假猪螺 交州记 厣名甲香。[时珍曰]嬴与螺同，亦作蠃。嬴从虫，蠃省文，盖虫之蠃形者也。厣音掩，闭藏之貌。

‖ 集解 ‖

[颂曰]海螺即流螺，厣曰甲香，生南海。今岭外、闽中近海州郡及明州皆有之，或只以台州小者为佳。其螺大如小拳，青黄色，长四五寸。诸螺之中，此肉味最厚，南人食之。南州异物志云：甲香大者如瓯，面前一边直挖长数寸，围壳岨峿有刺。其厣，杂众香烧之益芳，独烧则臭。今医家稀用，惟合香者用之。又有小甲香，状若螺子，取其蒂修合成也。海中螺类绝有大者。珠螺莹洁如珠，鹦鹉螺形如鹦鹉头，并可作杯。梭尾螺形如梭，今释子所吹者。皆不入药。[时珍曰]螺，蚌属也。大者如斗，出日南涨海中。香螺厣可杂甲香，老钿螺光彩可饰镜背者，红螺色微红，青螺色如翡翠，蓼螺味辛如蓼，紫贝螺即紫贝也。鹦鹉螺质白而紫，头如鸟形，其肉常离壳出食，出则寄居虫入

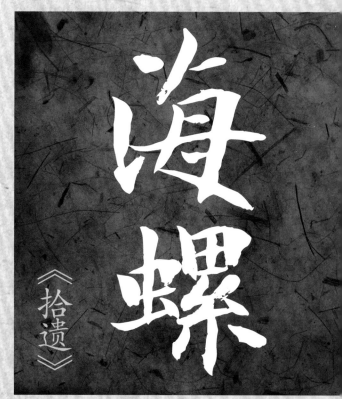

海螺

《拾遗》

居，螺还则虫出也。肉为鱼所食，则壳浮出，人因取之作杯。

肉

‖气味‖

甘，冷，无毒。

‖主治‖

目痛累年，或三四十年。生螺，取汁洗之；或入黄连末在内，取汁点之。藏器。合菜煮食，治心痛。孙思邈。

甲香

‖修治‖

[敦曰] 凡使，用生茅香、皂角同煮半日，石臼捣筛用之。[经验方曰] 凡使，用黄泥同水煮一日，温水浴过。再以米泔或灰汁煮一日，再浴过。以蜜、酒煮一日，浴过㷅干用。[颂曰] 传信方载其法云：每甲香一斤，以泔斗半，微火煮一复时，换泔再煮。凡二换漉出，众手刮去香上涎物。以白蜜三合，水一斗，微火煮干。又以蜜三合，水一斗，煮三伏时。乃以炭火烧地令热，洒酒令润，铺香于上，以新瓦盖上一伏时，待冷硬，石臼木杵捣烂。入沉香末三两，麝一分，和捣印成，以瓶贮之，埋过经久方烧。凡烧此香，须用大火炉，多着热灰、刚炭猛烧令尽，去之。炉旁着火暖水，即香不散。此法出于刘兖奉礼也。[宗奭曰] 甲香善能管香烟，与沉、檀、龙、麝香用之，尤佳。

‖气味‖

咸，平，无毒。

‖主治‖

心腹满痛，气急，止痢下淋。唐本。和气清神，主肠风痔瘘。李珣。瘘疮疥癣，头疮馋疮甲疽，蛇、蝎、蜂螫。藏器。

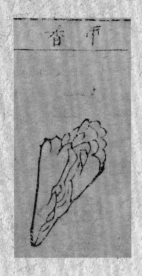

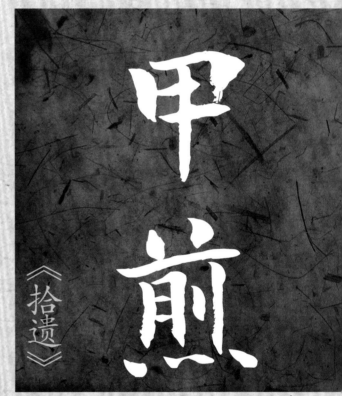

‖ 集解 ‖

[藏器曰]甲煎，以诸药及美果、花烧灰和蜡成口脂。所主与甲香略同，三年者良。[时珍曰]甲煎，以甲香同沉麝诸药花物治成，可作口脂及焚爇也。唐·李义山诗所谓沉香甲煎为廷燎者，即此。

‖ 气味 ‖

辛，温，无毒。

‖ 主治 ‖

甲疽，小儿头疮吻疮，口旁馋疮，耳后月蚀疮，蜂蛇蝎之疮，并傅之。藏器。

‖ 基原 ‖

据《纲目图鉴》《纲目彩图》《中华本草》等综合分析考证，本品主要为田螺科动物中国圆田螺 *Cipangopaludina chinensis* (Gray) 和中华圆田螺 *C. cathayensis* (Heude)。前者全国各地均有分布，后者分布于河北、山东、山西、陕西、江苏、湖南等地。《动物药志》还收载有乌苏里圆田螺 *C. ussuriensis* (Grestfeldt)、东北田螺 *Viviparus chui* Yen 和螺丝 *Margarya melanioides* Nevill。

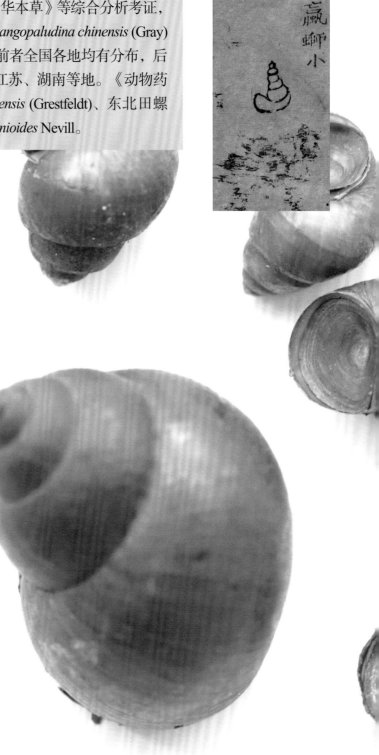

田螺

《别录》上品

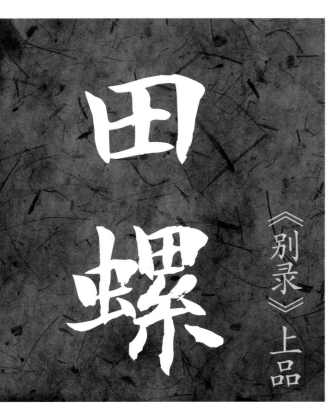

▷中华圆田螺（ *Cipangopaludina chinensis* ）

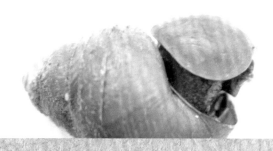

‖ 集解 ‖

[弘景曰] 田螺生水田中，及湖渎岸侧。形圆，大如梨、橘，小者如桃、李，人煮食之。
[保升曰] 状类蜗牛而尖长，青黄色，春夏采之。[时珍曰] 螺，蚌属也。其壳旋文。其肉视
月盈亏，故王充云：月毁于天，螺消于渊。说卦云：离为螺，为蚌，为龟，为鳖，为
蟹。皆以其外刚而内柔也。

肉

‖ 气味 ‖

甘，大寒，无毒。

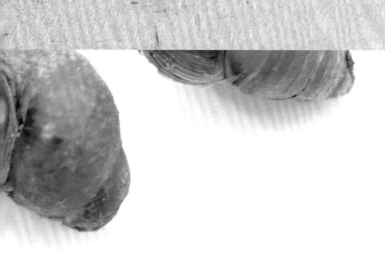

‖主治‖

目热赤痛，止渴。别录。煮汁，疗热醒酒。用真珠、黄连末内入，良久，取汁注目中，止目痛。弘景。煮食，利大小便，去腹中结热，目下黄，脚气冲上，小腹急硬，小便赤涩，手足浮肿。生浸取汁饮之，止消渴。捣肉，傅热疮。藏器。压丹石毒。孟诜。利湿热，治黄疸。捣烂贴脐，引热下行，止噤口痢，下水气淋闭。取水，搽痔疮胡臭。烧研，治瘰疬癣疮。时珍。

‖附方‖

旧二，新二十一。**消渴饮水**日夜不止，小便数者。心镜用田螺五升，水一斗，浸一夜，渴即饮之。每日一换水及螺。或煮食饮汁亦妙。圣惠用糯米二升，煮稀粥一斗，冷定。入田中活螺三升在内，待食粥尽，吐沫出，乃收饮之，立效。**肝热目赤**药性论用大田螺七枚洗净，新汲水养去泥秽，换水一升浸洗取起。于净器中，着少盐花于甲内，承取自然汁点目。逐个用了，放去

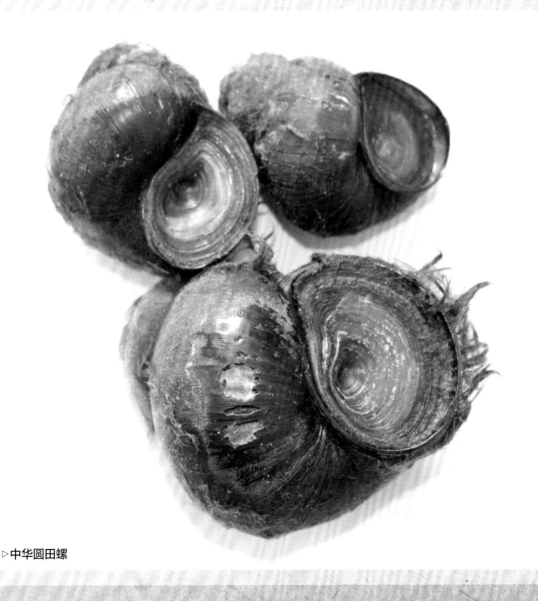

▷中华圆田螺

之。**烂弦风眼**方法同上，但以铜绿代盐花。**饮酒口糜**螺、蚌煮汁饮。圣惠。**酒醉不醒**用水中螺、蚌，葱、豉煮食饮汁，即解。肘后。**小便不通**腹胀如鼓。用田螺一枚，盐半匕，生捣，傅脐下一寸三分，即通。熊彦诚曾得此疾，异人授此方果愈。类编。**噤口痢疾**用大田螺二枚捣烂，入麝香三分作饼，烘热贴脐间。半日，热气下行，即思食矣。甚效，丹溪。**肠风下血**因酒毒者。大田螺五个，烧至壳白肉干，研末，作一服，热酒下。百一。**大肠脱肛**脱下三五寸者。用大田螺二三枚，将井水养三四日，去泥。用鸡爪黄连研细末，入厣内，待化成水。以浓茶洗净肛门，将鸡翎蘸扫之。以软帛托上，自然不再复发也。德生堂经验方。**反胃呕噎**田螺洗净水养，待吐出泥，澄取晒半干，丸梧子大。每服三十丸，藿香汤下。烂壳研服亦可。经验方。**水气浮肿**用大田螺、大蒜、车前子等分，捣膏摊贴脐上，水从便旋而下。象山县民病此，得是方而愈。仇远稗史。**酒疸诸疸**用田螺将水养数日，去泥，取出生捣烂，入好酒内，用布帛滤过，将汁饮之，日三服，日效。寿域。**脚气攻注**用生大田螺捣烂，傅两股上，便觉冷趋至足而安。又可傅丹田，利小便。董守约曾用有效。稗史。**痔漏疼痛**乾坤生意用田螺一个，入片脑一分在内，取水搽之。仍先以冬瓜汤洗净。孙氏：用田螺一枚，用针刺破，入白矾末同埋一夜，取螺内水扫疮上，又善能止痛也，甚妙。袖珍用马齿苋汤洗净，捣活螺蛳傅上，其病即愈。**腋气胡臭**乾坤生意用田螺一个，水养，俟厣开，挑巴豆仁一个在内，取置杯内，夏一夜，冬七夜，自然成水。常取搽之，久久绝根。又方：大田螺一个，入麝香二分在内，埋露地七七日，取出。看患洗拭，以墨涂上，再洗，看有墨处是患窍，以螺汁点之，三五次即瘥。**瘰疬溃破**用田螺连肉烧存性，香油调搽。集要方。**疔疮恶肿**用田螺入冰片，化水点疮上。普济。**风虫癣疮**用螺蛳十个，槿树皮末一两，同入碗内蒸熟，捣烂，入矾红三钱，以盐水调搽。孙氏。**绕指毒疮**生手足指上。以活田螺一枚，生用捣碎缚之，即瘥。多能鄙事。**妒精阴疮**大田螺二个，和壳烧存性，入轻粉同研，傅之，效。医林集要。

壳

‖气味‖
甘，平，无毒。

‖主治‖
烧研，主尸疰心腹痛，失精，止泻。别录。烂者烧研水服，止反胃，去卒心痛。藏器。烂壳研细末服之，止下血，小儿惊风有痰，疮疡脓水。时珍。

‖附方‖
新三。**心脾痛不止**者，水甲散主之。用田螺壳，溪间者亦可，以松柴片层层叠上，烧过火，吹去松灰，取壳研末。以乌沉汤、宽中散之类，调服二钱，不传之妙。集要。**小儿头疮**田螺壳烧存性，清油调，掺之。圣惠。**小儿急惊**远年白田螺壳烧灰，入麝香少许，水调灌之。普济。

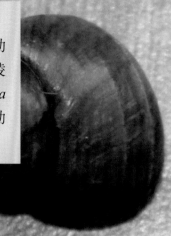

‖ 基原 ‖
据《纲目图鉴》《纲目彩图》《中华本草》《动
物药志》等综合分析考证，本品为田螺科动物方形环棱
螺 *Bellamya quadrata* (Benson)、梨 形 环 棱 螺 *B. purificata*
(Heude)、铜锈环棱螺 *B. aeruginosa* (Reeve) 及其他同属动
物。全国大部分地区均有分布。

蜗螺

《别录》

‖ 释名 ‖
螺蛳。[时珍曰] 师，众多也。其形似蜗牛，其
类众多，故有二名。烂壳名鬼眼睛。

‖ 集解 ‖
[别录曰] 蜗螺生江夏溪水中，小于田螺，上有
棱。[时珍曰] 处处湖溪有之，江夏、汉沔尤
多。大如指头，而壳厚于田螺，惟食泥水。
春月，人采置锅中蒸之，其肉自出，酒烹糟
煮食之。清明后，其中有虫，不堪用矣。[藏
器曰] 此物难死，误泥入壁中，数年犹活也。

‖ 气味 ‖
甘，寒，无毒。

‖ 主治 ‖
烛馆，明目下水。别录。止渴。藏器。醒酒
解热，利大小便，消黄疸水肿，治反胃痢
疾，脱肛痔漏。时珍。又曰：烛馆二字疑
讹误。

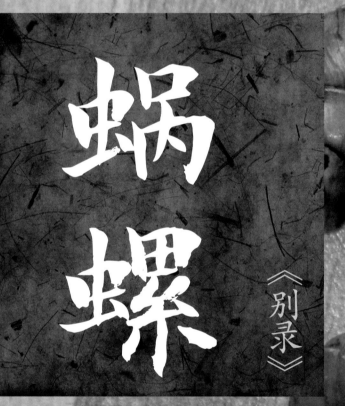

▷铜锈环棱螺（*Bellamya quadrata*）

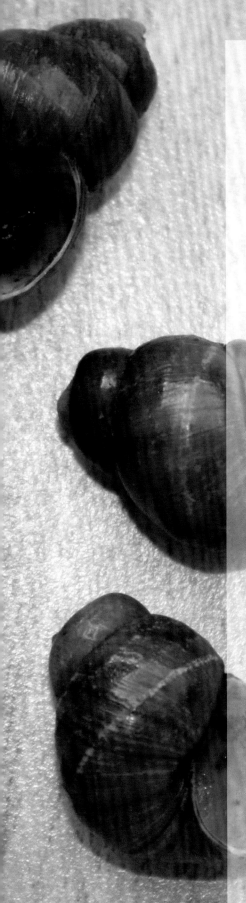

‖附方‖

新七。**黄疸酒疸**小螺蛳养去泥土，日日煮食饮汁，有效。永类。**黄疸吐血**病后身面俱黄，吐血成盆，诸药不效。用螺十个，水漂去泥，捣烂露一夜，五更取清服。二三次，血止即愈。一人病此，用之经验。小山怪证方。**五淋白浊**螺蛳一碗，连壳炒热，入白酒三碗，煮至一碗，挑肉食之，以此酒下，数次即效。扶寿精方。**小儿脱肛**螺蛳二三升，铺在桶内坐之，少顷即愈。简便。**痘疹目翳**水煮螺蛳，常食佳。济急仙方。**白游风肿**螺蛳肉，入盐少许，捣泥贴之，神效。叶氏摘玄方。

烂壳

[时珍曰] 泥中及墙壁上年久者良。火煅过用。

‖气味‖

同。

‖主治‖

痰饮积及胃脘痛。震亨。反胃膈气，痰嗽鼻渊，脱肛痔疾，疮疖下疳，汤火伤。时珍。

‖发明‖

[时珍曰] 螺乃蚌蛤之属，其壳大抵与蚌粉、蛤粉、蚶、蚬之类同功。合而观之，自可神悟。

‖附方‖

新十。**卒得咳嗽**屋上白螺或白蚬壳，捣为末，酒服方寸匕。肘后方。**湿痰心痛**白螺蛳壳洗净，烧存性，研末。酒服方寸匕。立止。正传。**膈气疼痛**白玉散：用壁上陈白螺蛳烧研。每服一钱，酒下，甚效。孙氏。**小儿软疖**用鬼眼睛，即墙上白螺蛳壳，烧灰，入倒挂尘等分，油调涂之。寿域。**阴头生疮**用溪港年久螺蛳烧灰，傅之。奇效。**汤火伤疮**用多年干白螺蛳壳煅研，油调傅。澹寮。**杨梅疮烂**古墙上螺蛳壳、辰砂等分，片脑少许，为末，搽之。**小儿哮疾**向南墙上年久螺蛳为末，日晡时以水调成，日落时举手合掌皈依，吞之即效。叶氏摘玄方。**瘰病已破**土墙上白螺蛳壳为末，日日傅之。谈野翁方。**痘疮不收**墙上白螺蛳壳，洗净煅研，掺之。医方摘要。

《纲目图鉴》认为本品为骨螺科动物蛎敌荔枝螺 *Purpura gradata* Jonas，分布于东海和南海。《中华本草》认为还包括同属动物疣荔枝螺 *P. clavigera* Kuster，在我国南北沿海均有分布。

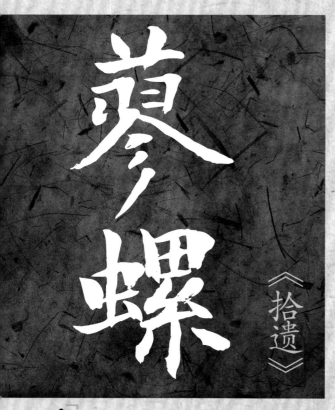

‖ 集解 ‖

[藏器曰] 蓼螺生永嘉海中。味辛辣如蓼。[时珍曰] 按韵会云：蓼螺，紫色有斑文。今宁波出泥螺，状如蚕豆，可代充海错。

肉

‖ 气味 ‖

辛，平，无毒。

‖ 主治 ‖

飞尸游蛊，生食之。浸以姜、醋，弥佳。藏器。

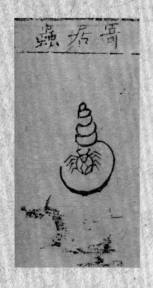

‖ 基原 ‖

据《纲目图鉴》《动物药志》《中华本草》等综合分析考证，本品为艾氏活额寄居蟹 *Diogenes edwardsii* (de Haan)、螯下齿细螯寄居蟹 *Clibanarius infraspinatus* Hilgendorf、长腕寄居蟹 *Pagurus samuelis* (Stimpson) 等多种寄居蟹类动物。艾氏活额寄居蟹、长腕寄居蟹分布于沿海各海区，螯下齿细螯寄居蟹分布于黄海、东海及南海。

‖ 释名 ‖

寄生虫。

‖ 集解 ‖

[藏器曰] 陶注蜗牛云：海边大有，似蜗牛，火炙壳便走出，食之益人。按寄居在螺壳间，非螺也。候螺蛤开，即自出食；螺蛤欲合，已还壳中。海族多被其寄。又南海一种似蜘蛛，入螺壳中，负壳而走。触之即缩如螺，火炙乃出。一名赙，无别功用。[时珍曰] 按孙恓云：寄居在龟壳中者名曰蝐。则寄居非一种也。

‖ 气味 ‖

缺。

‖ 主治 ‖

益颜色，美心志。弘景。

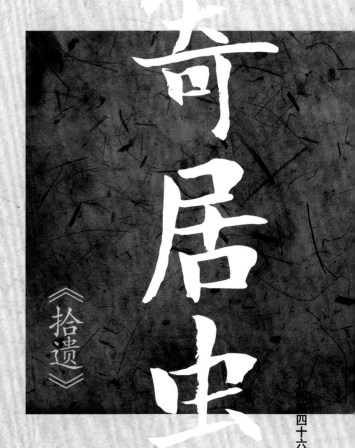

寄居虫

《拾遗》

《动物药志》认为本品为不等蛤科动物海月（窗贝）*Placuna placenta* (Linnaeus)，分布于东海、南海。但《中华本草》《纲目图鉴》认为本品项下所附"海镜"为不等蛤科动物海月。《纲目图鉴》认为：《岭表录异》所载"海月"为日月贝科动物长肋日月贝 *Amusium pleuronectes* Linnaeus，分布于广东、海南一带；而《酉阳杂俎》所载"玉珧"则是江珧科江珧属（*Pinna*）动物。

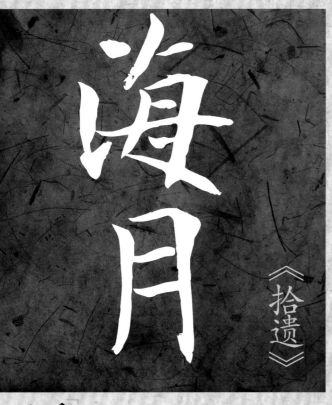

║ 释名 ║

玉珧音姚。江珧　马颊　马甲。[藏器曰] 海月，蛤类也。似半月，故名。水沫所化，煮时犹变为水。[时珍曰] 马甲、玉珧皆以形色名。万震赞云厥甲美发珧玉，是矣。

║ 集解 ║

[时珍曰] 刘恂岭表录异云：海月大如镜，白色正圆，常死海旁。其柱如搔头尖，其甲美如玉。段成式杂俎云：玉珧形似蚌，长二三寸，广五寸，上大下小。壳中柱炙食，味如牛头胘项。王氏宛委录云：奉化县四月南风起，江瑶一上，可得数百。如蚌稍大，肉腥韧不堪。惟四肉柱长寸许，白如珂雪，以鸡汁瀹食肥美。过火则味尽也。

║ 气味 ║

甘、辛，平，无毒。

║ 主治 ║

消渴下气，调中利五脏，止小便，消腹中宿物，令人易饥能食。生姜、酱同食之。藏器。

║ 附录 ║

海镜 [时珍曰] 一名镜鱼，一名琐蛣，一名膏药盘，生南海。两片相合成形，壳圆如镜，中甚莹滑，映日光如云母。内有少肉如蚌胎。腹有寄居虫，大如豆，状如蟹。海镜饥则出食，入则镜亦饱矣。郭璞赋云琐蛣腹蟹，水母目虾，即此。

‖ 基原 ‖

据《纲目图鉴》《中华本草》《大辞典》等综合分析考证，本品为海燕科动物海燕 *Asterina pectinifera* (Muller et Troschel)。分布于渤海、黄海一带。《中华本草》《动物药志》还收载有林氏海燕 *A. limboonkengi* G. A. Smith，分布于福建、台湾、广东沿海。

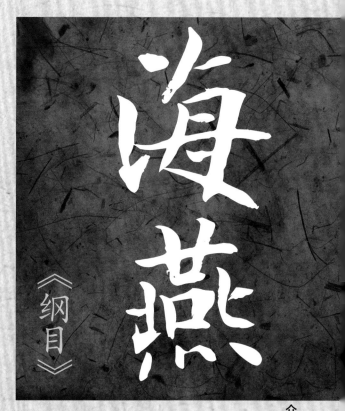

‖ 集解 ‖

[时珍曰] 海燕出东海。大二寸，状扁面圆，背上青黑，腹下白脆，似海螵蛸，有纹如箅荠。口在腹下，食细沙。口旁有五路正勾，即其足也。临海水土记云：阳遂足，生海中，色青黑，腹白，有五足，不知头尾。生时体软，死即干脆。即此物也。临海异物志载燕鱼长五寸，阴雨则飞起丈余，此或同名者也。

‖ 气味 ‖

咸，温，无毒。

‖ 主治 ‖

阴雨发损痛，煮汁服，取汗即解。亦入滋阳药。时珍。

‖ 基原 ‖
朝鲜花冠小月螺 *Lunella coronata*
coreensis (Recouz)（蝶螺科）。

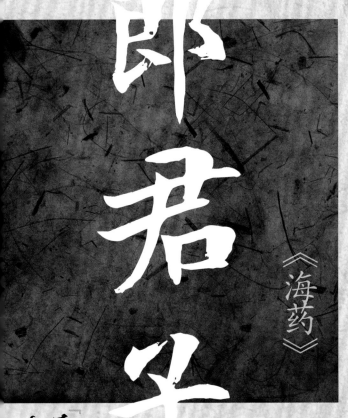

郎君子

《海药》

‖ 集解 ‖

[珣曰] 郎君子生南海。有雌雄，状似杏仁，
青碧色。欲验真假，口内含热放醋中，雌雄
相逐，逡巡便合，即下卵如粟状者，真也。
亦难得之物。[时珍曰] 顾玠海槎录云：相思
子状如螺，中实如石，大如豆，藏箧笥积岁
不坏。若置醋中，即盘旋不已。按此即郎君
子也。

‖ 气味 ‖

缺。

‖ 主治 ‖

妇人难产，手把之便生，极验。

本草纲目

禽部第四十七卷

禽之一　水禽类二十三种

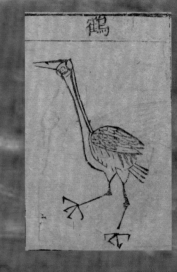

鶴

‖ 基原 ‖

据《纲目图鉴》《中华本草》《动物药志》等综合分析考证，本品为鹤科动物丹顶鹤 Grus japonensis (P. L. S. Müller)。丹顶鹤在黑龙江西北部繁殖，在内蒙古、河北、江西、江苏、台湾及云南东北部等地越冬。《动物药志》还收载有同属动物灰鹤 G. grus (Linnaeus)、白枕鹤 G. vipio。

鹤

宋《嘉祐》

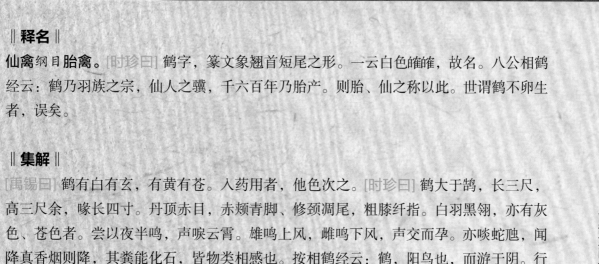

◁丹顶鹤（*Grus japonensis*）

‖ 释名 ‖

仙禽纲目**胎禽**。[时珍曰] 鹤字，篆文象翘首短尾之形。一云白色皠皠，故名。八公相鹤经云：鹤乃羽族之宗，仙人之骥，千六百年乃胎产。则胎、仙之称以此。世谓鹤不卵生者，误矣。

‖ 集解 ‖

[禹锡曰] 鹤有白有玄，有黄有苍。入药用者，他色次之。[时珍曰] 鹤大于鹄，长三尺，高三尺余，喙长四寸。丹顶赤目，赤颊青脚、修颈凋尾，粗膝纤指。白羽黑翎，亦有灰色、苍色者。尝以夜半鸣，声唳云霄。雄鸣上风，雌鸣下风，声交而孕。亦唶蛇虺，闻降真香烟则降，其粪能化石，皆物类相感也。按相鹤经云：鹤，阳鸟也，而游于阴。行必依洲渚，止不集林木。二年落子毛，易黑点；三年产伏；又七年羽翮具；又七年飞薄云汉；又七年舞应节；又七年鸣中律；又七年大毛落，茸毛生，或白如雪，或黑如漆；百六十年雌雄相视而孕；千六百年形始定，饮而不食，乃胎化也。又按俞琰云：龟鹤能运任脉，故多寿。无死气于中也。鹤骨为笛，甚清越。

白鹤血

‖**气味**‖

咸，平，无毒。

‖**主治**‖

益气力，补虚乏，去风益肺。*嘉祐。*

‖**发明**‖

[禹锡曰] 按穆天子传云：天子至巨蒐二氏，献白鹤之血饮之。云益人气力也。

脑

‖**主治**‖

和天雄、葱实服之，令人目明，夜能书字。*抱朴子。*

卵

‖**气味**‖

甘、咸，平，无毒。

‖**主治**‖

预解痘毒，多者令少，少者令不出。每用一枚煮，与小儿食之。*时珍。出活幼全书。*

骨

‖**主治**‖

酥炙，入滋补药。*时珍。*

肶中砂石子

‖**主治**‖

磨水服，解蛊毒邪。*嘉祐。*

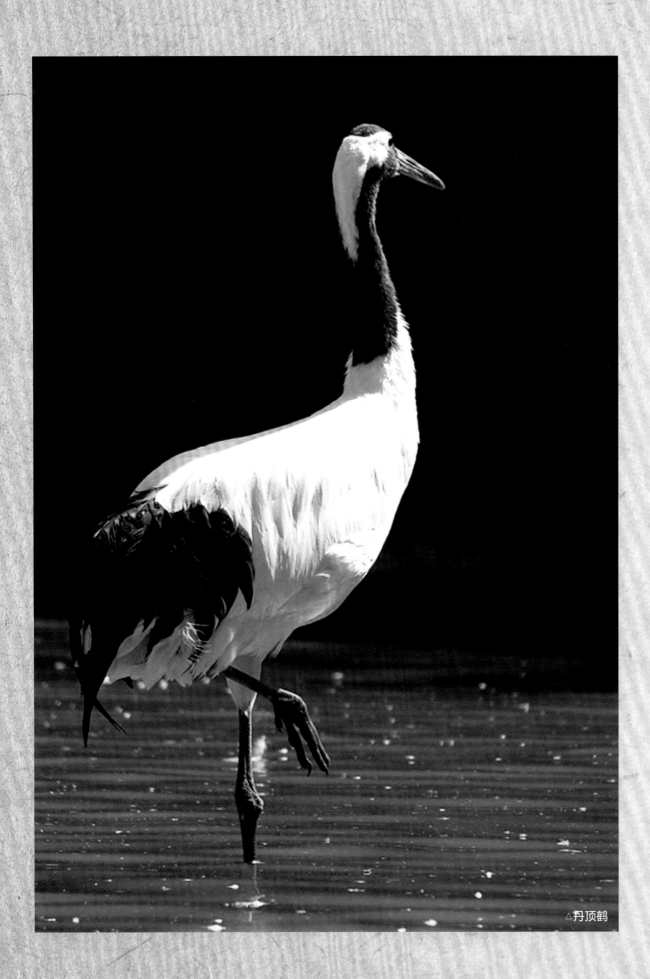

△丹顶鹤

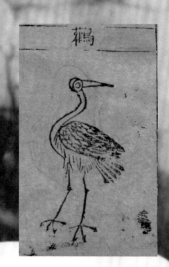

鹳

‖ 基原 ‖
据《纲目图鉴》《中华本草》《动物药志》《大辞典》
等综合分析考证，本品为鹳科动物白鹳 *Ciconia ciconia*
(Linnaeus)。分布于我国大部分地区，但数量较少。

鹳

《别录》下品

▷白鹳（*Ciconia ciconia*）

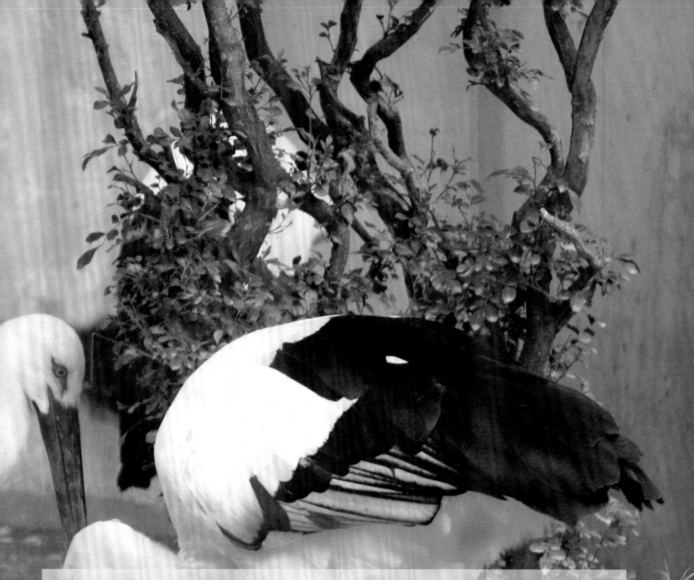

‖释名‖

皂君诗疏**负釜同黑尻**。［时珍曰］ 鹳字，篆文象形。其背、尾色黑，故陆玑诗疏有皂君诸名。

‖集解‖

［弘景曰］ 鹳有两种：似鹄而巢树者为白鹳，黑色曲颈者为乌鹳。今宜用白者。［宗奭曰］ 鹳身如鹤，但头无丹，项无乌带，兼不善唳，止以喙相击而鸣。多在楼殿吻上作窠。尝日夕观之，并无作池养鱼之说。［时珍曰］ 鹳似鹤而顶不丹，长颈赤喙，色灰白，翅尾俱黑。多巢于高木。其飞也，奋于层霄，旋绕如阵，仰天号鸣，必主有雨。其抱卵以影，或云以声聒之。禽经云：鹳生三子，一为鹤。巽极成震，阴变阳也。震为鹤，巽为鹳也。

‖正误‖

［藏器曰］ 人探巢取鹳子，六十里旱，能群飞激云雨也。其巢中以泥为池，含水满中，养鱼、蛇以哺子。鹳之伏卵恐冷，取礜石围之，以助燥气。［时珍曰］ 寥郭之大，阴阳升降，油然作云，沛然下雨。区区微鸟，岂能以私忿使天壤赤旱耶？况鹳乃水鸟，可以候雨乎？作池、取石之说，俱出自陆玑诗疏、张华博物志，可谓愚矣。

骨

‖气味‖

甘，大寒，无毒。[藏器曰] 有小毒。入沐汤浴头，令发尽脱，更不生也。又杀树木。

‖主治‖

鬼蛊诸疰毒，五尸心腹痛。别录。[甄权曰] 亦可单炙黄研，空心暖酒服方寸匕。[时珍曰] 千金治尸疰，有鹳骨丸。

脚骨及嘴

‖主治‖

喉痹飞尸，蛇虺咬，及小儿闪癖，大腹痞满，并煮汁服之，亦烧灰饮服。藏器。

卵

‖主治‖

预解痘毒，水煮一枚，与小儿啖之，令不出痘，或出亦稀。时珍。出活幼全书。

屎

‖主治‖

小儿天钓惊风，发歇不定。炒研半钱，入牛黄、麝香各半钱，炒蝎五枚，为末。每服半钱，新汲水服。时珍。

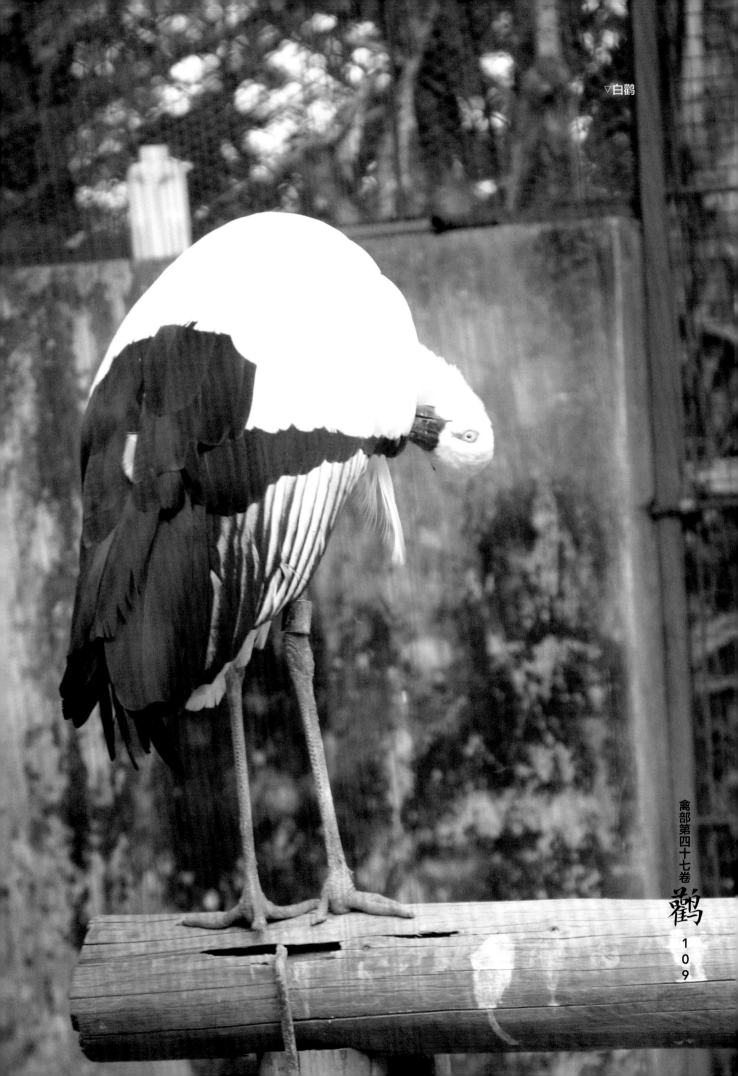

▽白鸛

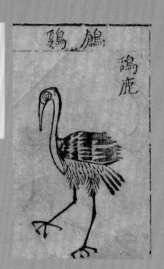

‖ **基原** ‖
《纲目图鉴》认为本品为鹤科动物白枕鹤 *Grus vipio* Pallas。分布于内蒙古、黑龙江、辽宁、河北、江苏、福建等地。

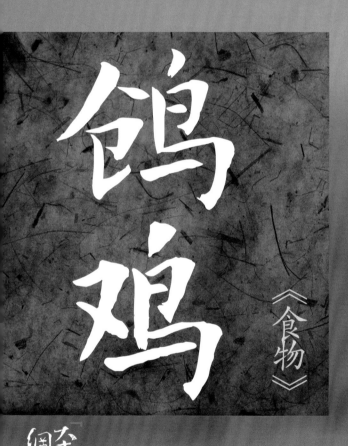

鸹鸡

《食物》

▷白枕鹤（*Grus vipio*）

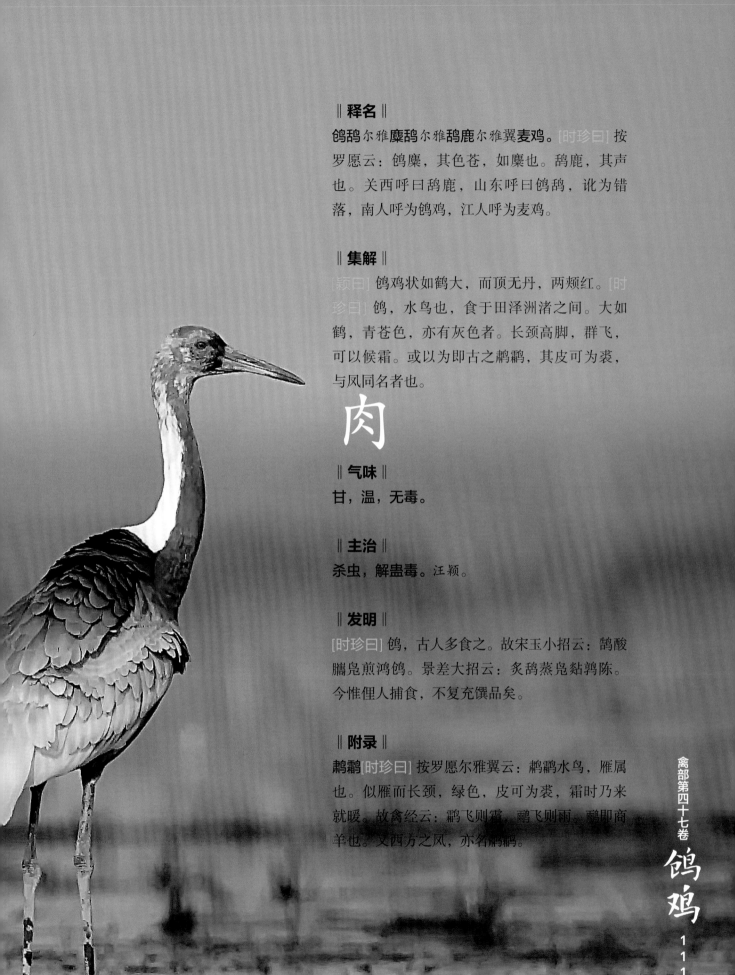

‖释名‖

鸨鸹尔雅麋鸹尔雅鸹鹿尔雅翼麦鸡。[时珍曰] 按罗愿云：鸹麋，其色苍，如麋也。鸹鹿，其声也。关西呼曰鸹鹿，山东呼曰鸨鸹，讹为错落，南人呼为鸨鸡，江人呼为麦鸡。

‖集解‖

[颖曰] 鸨鸡状如鹤大，而顶无丹，两颊红。[时珍曰] 鸹，水鸟也，食于田泽洲渚之间。大如鹤，青苍色，亦有灰色者。长颈高脚，群飞，可以候霜。或以为即古之鹒鶄，其皮可为裘，与凤同名者也。

肉

‖气味‖

甘，温，无毒。

‖主治‖

杀虫，解蛊毒。汪颖。

‖发明‖

[时珍曰] 鸹，古人多食之。故宋玉小招云：鹄酸臇凫煎鸿鸹。景差大招云：炙鸹蒸凫黏鹑陈。今惟俚人捕食，不复充馔品矣。

‖附录‖

鹒鶄[时珍曰] 按罗愿尔雅翼云：鹒鶄水鸟，雁属也。似雁而长颈，绿色，皮可为裘，霜时乃来就暖。故禽经云：鶄飞则霜，鹑飞则雨，鹑即商羊也。又西方之凤，亦名鹒鶄。

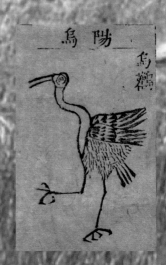

‖ 基原 ‖

《纲目图鉴》认为本品为鹳科动物黑鹳 *Ciconia nigra* (Linnaeus)。自东北至云南，均有分布。

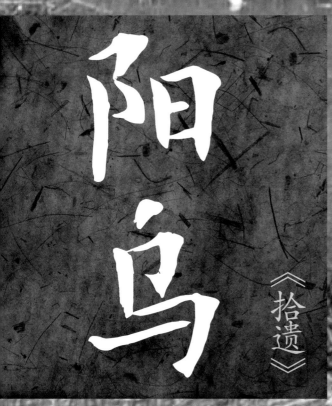

阳乌

《拾遗》

▷黑鹳（*Ciconia nigra*）

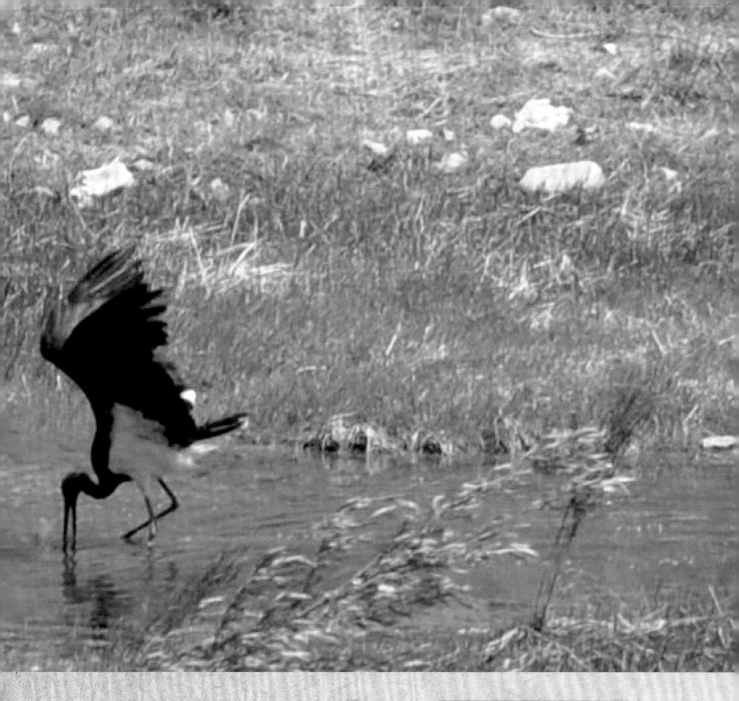

释名

阳鸦拾遗。

集解

[藏器曰] 阳乌出建州。似鹤而殊小，身黑，颈长面白。

嘴

主治

烧灰酒服，治恶虫咬成疮。藏器。

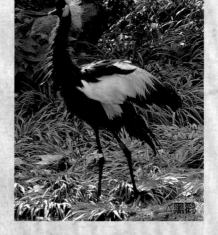
△黑鹳

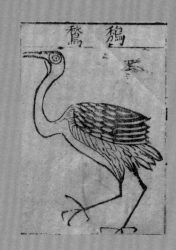

‖ **基原** ‖

据《纲目彩图》《纲目图鉴》等综合分析考证，本品为鹳科动物秃鹳 *Leptoptilos javanicus* (Horsfield)。分布于广西、云南、海南等地。

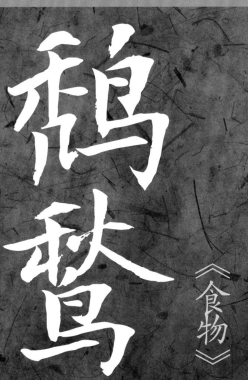

鹳鹙 《食物》

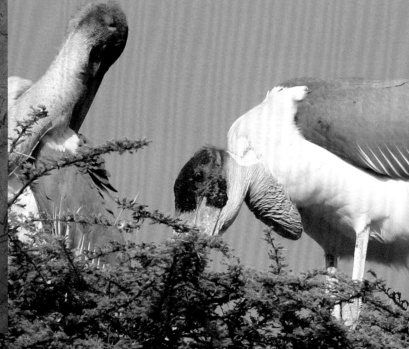

▷秃鹳（*Leptoptilos javanicus*）

‖释名‖

扶老古今注鵚鶖俗作秃鶖。[时珍曰]凡鸟至秋毛脱秃。此鸟头秃如秋毼，又如老人头童及扶杖之状，故得诸名。说文作秃鶖。

‖集解‖

[时珍曰]秃鹙，水鸟之大者也。出南方有大湖泊处。其状如鹤而大，青苍色，张翼广五六尺，举头高六七尺，长颈赤目，头项皆无毛。其顶皮方二寸许，红色如鹤顶。其喙深黄色而扁直，长尺余。其嗉下亦有胡袋，如鹈鹕状。其足爪如鸡，黑色。性极贪恶，能与人斗，好啖鱼、蛇及鸟雏。诗云有鹙在梁，即此。自元入我朝，常赋犹有鵚鶖之供献。按饮膳正要云：鵚鶖有三种，有白者，黑者，花者。名为胡鵚鶖，肉色亦不同也。又案景焕闲谈云：海鸟爰居，即今之秃鹙。其说与环氏吴纪所谓鸟之大者秃鹙，小者鶬鸹相合。今潦年鹙或飞来近市，人或怪骇，此又同鲁人怪爰居之意，皆由不常见耳。

肉

‖气味‖

咸，微寒，无毒。[正要曰]甘，温。

‖主治‖

中虫、鱼毒。汪颖。补中益气，甚益人，炙食尤美。作脯馐食，强气力，令人走及奔马。时珍。出饮膳正要及古今注、禽经。

髓

‖气味‖

甘，温，无毒。

‖主治‖

补精髓。正要。

‖主治‖

鱼骨哽。汪颖。

‖主治‖

解水虫毒。时珍。出埤雅。

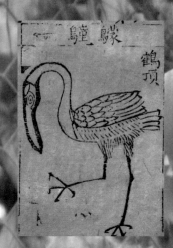

‖ 基原 ‖
据《纲目彩图》《纲目图鉴》等综合分析考证，本
品为犀鸟科动物斑犀鸟 *Anthracoceros coronatus albirostris*
(Saw et Nodder)。分布于云南、广西等地。

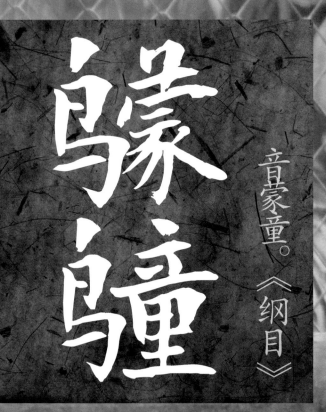

鸝鸅

音豪童。《纲目》

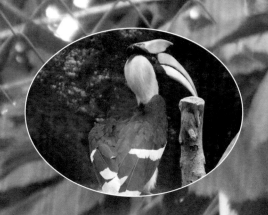

▷斑犀鸟（*Anthracoceros coronatus*）

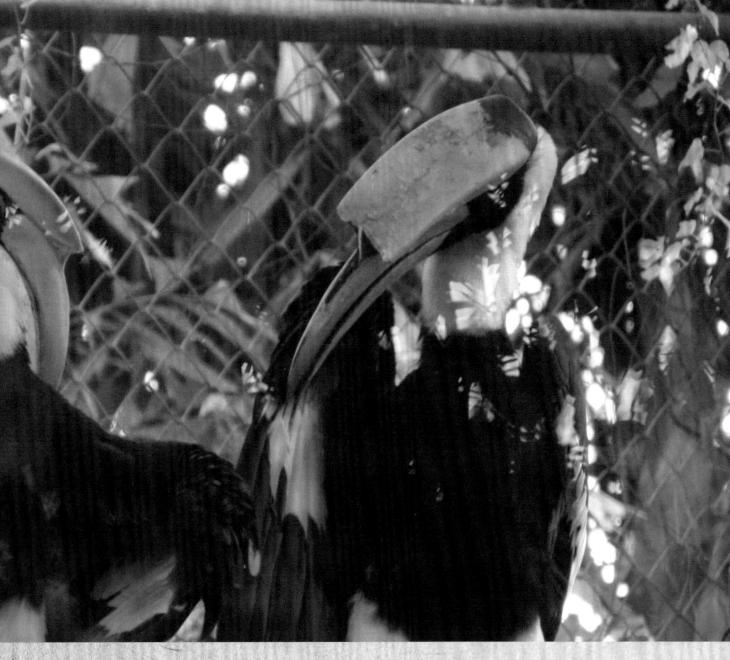

‖释名‖

越王鸟 纲目 鹤顶同 鶬鸹同。

‖集解‖

[时珍曰] 案刘欣期交州志云：鶌鸹即越王鸟，水鸟也。出九真、交趾。大如孔雀，喙长尺余，黄白黑色，光莹如漆，南人以为饮器。罗山疏云：越王鸟状如乌鸢，而足长口勾，末如冠，可受二升许，以为酒器，极坚致。不践地，不饮江湖，不唼百草，不食鱼，惟啖木叶。粪似薰陆香，山人得之以为香，可入药用。杨慎丹铅录云：鶌鸹，即今鹤顶也。

粪

‖主治‖

水和，涂杂疮。 竺真罗山疏。

据《纲目彩图》《中华本草》《纲目图鉴》等综合分析考证，本品为鹈鹕科动物斑嘴鹈鹕 Pelecanus philippensis Gmelin。分布于新疆、河北、山东、江苏、广东、台湾等地。《动物药志》还收载有同属动物鹈鹕 P. onocrotalus Linnaeus。

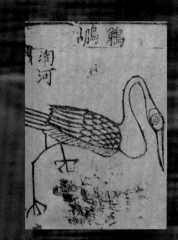

鹈鹕

宋《嘉祐》

网目草孕
全本图典
【第十九册】

118

▷鹈鹕（ Pelecanus philippensis ）

‖ 释名 ‖

犁鹕　鹔鹕音户泽。逃河一作淘。淘鹅。[禹锡曰] 昔有人窃肉入河，化为此鸟，今犹有肉，因名逃河。[时珍曰] 此俚言也。案山海经云：沙水多犁鹕，其名自呼。后人转为鹈鹕耳。又吴谚云：夏至前来，谓之犁鹕，言主水也；夏至后来，谓之犁涂，言主旱也。陆玑云：遇水泽即以胡盛水，戽涸取鱼食，故曰鹔鹕，曰淘河。俗名淘鹅，因形也。又讹而驼鹤。

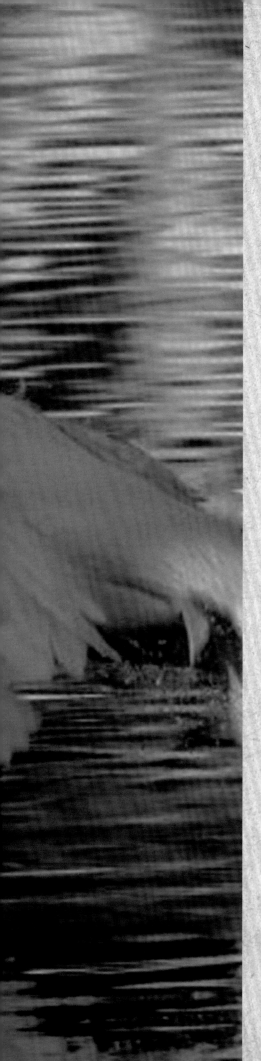

‖集解‖

[禹锡曰] 鹈鹕，大如苍鹅。颐下有皮袋，容二升物，展缩由之，袋盛水以养鱼。云身是水沫，惟胸前有两块肉，列如拳。诗云：惟鹈在梁，不濡其咮。咮，喙也，言爱其嘴也。[时珍曰] 鹈鹕处处有之，水鸟也。似鹗而甚大，灰色如苍鹅。喙长尺余，直而且广，口中正赤，颔下胡大如数升囊。好群飞，沉水食鱼，亦能竭小水取鱼。俚人食其肉，取其脂入药。用翅骨、胻骨作筒，吹喉、鼻药甚妙。其盛水养鱼、身是水沫之说，盖妄谈也。又案晁以道云：鹈之属有曰漫画者，以嘴画水求鱼，无一息之停；有曰信天缘者，终日凝立，不易其处，俟鱼过乃取之。所谓信天缘者，即俗名青翰者也，又名青庄。此可喻人之贪廉。

脂油

[时珍曰] 剥取其脂，熬化掠取，就以其嗉盛之，则不渗漏。他物即透走也。

‖气味‖

咸，温，滑，无毒。

‖主治‖

涂痈肿，治风痹，透经络，通耳聋。时珍。

‖发明‖

[时珍曰] 淘鹅油性走，能引诸药透入病所拔毒，故能治聋、痹、肿毒诸病。

‖附方‖

新一。**耳聋**用淘油半匙，磁石一小豆，麝香少许，和匀，以绵裹成挺子，塞耳中，口含生铁少许。用三五次即有效。青囊。

嘴

‖**气味**‖
咸，平，无毒。

‖**主治**‖
赤白久痢成疳，烧存性研末，水服一方寸
匕。嘉祐。

舌

‖**主治**‖
疔疮。时珍。

毛皮

‖**主治**‖
反胃吐食，烧存性，每酒服二钱。时珍。出
普济。

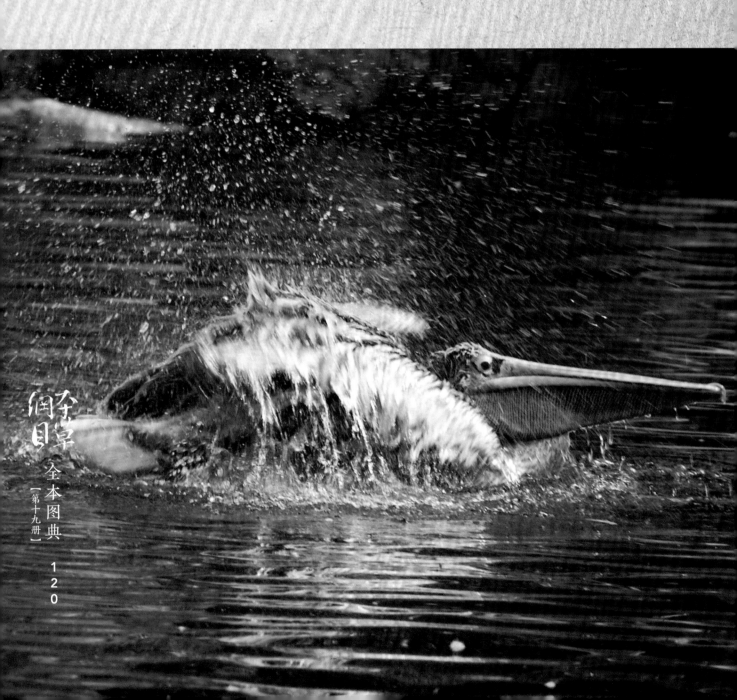

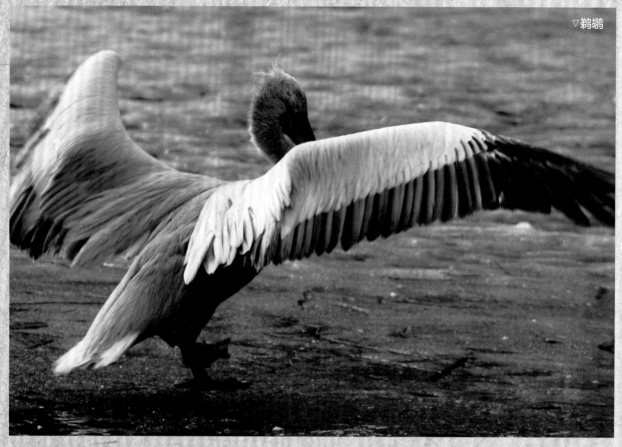

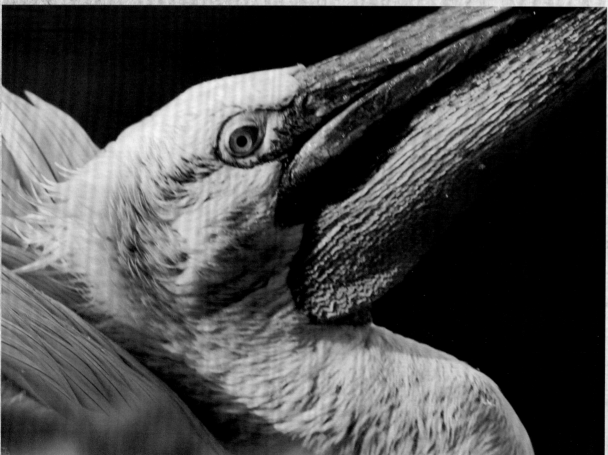

据《动物药志》《中华本草》《纲目图鉴》《纲目彩图》等综合分析考证，本品为鸭科动物家鹅 *Anser cygnoides domestica* Brisson。我国各地均有饲养。《药典》四部收载鹅胆粉药材为鸭科动物鹅的胆汁干燥品。

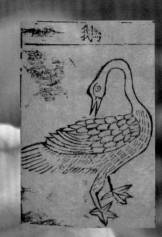

鹅

《别录》上品

网目草全本图典
[第十九册]

▷鹅（ *Anser cygnoides domestica* ）

‖ 释名 ‖

家雁纲目 **舒雁**。[时珍曰] 鹅鸣自呼。江东谓之舒雁，似雁而舒迟也。

‖ 集解 ‖

[时珍曰] 江淮以南多畜之。有苍、白二色，及大而垂胡者。并绿眼黄喙红掌，善斗，其夜鸣应更。师旷禽经云脚近臎者能步，鹅、鹜是也。又云鹅伏卵则逆月，谓向月取气助卵也。性能唼蛇及蚓，制射工，养之能辟虫虺，或言鹅性不食生虫者，不然。

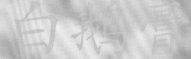白鹅膏

腊月炼收

‖气味‖
甘，微寒，无毒。

‖主治‖
灌耳，治卒聋。别录。润皮肤，可合面脂。日华。涂面急，令人悦白。唇渖，手足皴裂，消痈肿，解砮石毒。时珍。

肉

‖气味‖
甘，平，无毒。[日华曰] 白鹅：辛凉，无毒。苍鹅：冷，有毒，发疮肿。[诜曰] 鹅肉性冷，多食令人霍乱，发痼疾。 嫩鹅毒，老鹅良。

‖主治‖
利五脏。别录。解五脏热，服丹石人宜之。孟诜。煮汁，止消渴。藏器。

‖发明‖
[藏器曰] 苍鹅食虫，主射工毒为良；白鹅不食虫，止渴为胜。[时珍曰] 鹅气味俱厚，发风发疮，莫此为甚，火熏者尤毒。曾目击其害，而本草谓其性凉利五脏，韩悆医通谓其疏风，岂其然哉？又葛洪肘后方云：人家养白

鹅、白鸭，可辟、食射工。则谓白鹅不食虫、不发病之说，亦非矣。但比苍鹅薄乎云耳。若夫止渴，凡发胃气者皆能生津，岂独止渴者便曰性凉乎？参苓白术散乃治渴要药，何尝寒凉耶？

膍

一名尾罂，尾肉也。[时珍曰] 内则舒雁膍不可食，为气臊可厌耳，而俗夫嗜之。

‖ **主治** ‖

涂手足皲裂。纳耳中，治聋及聤耳。日华。

血

‖ **气味** ‖

咸，平，微毒。

‖ **主治** ‖

中射工毒者，饮之，并涂其身。陶弘景。解药毒。[时珍曰] 祈祷家多用之。

胆

‖ **气味** ‖

苦，寒，无毒。

‖ **主治** ‖

解热毒及痔疮初起，频涂抹之，自消。时珍。

‖ **附方** ‖

新一。痔疮有核白鹅胆二三枚，取汁，入熊胆二分，片脑半分，研匀，瓷器密封，勿令泄气，用则手指涂之，立效。刘氏保寿堂方。

卵

‖ **气味** ‖

甘，温，无毒。

‖ **主治** ‖

补中益气。多食发痼疾。孟诜。

涎

‖主治‖

咽喉谷贼。时珍。

‖发明‖

时珍曰 按洪迈夷坚志云：小儿误吞稻芒，着咽喉中不能出者，名曰谷贼。惟以鹅涎灌之即愈。盖鹅涎化谷相制耳。

毛

‖主治‖

射工水毒。别录。小儿惊痫。又烧灰酒服，治噎疾。苏恭。

‖发明‖

时珍曰 东川多溪毒，养鹅以辟之，毛羽亦佳，并饮其血。鹅未必食射工，盖以威相制耳。
宗奭曰 禽经云：鹅飞则蜮沉。蜮即射工也。又岭南异物志云：邕州蛮人选鹅腹毳毛为衣、被絮，柔暖而性冷。婴儿尤宜之，能辟惊痫。柳子厚诗云：鹅毛御腊缝山罽，即此。盖毛与肉性不同也。

‖附方‖

新二。通气散治误吞铜钱及钩绳。鹅毛一钱烧灰，磁石皂子大煅，象牙一钱，烧存性，为末。每服半钱，新汲水下。医方妙选。噎食病白鹅尾毛烧灰，米汤每服一钱。

掌上黄皮

‖主治‖

烧研，搽脚趾缝湿烂。焙研，油调，涂冻疮良。时珍。出谈野翁诸方。

屎

‖主治‖

绞汁服，治小儿鹅口疮。时珍。出秘录。苍鹅屎：傅虫、蛇咬毒。日华。

‖附方‖

新一。鹅口疮自内生出可治，自外生入不可治。用食草白鹅下清粪滤汁，入沙糖少许搽之；或用雄鹅粪眠倒者烧灰，入麝香少许搽之，并效。永类铃方。

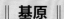

‖ 基原 ‖

据《纲目图鉴》《动物药志》《大辞典》等综合分析考证，本品为鸭科动物鸿雁 Anser cygnoides (Linnaeus)、白额雁 A. albifrons (Scopoli) 等。鸿雁分布于东北，阿尔泰山脉，黄河上游、长江下游，河北、青岛、福建、台湾等地；白额雁在西伯利亚北部繁殖，迁至长江下游一带越冬。《中华本草》还收载有同属动物豆雁 A. fabalis (Latham)、灰雁 A. anser (Linnaeus)。

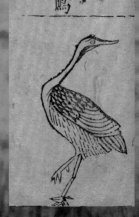

雁

《本经》上品

‖ 释名 ‖

鸿。[时珍曰] 按禽经云：鸭以水言，自南而北，鹅以山言，自北而南，张华注云：鸭鹅并音雁。冬则适南，集于水干，故字从干；春则向北，集于山鹅，故字从岸。小者曰雁，大者曰鸿。鸿，大也。多集江渚，故从江。梵书谓之僧娑。

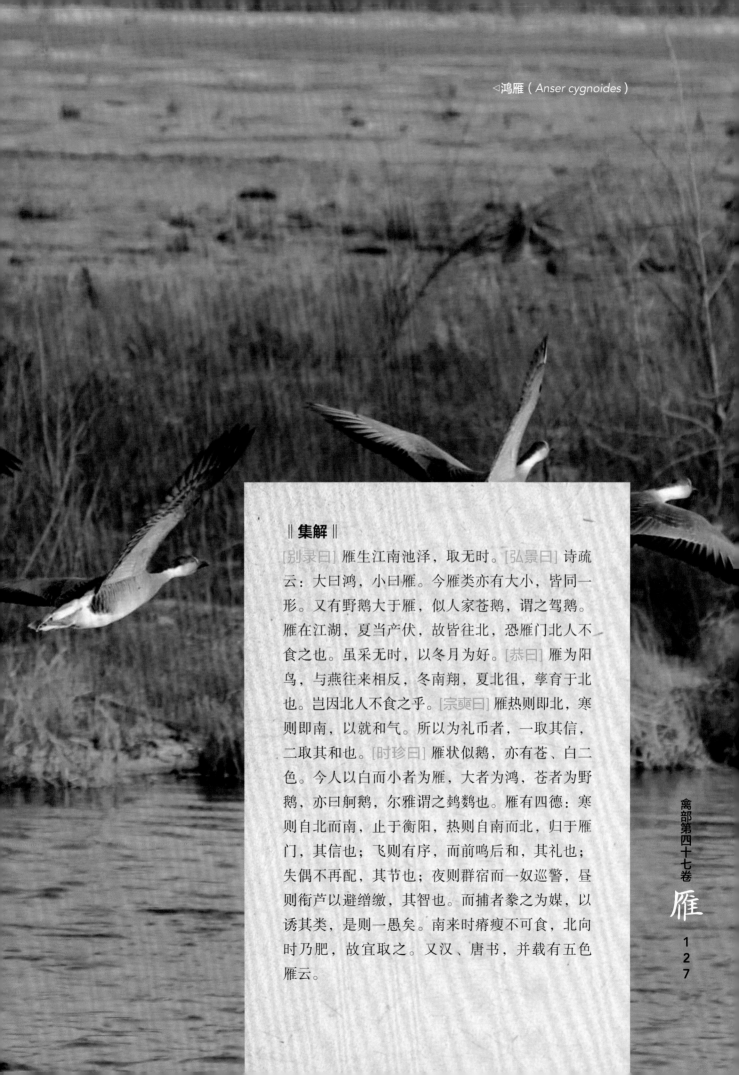

◁鸿雁（*Anser cygnoides*）

‖ **集解** ‖

[别录曰] 雁生江南池泽，取无时。[弘景曰] 诗疏云：大曰鸿，小曰雁。今雁类亦有大小，皆同一形。又有野鹅大于雁，似人家苍鹅，谓之驾鹅。雁在江湖，夏当产伏，故皆往北，恐雁门北人不食之也。虽采无时，以冬月为好。[恭曰] 雁为阳鸟，与燕往来相反，冬南翔，夏北徂，孳育于北也。岂因北人不食之乎。[宗奭曰] 雁热则即北，寒则即南，以就和气。所以为礼币者，一取其信，二取其和也。[时珍曰] 雁状似鹅，亦有苍、白二色。今人以白而小者为雁，大者为鸿，苍者为野鹅，亦曰䳔鹅，尔雅谓之鵱鷜也。雁有四德：寒则自北而南，止于衡阳，热则自南而北，归于雁门，其信也；飞则有序，而前鸣后和，其礼也；失偶不再配，其节也；夜则群宿而一奴巡警，昼则衔芦以避缯缴，其智也。而捕者豢之为媒，以诱其类，是则一愚矣。南来时瘠瘦不可食，北向时乃肥，故宜取之。又汉、唐书，并载有五色雁云。

雁肪

‖正误‖
一名鹜肪。[弘景曰] 鹜是野鸭，本经雁肪亦名鹜肪，是雁鹜相类而误耳。

‖气味‖
甘，平，无毒。

‖主治‖
风挛拘急偏枯，血气不通利。久服，益气不饥，轻身耐老。本经。心镜云：上证，用肪四两炼净。每日空心暖酒服一匙。长毛发须眉。别录。[诜曰] 合生发膏用之。杀诸石药毒。吴普。治耳聋，和豆黄作丸，补劳瘦，肥白人。日华。涂痈肿耳疳，又治结热胸痞呕吐。[时珍曰] 外台治此证有雁肪汤。

‖附方‖
新一。生发雁肪日日涂之。千金方。

肉

‖气味‖
甘，平，无毒。[思邈曰] 七月勿食雁，伤人神。礼云食雁去肾，不利人也。

‖主治‖
风麻痹。久食动气，壮筋骨。日华。利脏腑，解丹石毒。时珍。

‖发明‖
[弘景曰] 雁肪人不多食，其肉亦应好。[宗奭曰] 人不食雁，谓其知阴阳之升降，少长之行序也。道家谓之天厌，亦一说耳。食之则治诸风。

骨

‖主治‖
烧灰和米泔沐头，发长。孟诜。

毛

‖主治‖

喉下白毛，疗小儿痫有效。苏恭。自落翎毛，小儿佩之，辟惊痫。日华。

‖发明‖

[时珍曰] 案西阳杂俎云：临邑人，春夏罗取鸿雁毛以御暑。又淮南万毕术云：鸿毛作囊，可以渡江。此亦中流一壶之意，水行者不可不知。

‖主治‖

灸疮肿痛，和人精涂之。梅师。

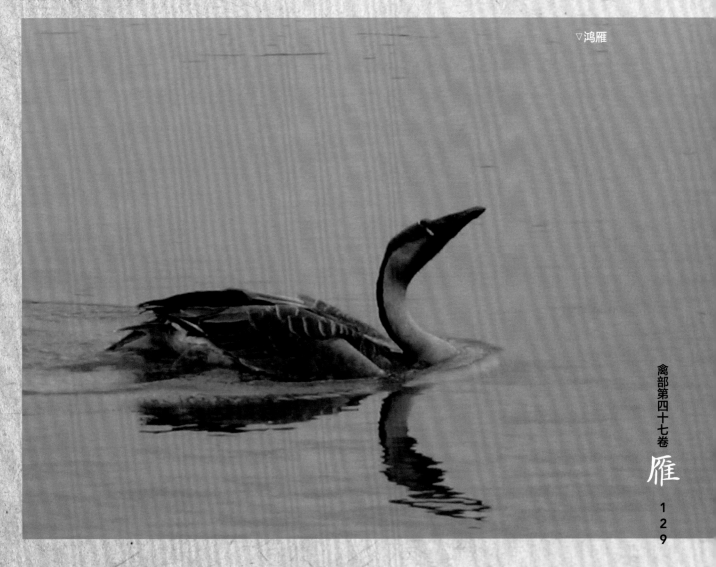

▽鸿雁

据《中华本草》《纲目图鉴》《动物药志》等综合分析考证，本品为鸭科动物天鹅的总称：《饮膳正要》所载之"大金头鹅"为大天鹅 *Cygnus cygnus* Linnaeus，"小金头鹅"为小天鹅 *C. columbianus* (Ord)，"不能鸣鹅"为疣鼻天鹅 *C. olor* Gmelin。大天鹅冬季见于长江流域以南各地；春季迁徙，经华北和东北南部，在新疆北部及黑龙江等地繁殖。

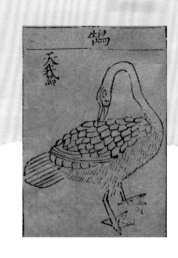

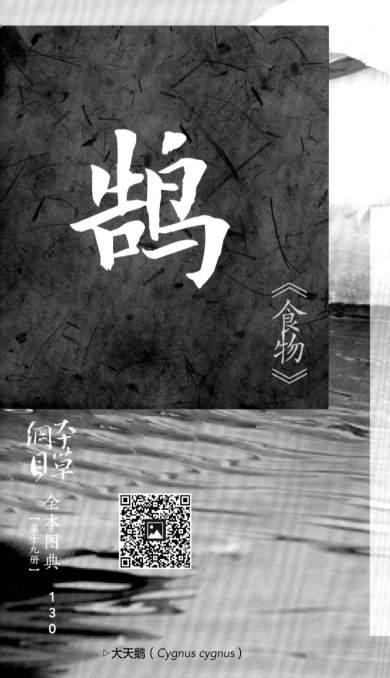

鹄

《食物》

▷大天鹅（*Cygnus cygnus*）

∥ 释名 ∥

天鹅。[时珍曰] 案师旷禽经云鹄鸣哠哠，故谓之鹄。吴僧赞宁云：凡物大者，皆以天名。天者，大也。则天鹅名义，盖亦同此。罗氏谓鹄即鹤，亦不然。

∥ 集解 ∥

[时珍曰] 鹄大于雁，羽毛白泽，其翔极高而善步，所谓鹄不浴而白，一举千里，是也。亦有黄鹄、丹鹄，湖、海、江、汉之间皆有之，出辽东者尤甚，而畏海青鹘。其皮毛可为服饰，谓之天鹅绒。案饮膳正要云：天鹅有四等，大金头鹅，似雁而长项，入食为上，美于雁；小金头鹅，形差小；花鹅，色花；一种不能鸣鹅，飞则翔响，其肉微腥。并不及大金头鹅，各有所产之地。

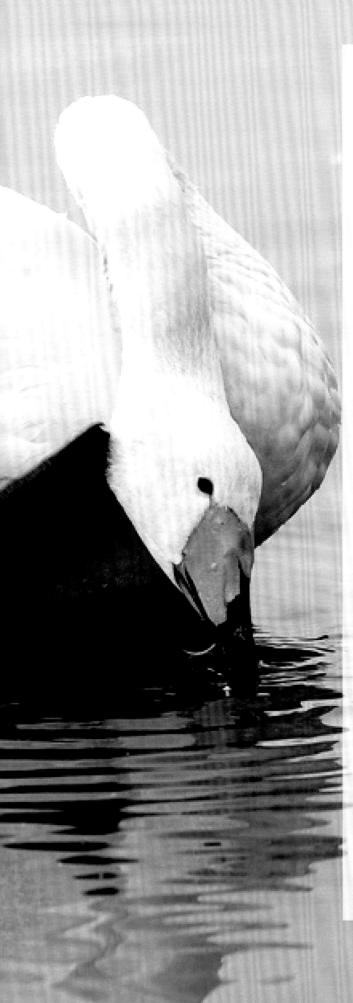

肉

‖气味‖

甘，平，无毒。[颖曰] 冷。[忽氏曰] 热。

‖主治‖

腌炙食之，益人气力，利脏腑。时珍。

油

冬月取肪炼收。

‖气味‖

缺。

‖主治‖

涂痈肿，治小儿疳耳。时珍。

‖附方‖

新一。**疳耳出脓**用天鹅油调草乌末，入龙脑少许，和傅立效。无则以雁油代之。通玄论。

绒毛

‖主治‖

刀杖金疮，贴之立愈。汪颖。

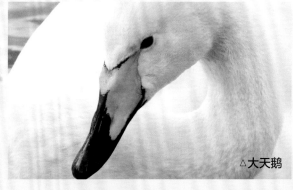

△大天鹅

‖ 基原 ‖

据《动物药志》《纲目图鉴》《中华本草》等综合分析考证，本品为鸨科动物大鸨 *Otis tarda* Linnaeus。繁殖于我国北部，分布于东北及新疆、内蒙古、甘肃、河北、山东等地。

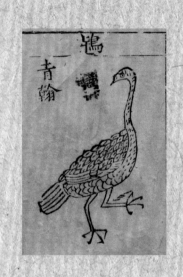

‖ 释名 ‖

独豹。[时珍曰]案罗愿云：鸨有豹文，故名独豹，而讹为鸨也。陆佃云：鸨性群居，如雁有行列，故字从乇。乇音保，相次也。诗云鸨行是矣。

‖ 集解 ‖

[时珍曰] 鸨，水鸟也。似雁而斑文，无后趾。性不木止，其飞也肃肃，其食也龆，肥腯多脂，肉粗味美。闻语曰：鸨无舌，兔无脾。或云：纯雌无雄，与他鸟合。或云：鸨见鸷鸟，激粪射之，其毛自脱也。

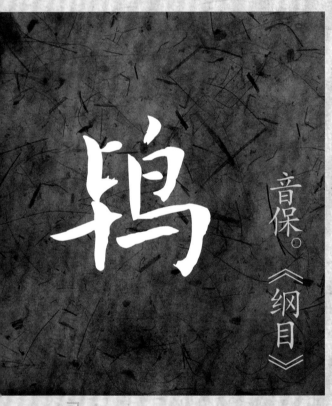

鸨 音保。《纲目》

肉

‖ 气味 ‖

甘，平，无毒。[时珍曰] 礼记：不食鸨奥。奥者，肶胵也，深奥之处也。

‖ 主治 ‖

补益虚人，去风痹气。正要。

肪

‖ 主治 ‖

长毛发，泽肌肤，涂痈肿。时珍。

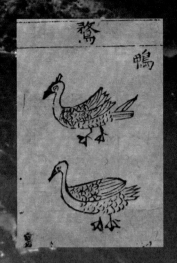

据《纲目图鉴》《中华本草》《动物药志》等综合分析考证，本品为鸭科动物家鸭 Anas domestica Linnaeus。家鸭在我国大部分地区均有饲养，定型的 3 个类型为北京鸭、金定鸭（卵用麻鸭）、高脚鸭（卵肉兼用型）。

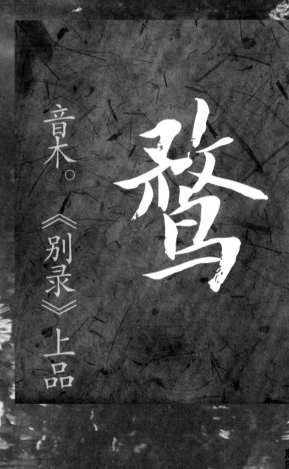

音木。《别录》上品

鹜

‖ 释名 ‖

鸭说文舒凫尔雅家凫纲目鴄鸥音末匹。[时珍曰] 鹜通作木。鹜性质木，而无他心，故庶人以为贽。曲礼云：庶人执匹。匹，双鹜也。匹夫卑末，故广雅谓鸭为鴄鸥。禽经云鸭鸣呷呷，其名自呼。凫能高飞，而鸭舒缓不能飞，故曰舒凫。

‖ 正误 ‖

[弘景曰] 鹜即鸭。有家鸭、野鸭。[恭曰] 尸子云：野鸭为凫，家鸭为鹜，不能飞翔，如庶人守耕稼而已。[保升曰] 尔雅云：野凫，鹜。而本草鹜肪，乃家鸭也。[宗奭曰] 据数说，则凫、鹜皆鸭也。王勃滕王阁序云：落霞与孤鹜齐飞，则鹜为野鸭明矣。勃乃名儒，必有所据。[时珍曰] 四家惟藏器为是。陶以凫、鹜混称，寇以鹜为野鸭，韩引尔雅错舒凫为野凫，并误矣，今正之。盖鹜有舒凫之名，而凫有野鹜之称，故王勃可以通用，而其义自明。案周礼庶人执鹜，岂野鸭乎？国风弋凫与雁，岂家鸭乎？屈原离骚云：宁与骐骥抗轭乎？将与鸡鹜争食乎？宁昂昂若千里驹乎？将泛泛若水中之凫乎？此以凫、鹜对言，则家也、野也，益自明矣。

△家鸭（Anas domestica）

[时珍曰]案格物论云：鸭，雄者绿头文翅，雌者黄斑色。但有纯黑、纯白者。又有白而乌骨者，药食更佳。鸭皆雄瘖雌鸣。重阳后乃肥腯味美。清明后生卵，则内陷不满。伏卵闻砻磨之声，则鹐而不成。无雌抱伏，则以牛屎妪而出之。此皆物理之不可晓者也。

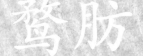

鹜肪

白鸭者良，炼过用。

‖气味‖

甘，大寒，无毒。[思邈曰]甘，平。

‖主治‖

风虚寒热，水肿。别录。

‖附方‖

新一。**瘰疬汁出**不止。用鸭脂调半夏末傅之。永类方。

肉

‖气味‖

甘，冷，微毒。[弘景曰]黄雌鸭为补最胜。[诜曰]白鸭肉最良。黑鸭肉有毒，滑中，发冷利、脚气，不可食。目白者，杀人。[瑞曰]肠风下血人不可食。[时珍曰]嫩者毒，老者良。尾臎不可食，见礼记。昔有人食鸭肉成癥，用秫米治之而愈。见秫米下。

‖主治‖

补虚除客热，和脏腑，利水道，疗小儿惊痫。别录。**解丹毒，止热痢。**日华。**头生疮肿。**和葱、豉煮汁饮之，去卒然烦热。孟诜。并用白鸭。

‖发明‖

[刘完素曰]鹜之利水，因其气相感而为使也。[时珍曰]鸭，水禽也。治水利小便，宜用青头雄鸭，取水木生发之象；治虚劳热毒，宜用乌骨白鸭，取金水寒肃之象也。

‖附方‖

旧三，新一。**白凤膏**葛可久云：治久虚发热，咳嗽吐痰，咳血，火乘金位者。用黑嘴白鸭一只，取血入温酒量饮，使直入肺经以润补之。将鸭干挦去毛，胁下开窍去肠拭净，入大枣肉二升，参苓平胃散末一升，缚定。用沙瓮一个，置鸭在内以炭火慢煨。将陈酒一瓶，作三次入之。酒干为度，取起，食鸭及枣。频作取愈。十药神书。**大腹水病**小便短少。百一方用青头雄鸭煮汁饮，厚盖取汗。心镜：治十种水病垂死。用青头鸭一只，如常治切，和米并五味煮作粥食。又方：用白鸭一只治净，以豉半升，同姜、椒入鸭腹中缝定，蒸熟食之。

头

雄鸭者良。

‖ **主治** ‖

煮服，治水肿，通利小便。[恭曰]古方有鸭头丸。

‖ **附方** ‖

新一。**鸭头丸**治阳水暴肿，面赤，烦燥喘急，小便涩，其效如神，此裴河东方也。用甜葶苈炒二两，熬膏，汉防己末二两，以绿头鸭血同头全捣三千杵，丸梧子大。每木通汤下七十丸，日三服。一加猪苓一两。外台秘要。

脑

‖ **主治** ‖

冻疮，取涂之良。时珍。

血

白鸭者良。

‖ **气味** ‖

咸，冷，无毒。

‖ **主治** ‖

解诸毒。别录。热饮，解野葛毒。已死者，入咽即活。孟诜。热血，解中生金、生银、丹石、砒霜诸毒，射工毒。又治中恶及溺水死者，灌之即活。蚯蚓咬疮，涂之即愈。时珍。

‖ **附方** ‖

新三。**卒中恶死**或先病痛，或卧而忽绝。并取雄鸭，向死人口断其头，沥血入口。外以竹筒吹其下部，极则易人，气通即活也。肘后。**解百蛊毒**白鸭血热饮之。广记。**小儿白痢**似鱼冻者。

白鸭杀取血，滚酒泡服，即止也。摘玄方。

舌

‖ **主治** ‖

痔疮杀虫，取相制也。时珍。

涎

‖ **主治** ‖

小儿痉风，头及四肢皆往后，以鸭涎滴之。又治蚯蚓吹小儿阴肿，取雄鸭抹之即消。时珍。出海上。

胆

‖ **气味** ‖

苦、辛，寒，无毒。

‖ **主治** ‖

涂痔核，良。又点赤目初起，亦效。时珍。

肫衣

即肫腔内皮也。

‖ **主治** ‖

诸骨硬，炙研，水服一钱即愈，取其消导也。时珍。

卵

‖ **气味** ‖

甘、咸，微寒，无毒。[诜曰] 多食发冷气，令人气短背闷。小儿多食，脚软。盐藏食之，即宜人。[士良曰] 生疮毒者食之，令恶肉突出。[弘景曰] 不可合鳖肉、李子食，害人。合椹食，令人生子不顺。

‖ **主治** ‖

心腹胸膈热。日华。

‖ 发明 ‖

[时珍曰] 今人盐藏鸭子，其法多端。俗传小儿泄痢，炙咸卵食之，亦间有愈者。盖鸭肉能治痢，而炒盐亦治血痢故耳。

白鸭通

即鸭屎也。与马通同义。

‖ 气味 ‖

冷，无毒。

‖ 主治 ‖

杀石药毒，解结缚，散畜热。别录。主热毒、毒痢。又和鸡子白，涂热疮肿毒，即消。涂蚯蚓咬，亦效。孟诜。绞汁服，解金、银、铜、铁毒。时珍。

‖ 附方 ‖

旧一，新二。**石药过剂**白鸭屎为末，水服二钱，效。百一方。**乳石发动烦热。**用白鸭通一合，汤一盏渍之，澄清冷饮。圣惠方。**热疮肿痛**不可忍。用家鸭粪同鸡子清调傅，即消。圣惠。

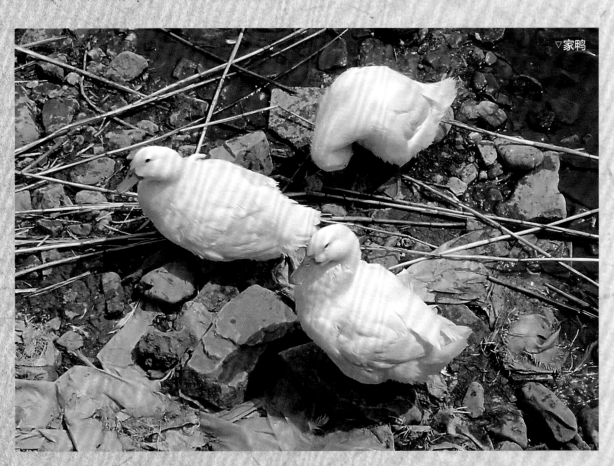

▽家鸭

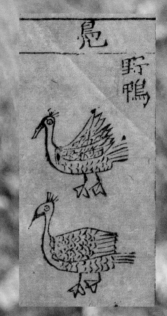

凫

野鴨

‖ 基原 ‖

据《中华本草》等综合分析考证，本品为鸭科动物绿头鸭 *Anas platyrhynchos* Linnaeus。在我国北方繁殖，在长江流域或更南地区越冬。《动物药志》《纲目图鉴》认为还包括同属动物斑嘴鸭 *A. poecilorhyncha* (Forster)、针尾鸭 *A. acuta* Linnaeus、绿翅鸭 *A. crecca* (Linnaeus) 等。

凫
《食疗》

本草纲目

全本图典
【第十九册】

‖释名‖

野鸭诗疏**野鹜**同上**䴏**音施。**沉凫**。[时珍曰]凫从几，音殊，短羽高飞貌，凫义取此。尔雅云：䴏，沉凫也。凫性好没故也。俗作晨凫，云凫常以晨飞，亦通。

‖集解‖

[时珍曰]凫，东南江海湖泊中皆有之。数百为群，晨夜蔽天，而飞声如风雨，所至稻粱一空。陆玑诗疏云：状似鸭而小，杂青白色，背上有文，短喙长尾，卑脚红掌，水鸟之谨愿者，肥而耐寒。或云食用绿头者为上，尾尖者次之。海中一种冠凫，头上有冠，乃石首鱼所化也。并宜冬月取之。

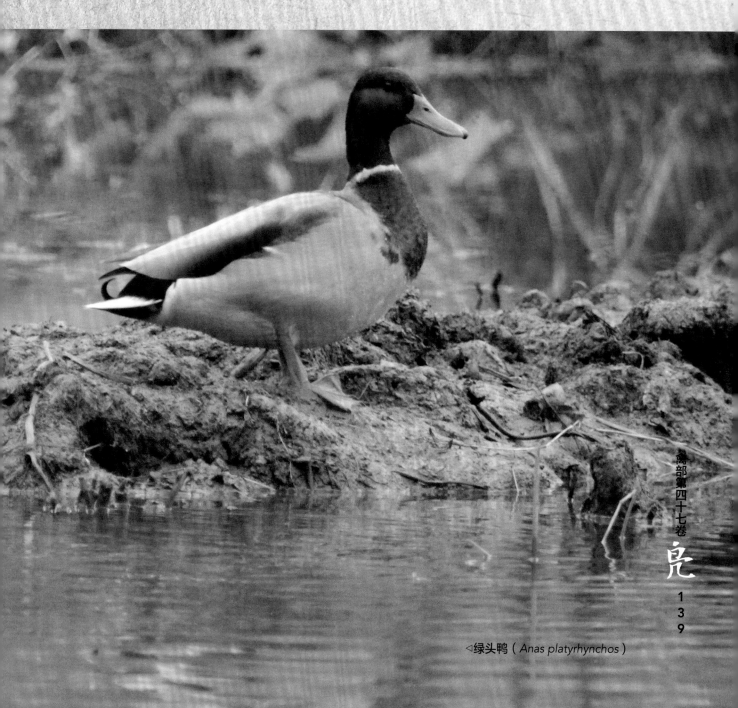

◁绿头鸭（*Anas platyrhynchos*）

肉

‖ **气味** ‖

甘，凉，无毒。[诜曰] 九月以后，立春以前，即中食，大益病人，全胜家者，虽寒不动气。[日华曰] 不可合胡桃、木耳、豆豉同食。

‖ **主治** ‖

补中益气，平胃消食，除十二种虫。身上有诸小热疮，年久不愈者，但多食之，即瘥。孟诜。治热毒风及恶疮疖，杀腹脏一切虫，治水肿。日华。

▷绿头鸭

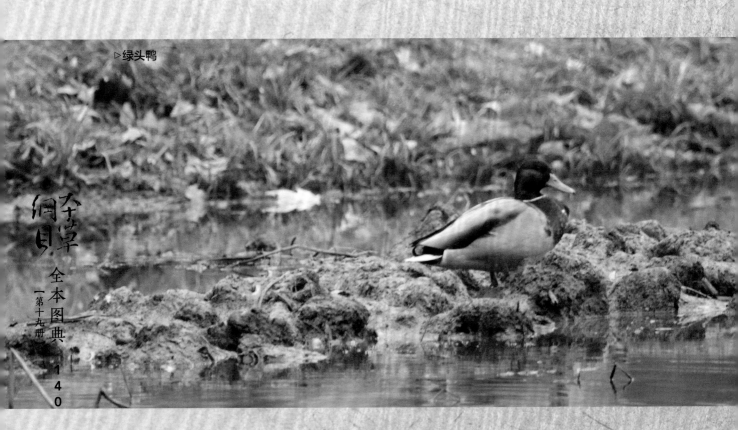

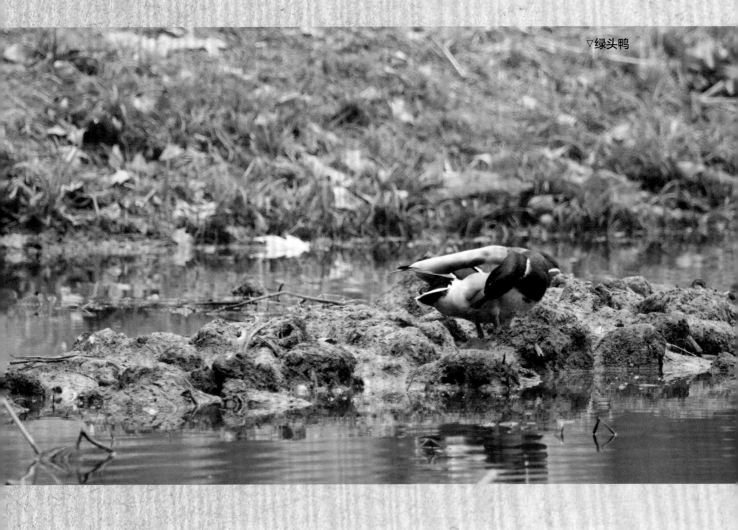

▽绿头鸭

血

‖**主治**‖

解挑生蛊毒，热饮探吐。时珍。出摘玄。

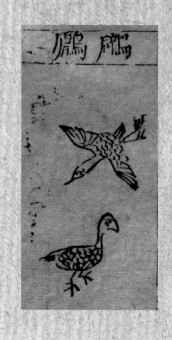

‖ 基原 ‖

据《纲目图鉴》《中华本草》《动物药志》等综合分析考证，本品为鹛䴘科动物小鹛䴘 *Podiceps ruficollis* (Pallas)。全国大部分地区有分布，以东北及东部沿海一带较多。

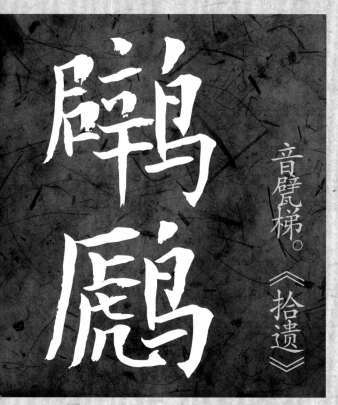

鹛䴘

音璧梯。《拾遗》

李时珍
本草纲目
全本图典
【第十九册】

142

‖ 释名 ‖

须赢尔雅水䴘音札。正要鸊鷉日用刁鸭食疗油鸭俗。[时珍曰]鹛䴘、须赢，并未详，䴘、刁、零丁，皆状其小也。油，言其肥也。

‖ 集解 ‖

[藏器曰]鹛䴘，水鸟也。大如鸠，鸭脚连尾，不能陆行，常在水中。人至即沉，或击之便起。其膏涂刀剑不锈。续英华诗云马衔首蓿叶，剑莹鹛䴘膏，是也。[韩保升曰]野鸭有与家鸭相似者，有全别者。其甚小

者名刁鸭，味最佳。[时珍曰] 鹛鹢，南方湖溪多有之。似野鸭而小，苍白文，多脂味美。冬月取之，其类甚多。扬雄方言所谓野凫，甚小而好没水中者，南楚之外谓之鹛鹢，大者谓之鹘鹢，是也。

肉

‖气味‖

甘，平，无毒。

‖主治‖

补中益气。五味炙食，甚美。时珍。出正要。

膏

‖主治‖

滴耳，治聋。藏器。

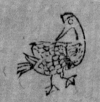

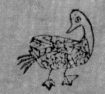

‖ 基原 ‖

据《纲目彩图》《动物药志》《中华本草》《纲目
图鉴》及相关考证*等综合分析，本品为鸭科动物鸳鸯
Aix galericulata (Linnaeus)。在内蒙古和东北北部繁殖，在
长江以南至华南一带越冬。

*王宁. 鸳鸯和鸂鶒的本草考证 [J]. 中药材，
1990(07)：40.

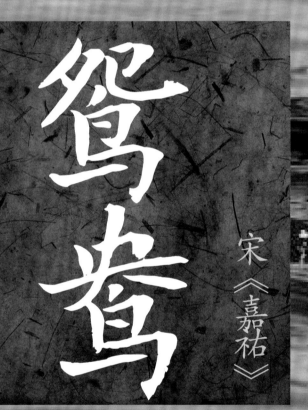

鸳鸯

宋《嘉祐》

▷鸳鸯（*Aix galericulata*）

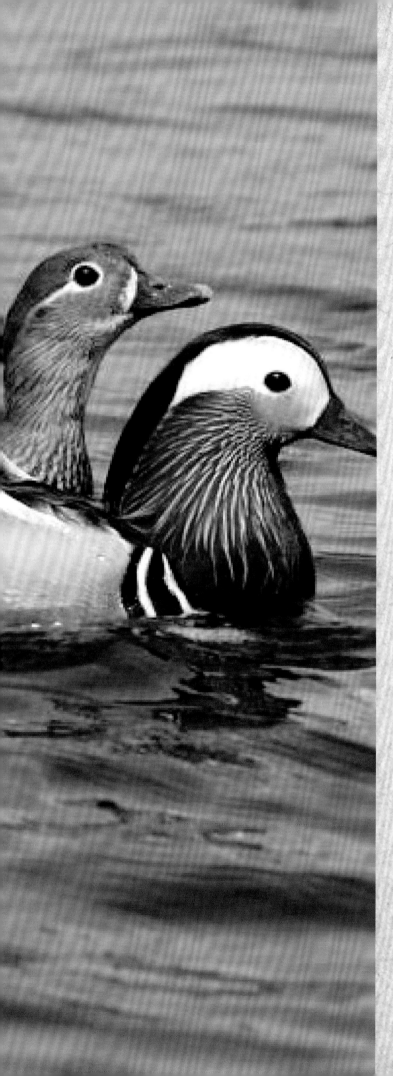

‖释名‖

黄鸭纲目 **匹鸟**。[时珍曰] 鸳鸯终日并游，有宛在水中央之意也。或曰：雄鸣曰鸳，雌鸣曰鸯。崔豹古今注云：鸳鸯雄雌不相离，人获其一，则一相思而死，故谓之匹鸟。涅槃经谓之婆罗迦邻提。

‖集解‖

[时珍曰] 鸳鸯，凫类也，南方湖溪中有之。栖于土穴中，大如小鸭，其质杏黄色，有文采，红头翠鬣，黑翅黑尾，红掌，头有白长毛垂之至尾。交颈而卧，其交不再。

‖气味‖

咸，平，有小毒。[孙曰] 苦，微温，无毒。[瑞曰] 酸，无毒。[诜曰] 多食，令人患大风。

‖主治‖

诸瘘疥癣，以酒浸，炙令热，傅贴疮上，冷即易。嘉祐。清酒炙食，治瘘疮。作羹臛食之，令人肥丽。夫妇不和者，私与食之，即相爱怜。孟诜。炙食，治梦寐思慕者。孙思邈。

‖附方‖

旧一，新一。**五瘘漏疮**鸳鸯一只，治如常法，炙熟细切，以五味醋食之。作羹亦妙。食医心境。**血痔不止**鸳鸯一只，治净切片，以五味、椒、盐腌炙，空心食之。奉亲养老方。

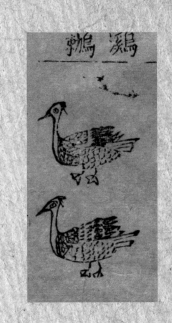

‖基原‖

《纲目图鉴》认为本品为鸭科动物凤头潜鸭 *Aythya fuligula* (Linnaeus)。在长江流域和华南越冬，春秋两季迁徙，经华北到东北北部及内蒙古繁殖。但有学者*认为鸂鶒指繁殖期的鸳鸯 *Aix galericulata* (Linnaeus)，并认为：明代以前人们将润羽的鸳鸯和繁殖期的鸳鸯严格地区分为鸳鸯和鸂鶒，认为是两种不同的动物；清代以后人们发现二者原属同一种动物的不同生长期，也就不做严格区分了，因此对"鸂鶒"的记载极少。参见本卷"鸳鸯"项下。

*王宁. 鸳鸯和鸂鶒的本草考证 [J]. 中药材，1990(07)：40.

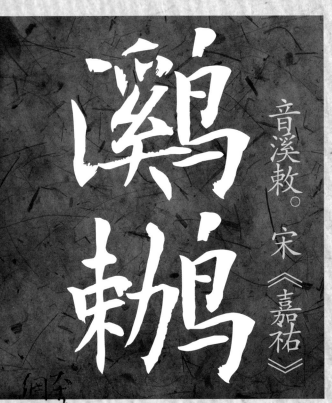

音溪敕。宋《嘉祐》

‖释名‖

溪鸭异物志**紫鸳鸯**。[时珍曰] 按杜台御赋云：鸂鶒寻邪而逐害。此鸟专食短狐，乃溪中救逐害物者。其游于溪也，左雄右雌，群伍不乱，似有式度者，故说文又作溪鶒。其形大于鸳鸯，而色多紫，亦好并游，在故之紫鸳鸯也。

‖集解‖

[藏器曰] 鸂鶒，南方有短狐处多有之。性食短狐也，所居处无复毒气，人家宜畜之。形小如鸭，毛有五采，首有缨，尾有毛如船柁形。

肉

‖气味‖

甘，平，无毒。冬月用之。

‖主治‖

食之，去惊邪及短狐毒。嘉祐。

‖ 基原 ‖

《纲目图鉴》认为本品为鹭科动物池鹭 *Ardeola bacchus* (Bonaparte)。分布在东北、华北及长江流域，直达两广及海南。

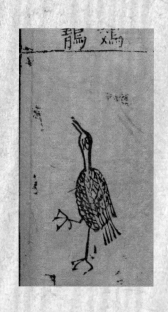

‖ 释名 ‖

交睅 说文 茭鸡 俗 鸦 音坚。出尔雅。[时珍曰] 按禽经云：白鹢相睨而孕，鸡鹃睛交而孕。又曰：旋目其名鹥，方目其名鸠，交目其名鸦。观其眸子，而命名之义备矣。说文谓之交睅，睅亦目瞳子也。俗呼茭鸡，云多居茭菰中，而脚高似鸡。其说亦通。

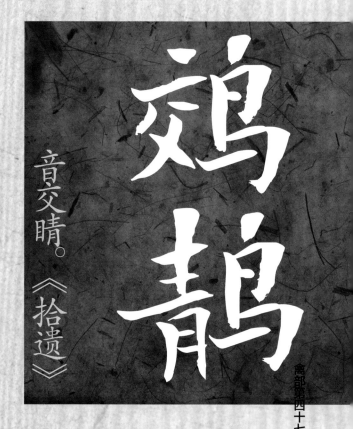

音交睛。《拾遗》

禽部第四十七卷 鸡鹃

‖ 集解 ‖

[藏器曰] 鸡鹃，水鸟也，出南方池泽。似鸭绿衣。人家养之，驯扰不去。可厌火灾。博物志云：鸡鹃巢于高树，生子穴中，衔其母翼，飞下饮食。[时珍曰] 鸡鹃大如凫、鹜，而高似鸡，长喙好啄，其顶有红毛如冠，翠鬣碧斑，丹嘴青胫。养之可玩。

肉

‖ 气味 ‖

甘、咸，平，无毒。

‖ 主治 ‖

炙食，解诸鱼、虾毒。时珍。

‖ 附录 ‖

旋目 水鸟也，生荆郢间。大如鹭而短尾，红白色，深目，目旁毛皆长而旋。上林赋云交睛旋目是矣。方目 一名鸠，音纺，一名泽虞，俗名护田鸟，西人谓之蛤蟆护，水鸟也。常在田泽中，形似鸥、鹭，苍黑色，头有白肉冠，赤足。见人辄鸣唤不去。渔人呼为乌鸡，闽人讹为姑鸡。

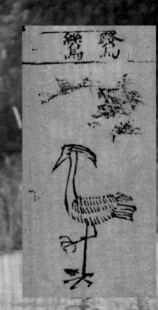

‖ **基原** ‖
据《纲目图鉴》《中华本草》《大辞典》等综合分析考证，本品为鹭科动物白鹭 *Egretta garzetta* Linnaeus。分布于长江流域及以南各地。《动物药志》认为还包括同属动物大白鹭 *E. alba* (Linnaeus)，分布于东北、华北及西藏、湖北、四川、福建、云南等地；冬天和迁徙时见于华东，长江流域及其以南地区。

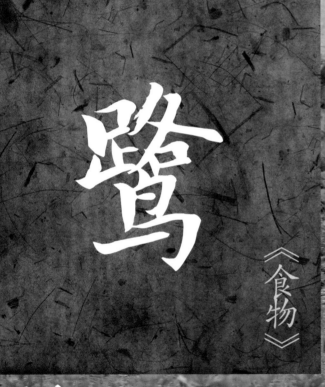

鹭

《食物》

▷白鹭

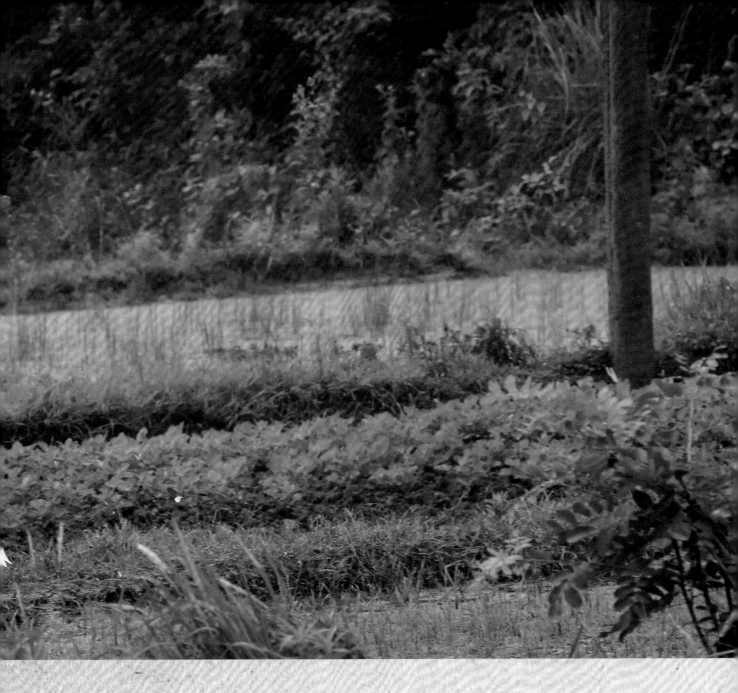

‖释名‖

鹭鸶 ^{禽经} 丝禽 ^{陆龟蒙} 雪客 ^{李昉所命} 舂锄 ^{尔雅} 白鸟。[时珍曰] 禽经云：鹳飞则霜，鹭飞则露，其名以此。步于浅水，好自低昂，如舂如锄之状，故舂锄。陆玑诗疏云：青齐之间谓之舂锄，辽东、吴扬皆云白鹭。

‖集解‖

[时珍曰] 鹭，水鸟也。林栖水食，群飞成序。洁白如雪，颈细而长，脚青善翘，高尺余，解指短尾，喙长三寸。顶有长毛数十茎，毵毵然如丝，欲取鱼则氅之。郭景纯云：其毛可为睫䍦。变化论云：鹭以目盼而受胎。[颖曰] 似鹭而头无丝、脚黄色者，俗名白鹤子。又有红鹤，相类色红，禽经所谓朱鹭是也。

肉

‖气味‖

咸，平，无毒。

‖主治‖

虚瘦，益脾补气，炙熟食之。汪颖。

头

‖主治‖

破伤风，肢强口紧，连尾烧研，以腊猪脂调傅疮口。救急方。

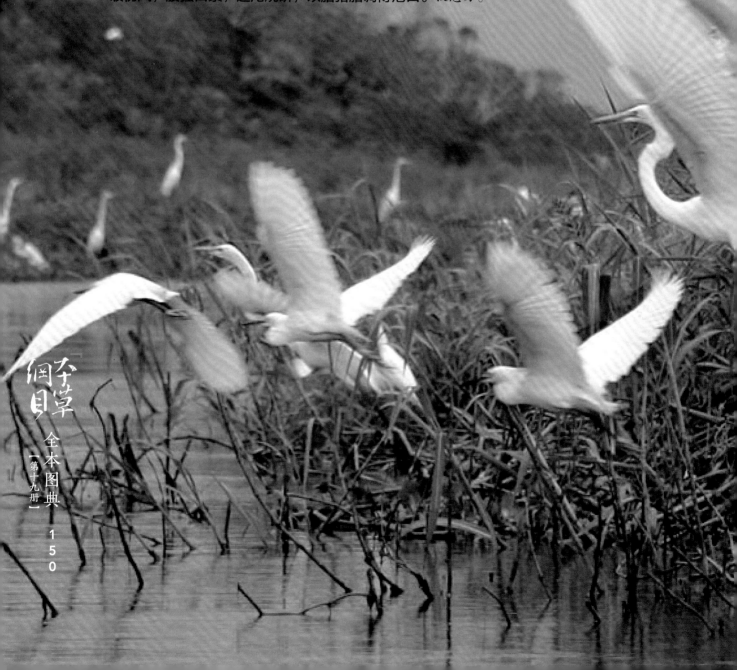

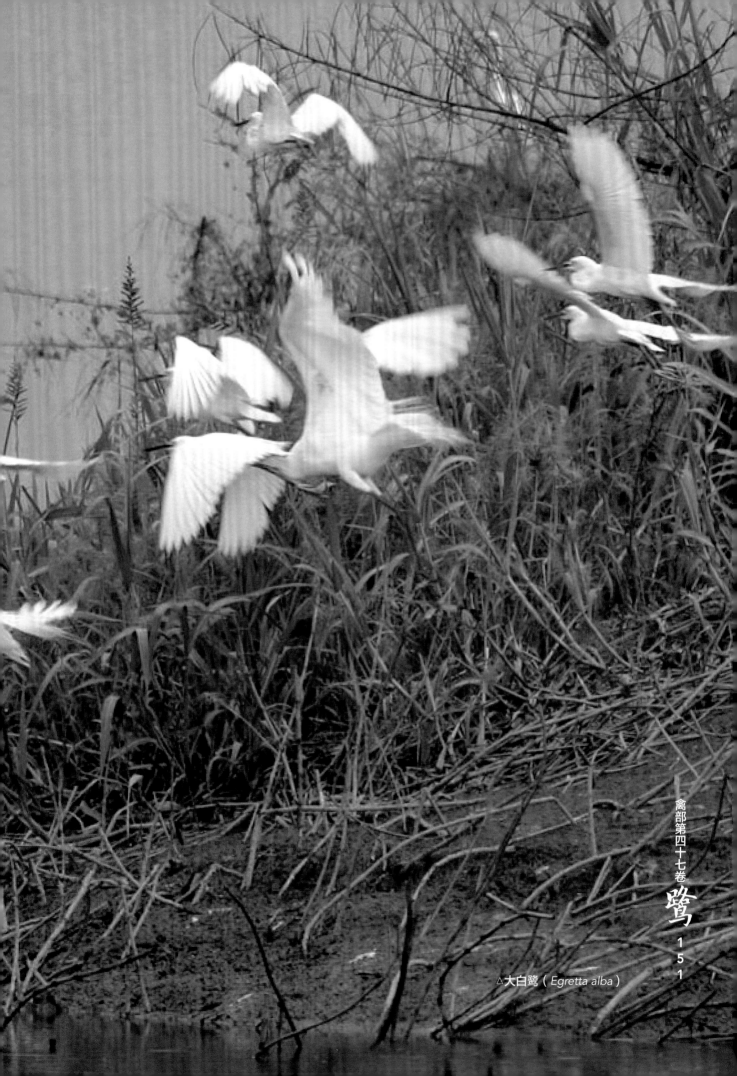

△大白鹭（*Egretta alba*）

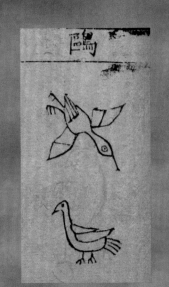

‖ 基原 ‖

　　据《中华本草》《纲目图鉴》等综合分析考证，本品为鸥科动物红嘴鸥 *Larus ridibundus* Linnaeus。春、秋季节飞经河北、新疆等地，冬时遍布我国南方各地，沿海各地尤为常见。《动物药志》认为还包括同属动物银鸥 *L. argentatus* Pontoppidan，分布于新疆西部、内蒙古东北部、东北南部以南的沿海一带及江河流域，西抵四川，南至台湾、广东。《大辞典》还收载有燕鸥属动物燕鸥 *Sterna hirundo longipennis* Nordman 等。

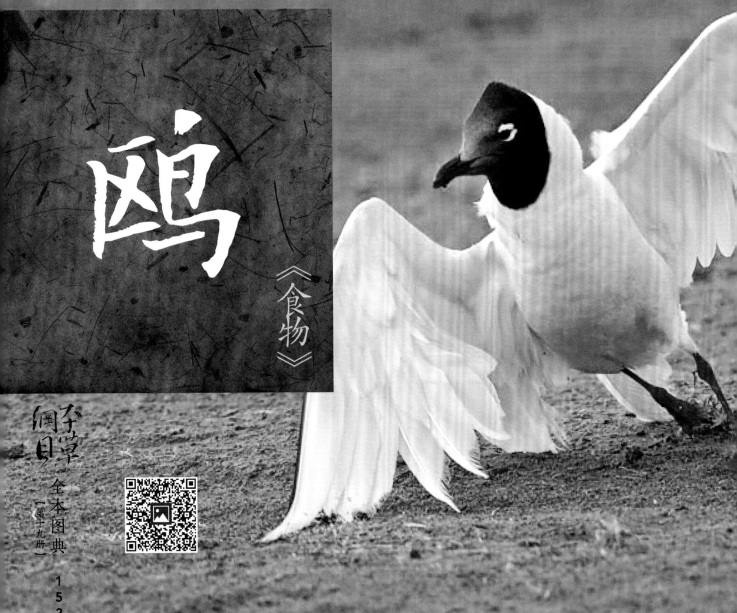

鸥

《食物》

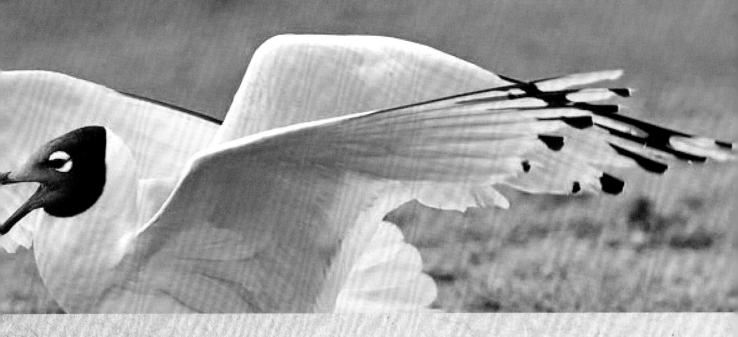

◁红嘴鸥（*Larus ridibundus*）

‖释名‖

鹥音医。水鸮。[时珍曰] 鸥者浮水上，轻漾如沤也。鹥者，鸣声也。鸮者，形似也。在海者名海鸥，在江者名江鸥，江夏人讹为江鹅也。海中一种随潮往来，谓之信凫。

‖集解‖

[时珍曰] 鸥生南方江海湖溪间。形色如白鸽及小白鸡，长喙长脚，群飞耀日，三月生卵。罗氏谓青黑色，误矣。

气味‖

缺。

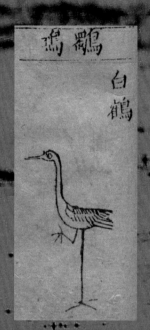

‖ 基原 ‖

《纲目图鉴》认为本品为鹭科动物大白鹭 Egretta alba (Linnaeus)。分布参见本卷"鹭"项下。

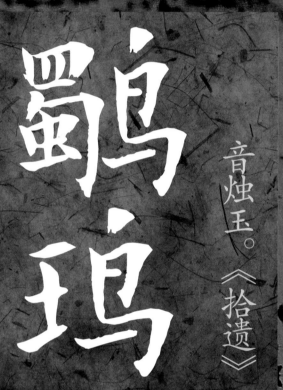

鸀鳿

音烛玉。《拾遗》

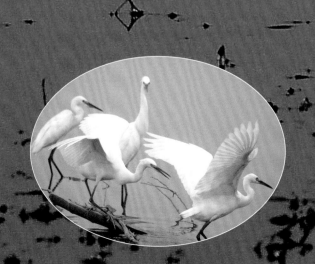

▷大白鹭（ *Egretta alba* ）

‖释名‖

鹙鹭。[时珍曰]鹮𪂵名义未详。案许慎说文云：鹙鹭，凤属也。又江中有鹙鹭，似凫而大，赤目。据此则鹮𪂵，乃鹙鹭声转。盖此鸟有文彩如凤毛，故得同名耳。

‖集解‖

[藏器曰]鹮𪂵，山溪有水毒处即有之，因为食毒虫所致也。其状如鸭而大，长项，赤目斑嘴，毛紫绀色，如鸂鶒色也。[时珍曰]案三辅黄图及事类合璧，并以今人所呼白鹤子者为鹮𪂵，谓其鸟洁白如玉也。与陈氏似鸭紫绀之说不同。白鹤子状白如鹭，长喙高脚，但头无丝耳。姿标如鹤，故得鹤名。林栖水食，近水处极多。人捕食之，味不甚佳。

毛及屎

‖主治‖

烧灰水服，治溪鸟毒、砂虱、水弩、射工、蜮、短狐、虾须等病。亦可将鸟近病人，即能唉人身，讫，以物承之，当有沙出，其沙即含沙射人之箭也。又可笼鸟近人，令鸟气相吸。藏器。

‖发明‖

[藏器曰]已上数病，大略相似，俱是山水间虫含沙射影所致。亦有无水处患者。或如疟，或如天行寒热，或有疮无疮。但夜卧时以手摩身体，有辣痛处，熟视当有赤点如针头，急捻之，以芋叶入内，刮出细沙，以蒜封之则愈，否则寒热渐深也。惟虾须疮最毒，十活一二，桂岭独多。但早觉时，以芋及甘蔗叶，屈角入肉，勾出其根如虾须状则愈。迟则根入至骨，有如疔肿，最恶，好着人隐处。　　水弩、短狐、射工、蜮，一物也。陈氏分为四，非矣。溪毒，有气无形。砂虱，沙中细虫也。

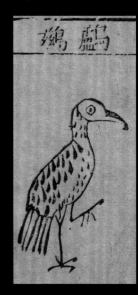

鸬鹚

‖ **基原** ‖
据《中华本草》《纲目图鉴》《动物药志》等综合分析考证，本品为鸬鹚科动物鸬鹚 *Phalacrocorax carbo* Linnaeus。广布于我国各地，经驯养后可供捕鱼。

鸬鹚
《别录》下品

本草纲目
全本图典
[第十二]

▷鸬鹚（*Phalacrocorax carbo*）

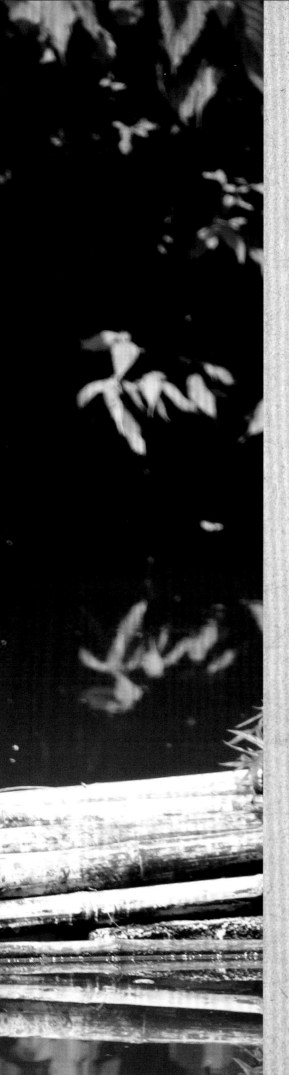

‖释名‖

鸬音意。尔雅。**水老鸦**衍义。[时珍曰]案韵书，卢与兹并黑也。此鸟色深黑，故名。鸬者，其声自呼也。

‖集解‖

[时珍曰]鸬鹚，处处水乡有之。似鹢而小，色黑。亦如鸦，而长喙微曲，善没水取鱼。日集洲渚，夜巢林木，久则粪毒多令木枯也。南方渔舟往往縻畜数十，令其捕鱼。杜甫诗：家家养乌鬼，顿顿食黄鱼。或谓即此。又一种似鸬鹚，而蛇头长项，冬月羽毛落尽，栖息溪岸，见人不能行，即没入水者，此即尔雅所谓鹕头、鱼鹕者，不入药用。鹕音拗。[藏器曰]一种头细身长项上白者，名鱼鹕。不入药用。

‖正误‖

[弘景曰]此鸟不卵生，口吐其雏，亦一异也。[藏器曰]此鸟胎生，从口出，如兔吐儿，故产妇执之易生。[宗奭曰]人言孕妇忌食鸬鹚，为其口吐雏。尝官于澧州，公廨后有一大木，上有三四十窠。日夕视之，既能交合，又有碧色卵壳布地。则陶、陈之说，误听人言也。[时珍曰]一种鹢鸟，或作鹢，似鸬鹚而色白，人误以为白鸬鹚是也。雌雄相视，雄鸣上风，雌鸣下风而孕，口吐其子。庄周所谓白鹢相视，眸子不运而风化者也。昔人误以吐雏为鸬鹚。盖鹢、鸬音相近耳。鹢善高飞，能风能水，故舟首画之。又有似鹢而短项，背上绿色，腹背紫白色者，名青鹢。一名乌䴔。陶氏谓乌贼鱼乃此鸟所化。或云即鸭，非也。

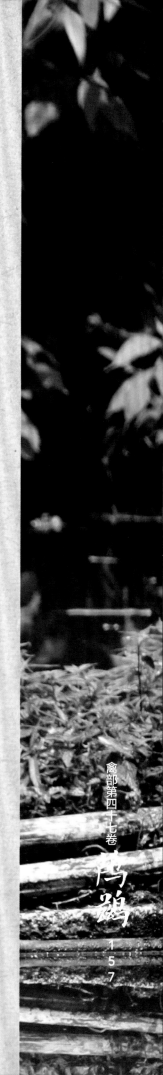

肉

‖气味‖

酸、咸，冷，微毒。

‖主治‖

大腹鼓胀，利水道。时珍。

‖发明‖

[时珍曰] 鸬鹚，别录不见功用。惟雷氏炮炙论·序云：体寒腹大，全赖鸬鹚。注云：治腹大如鼓体寒者，以鸬鹚烧存性为末，米饮服之，立愈。窃谓诸腹鼓大，皆属于热，卫气并循于血脉则体寒。此乃水鸟，其气寒冷而利水。寒能胜热，利水能去湿故也。又外台云：凡鱼骨哽者，但密念鸬鹚不已即下。此乃厌伏之意耳。

头

‖气味‖

微寒。

‖主治‖

哽及噎，烧研，酒服。别录。

骨

‖主治‖

烧灰水服，下鱼骨哽。弘景。

‖附方‖

新一。**雀卵面斑**鸬鹚骨烧研，入白芷末，猪脂和，夜涂旦洗。摘玄方。

喙

‖主治‖

噎病，发即衔之，便安。范汪。

嗉

‖**主治**‖

鱼哽，吞之最效。时珍。

翅羽

‖**主治**‖

烧灰，水服半钱，治鱼哽噎即愈。时珍。出太平御览。

蜀水花[别录曰]鸬鹚屎也。[弘景曰]溪谷间甚多，当自取之，择用白处。市卖者不可信。[颂曰]屎多在山石上，色紫如花，就石刮取。别录谓屎即蜀水花，而唐面膏方中，二物并用，未知其的。[时珍曰]当以别录为正。唐方盖传写之讹误也。

‖**气味**‖

冷，微毒。

‖**主治**‖

去面上黑鼾靥痣。别录。疗面瘢疵，及汤火疮痕。和脂油，傅疔疮。大明。南人治小儿疳蛔，干研为末，炙猪肉蘸食，云有奇效。苏颂。杀虫。时珍。

‖**附方**‖

旧二，新一。**鼻面酒齄**鸬鹚屎一合研末，以腊月猪脂和之。每夜涂旦洗。千金。**鱼骨哽咽**鸬鹚屎研，水服方寸匕，并以水和涂喉外。范汪方。**断酒**鸬鹚屎烧研，水服方寸匕，日一服。外台。

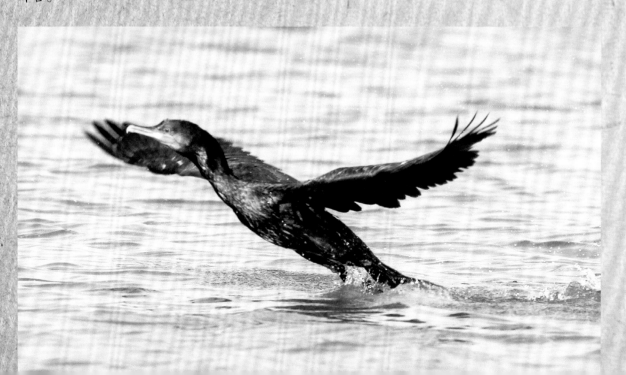

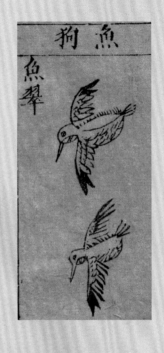

‖ **基原** ‖

据《纲目图鉴》《中华本草》《动物药志》《大辞典》等综合分析考证，本品为翠鸟科动物翠鸟 *Alcedo atthis* (Linnaeus)。分布于我国南部，四川、云南、以至西藏南部；在南部大部分地区终年留居，数量不多。

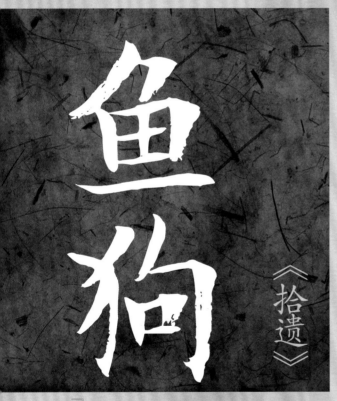

鱼狗

《拾遗》

‖释名‖

鸼尔雅**天狗**同**水狗**同**鱼虎**禽经**鱼师**同**翠碧鸟**。[时珍曰] 狗、虎、师，皆兽之噬物者。此鸟害鱼，故得此类命名。

‖集解‖

[藏器曰] 此即翠鸟也。穴土为窠。大者名翠鸟，小者名鱼狗。青色似翠，其尾可为饰。亦有斑白者，俱能水上取鱼。[时珍曰] 鱼狗，处处水涯有之。大如燕，喙尖而长，足红而短，背毛翠色带碧，翅毛黑色扬青，可饰女人首物，亦翡翠之类。

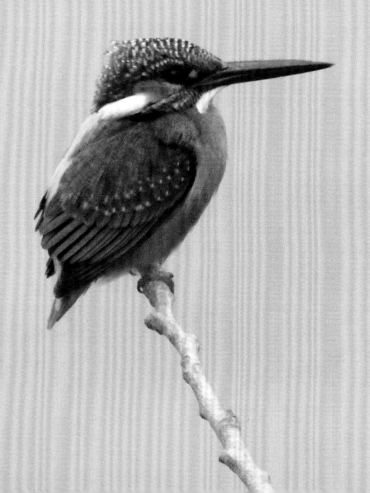

◁翠鸟（*Alcedo atthis*）

肉

‖气味‖

咸，平，无毒。

‖主治‖

鱼哽，及鱼骨入肉不出，痛甚者，烧研饮服。或煮汁饮，亦佳。藏器。

‖发明‖

[时珍曰]今人治鱼骨哽，取得去肠，用阴阳瓦泥固煅存性，入药用。盖亦取其相制之意。

‖附录‖

翡翠[时珍曰]尔雅谓之鹬，出交广南越诸地。饮啄水侧，穴居生子，亦巢于木，似鱼狗稍大。或云：前身翡，后身翠，如鹅翠、雁翠之义。或云：雄为翡，其色多赤；雌为翠，其色多青。彼人亦以肉作腊食之。方书不见用，功应与鱼狗相同。

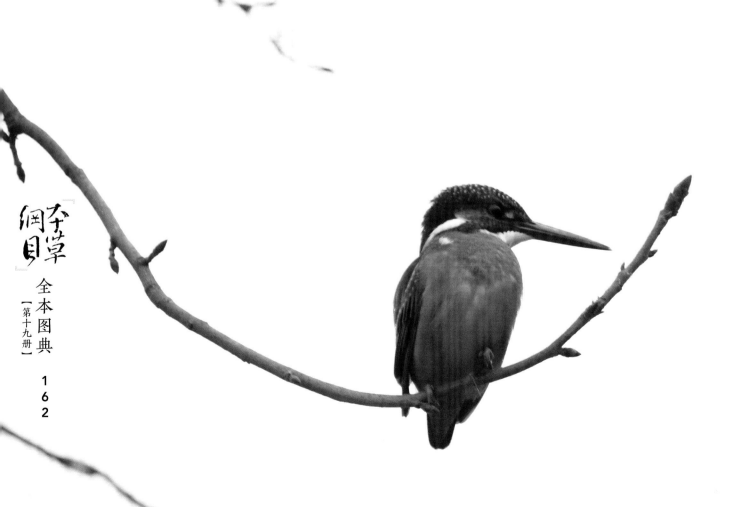

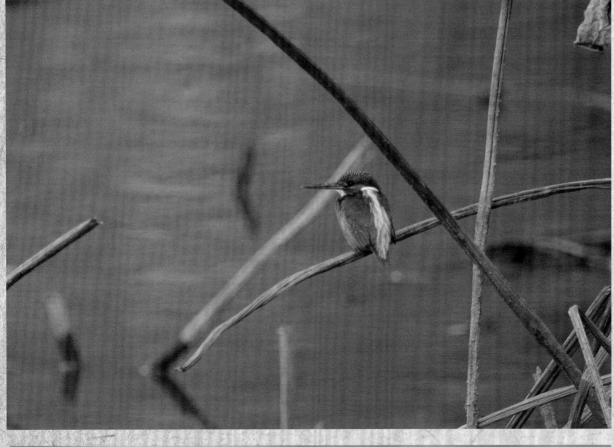

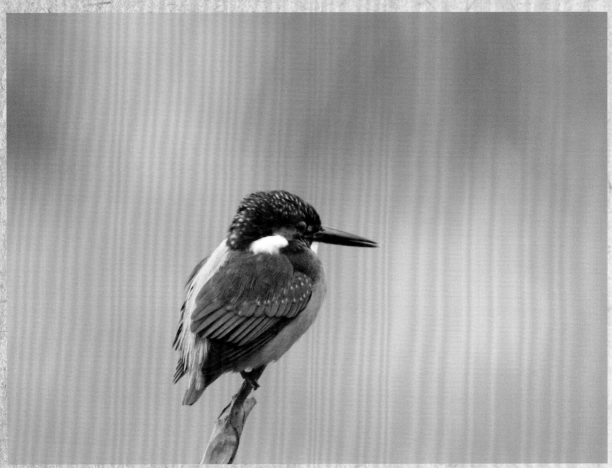

‖ 基原 ‖
《纲目图鉴》认为本品为夜鹰科动物夜鹰（普通夜鹰）*Caprinulgus indicus* (Latham)。全国各地均有分布。

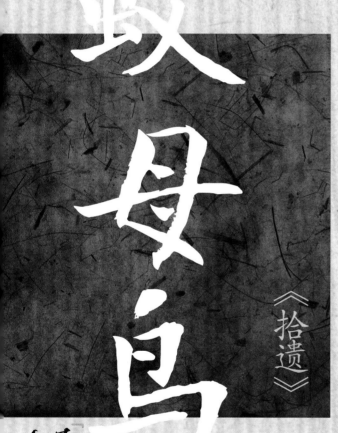

蚊母鸟

《拾遗》

翅 羽

‖ 释名 ‖

吐蚊鸟　鹈尔雅。音田。

‖ 集解 ‖

[藏器曰] 此鸟大如鸡，黑色。生南方池泽茹蒇中，江东亦多。其声如人呕吐，每吐出蚊一二升。夫蚊乃恶水中虫，羽化所生。而江东有蚊母鸟，塞北有蚊母草，岭南有虻母木。此三物异类而同功也。[时珍曰] 郭璞云：蚊母似乌鷃而大，黄白杂文，鸣如鸽声。岭南异物志言：吐蚊鸟，大如青鹠，大嘴食鱼。岂各地之产差异耶。

‖ 主治 ‖

作扇辟蚊。藏器。

李时珍
纲目
全本图典
【第十九册】

本草纲目

禽部第四十八卷

禽之二 原禽类二十三种

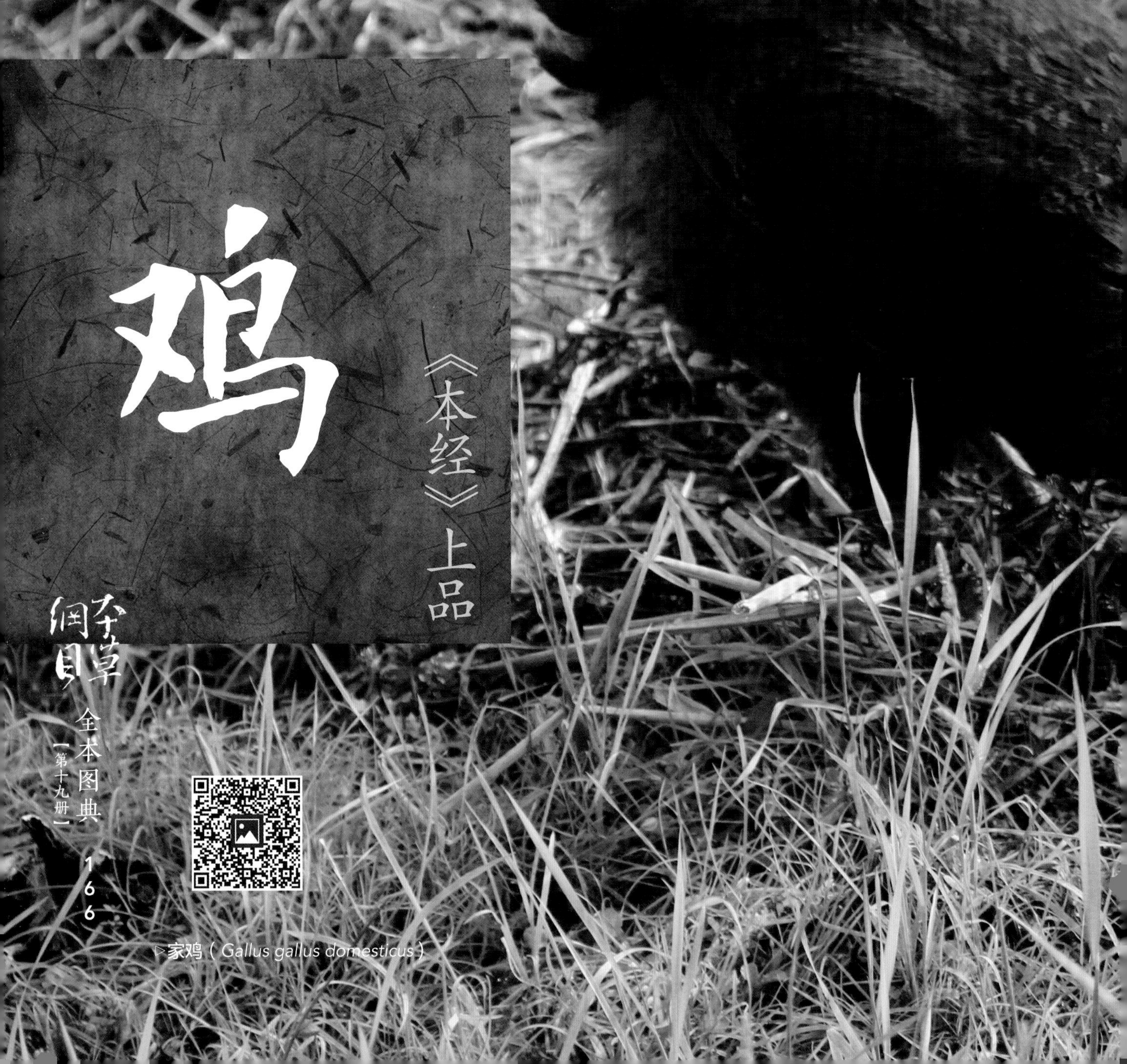

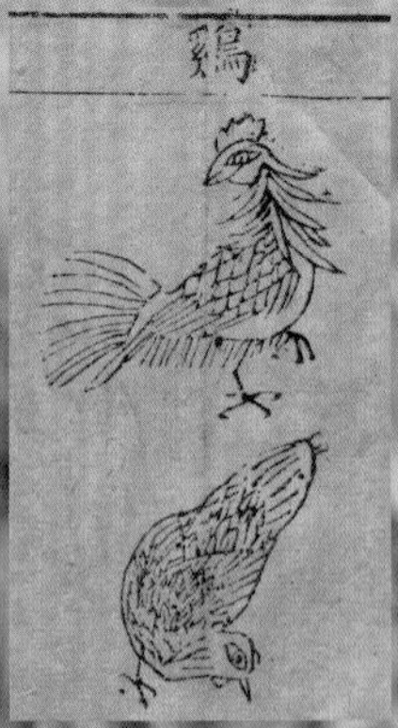

‖ **基原** ‖

据《纲目图鉴》《纲目彩图》《动物药志》《大辞典》等综合分析考证，本品为雉科动物家鸡 *Gallus gallus domesticus* Brisson。全国各地均有饲养。所有的家鸡品种（比较著名的有乌骨鸡、九斤黄、狼山鸡、大骨鸡等）都起源于原鸡 *Gallus gallus*。《药典》收载鸡内金药材为雉科动物家鸡的干燥沙囊内壁；杀鸡后，取出鸡肫，立即剥下内壁，洗净，干燥。《动物药志》记载有部分地区用动物鸭的沙囊内壁（习称鸭肫衣或鸭内金）作鸡内金入药。《药典》四部收载乌鸡药材为雉科动物乌骨鸡除去毛、内脏及皮下脂肪油的新鲜全体；宰杀后，用开水略烫，除去羽毛，洗净，剖开腹部，除去内脏及皮下脂肪，再洗净；鲜用或冷藏备用。收载药材鸡骨、鸡蛋壳及凤凰衣分别为雉科动物家鸡的骨骼、卵壳及蛋壳内的干燥卵膜。

鸡

《本经》上品

家鸡（ *Gallus gallus domesticus* ）

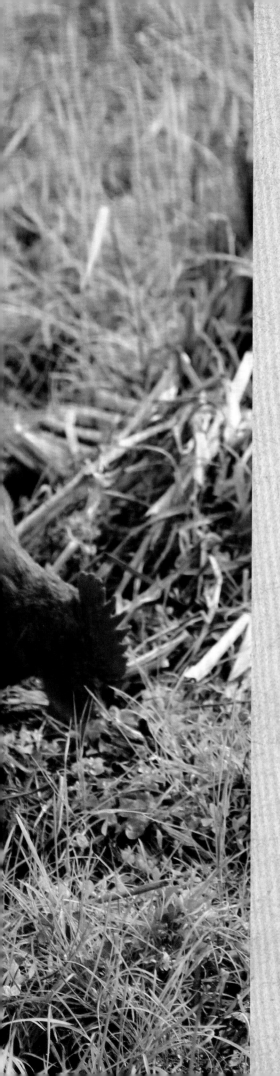

‖释名‖

烛夜。[时珍曰]按徐铉云：鸡者稽也，能稽时也。广志云：大者曰蜀，小者曰荆。其雏曰鷇。梵书名鸡曰鸠七咤。

‖集解‖

[别录曰]鸡生朝鲜平泽。[弘景曰]鸡属甚多。朝鲜乃玄菟、乐浪，不应总是鸡所出也。[马志曰]入药取朝鲜者，良尔。[颂曰]今处处人家畜养，不闻自朝鲜来。[时珍曰]鸡类甚多，五方所产，大小形色往往亦异。朝鲜一种长尾鸡，尾长三四尺。辽阳一种食鸡，一种角鸡，味俱肥美，大胜诸鸡。南越一种长鸣鸡，昼夜啼叫。南海一种石鸡，潮至即鸣。蜀中一种鹖鸡，楚中一种伧鸡，并高三四尺。江南一种矮鸡，脚才二寸许也。鸡在卦属巽，在星应昴，无外肾而亏小肠。凡人家无故群鸡夜鸣者，谓之荒鸡，主不祥。若黄昏独啼者，主有天恩，谓之盗啼。老鸡能人言者，牝鸡雄鸣者，雄鸡生卵者，并杀之即已。俚人畜鸡无雄，即以鸡卵告灶而伏出之。南人以鸡卵画墨，煮熟验其黄，以卜凶吉。又以鸡骨占年。其鸣也知时刻，其栖也知阴晴。太清外术言：蓄蛊之家，鸡辄飞去。万毕术言：其羽焚之，可以致风。五行志言雄鸡毛烧着酒中饮之，所求必得。古人言鸡能辟邪，则鸡亦灵禽也，不独充庖而已。

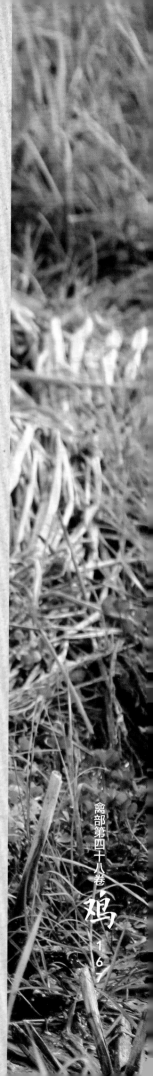

诸鸡肉

‖ **气味** ‖

食忌。[诜曰] 鸡有五色者，玄鸡白首者，六指者，四距者，鸡死足不伸者，并不可食，害人。[时珍曰] 延寿书云：阉鸡能啼者有毒。四月勿食抱鸡肉，令人作痈成漏，男女虚乏。[弘景曰] 小儿五岁以下食鸡生蛔虫。鸡肉不可合葫蒜、芥、李食，不可合犬肝、犬肾食，并令人泄痢。同兔食成痢，同鱼汁食成心瘕，同鲤鱼食成痈疖，同獭肉食成遁尸，同生葱食成虫痔，同糯米食生蛔虫。

‖ **发明** ‖

[宗奭曰] 巽为风为鸡。鸡鸣于五更者，日至巽位，感动其气而然也。今有风病人食之，无不发作。巽为鸡，信可验矣。[震亨曰] 鸡属土而有金、木、火，又属巽，能助肝火。寇言动风者，习俗所移也。鸡性补，能助湿中之火。病邪得之，为有助也。若鱼肉之类皆然。且西北多寒，中风者诚有之。东南气温多湿，有风者非风也，皆湿生痰，痰生热，热生风耳。[时珍曰] 礼记云：天产作阳，地产作阴。鸡卵生而地产，羽不能飞，虽为阳精，实属风木，是阳中之阴也。故能生热动风，风火相扇，乃成中风。朱驳寇说为非，亦非矣。[颂曰] 鸡肉虽有小毒，而补虚羸是要，故食治方多用之。

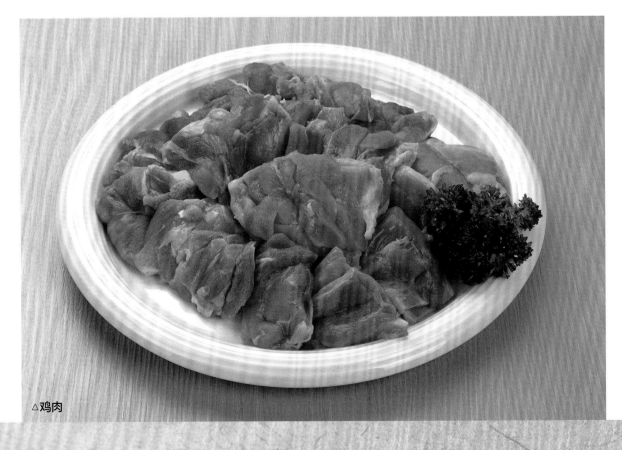

△鸡肉

丹雄鸡肉

‖ 气味 ‖

甘，微温，无毒。[扁鹊曰] 辛。

‖ 主治 ‖

女人崩中漏下赤白沃。通神，杀恶毒，辟不祥。补虚温中止血。本经。能愈久伤乏疮不瘥者。别录。补肺。孙思邈。

‖ 发明 ‖

[普曰] 丹雄鸡一名载丹。[宗奭曰] 即朱鸡也。[时珍曰] 鸡虽属木，分而配之，则丹雄鸡得离火阳明之象，白雄鸡得庚金太白之象，故辟邪恶者宜之；乌雄鸡属木，乌雌鸡属水，故胎产宜之；黄雌鸡属土，故脾胃宜之；而乌骨者，又得水木之精气，故虚热者宜之，各从其类也。吴球云：三年翔鸡，常食治虚损，养血补气。

‖ 附方 ‖

新二。**辟禳瘟疫**冬至日取赤雄鸡作腊，至立春日煮食至尽，勿分他人。肘后方。**百虫入耳**鸡肉炙香，塞耳中引出。总录。

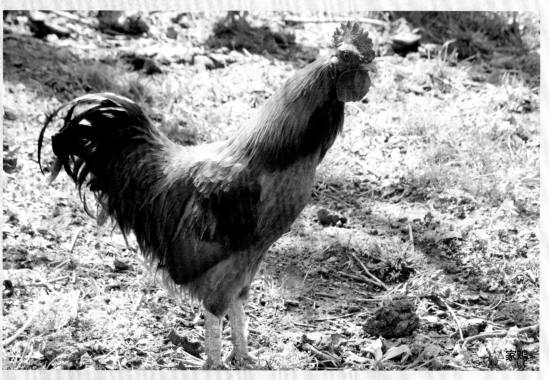

△家鸡

白雄鸡肉

‖气味‖

酸，微温，无毒。[藏器曰]甘，寒。

‖主治‖

下气，疗狂邪，安五脏，伤中消渴。别录。调中除邪，利小便，去丹毒风。日华。

‖发明‖

[藏器曰]白雄鸡养三年，能为鬼神所使。[时珍曰]按陶弘景真诰云：学道山中，宜养白鸡、白犬，可以辟邪。今术家祈禳皆用白鸡，其原本此。是乃异端一说耳，鸡亦何神何妖哉？

‖附方‖

旧三，新四。**癫邪狂妄**自贤自圣，行走不休。白雄鸡一只煮，以五味和作羹粥食。心镜。**惊愦邪僻**治因惊忧怖迫，或激愤惆怅，致志气错越，心行违僻者。白雄鸡一头，治如食法，真珠四两，薤白四两，水三升，煮二升，尽食之，饮汁令尽。肘后。**卒然心痛**白鸡一头，治如食法，水三升，煮二升，去鸡，煎取六合，入苦酒六合，真珠一钱，煎取六合，纳麝香二豆许，顿服之。肘后。**赤白痢下**白雄鸡一只，如常作臛及馄饨，空心食。心镜。**卒得咳嗽**白鸡一只，苦酒一斗，煮取三升，分三服，并淡食鸡。肘后。**水气浮肿**小豆一升，白雄鸡一只，治如食法，以水三斗煮熟食之，饮汁令尽。肘后方。**肉坏怪病**凡口鼻出腥臭水，以碗盛之，状如铁色虾鱼走跃，捉之即化为水，此肉坏也。但多食鸡馔即愈。夏子益奇疾方。

乌雄鸡肉

‖气味‖

甘，微温，无毒。

‖主治‖

补中止痛。别录。止肚痛，心腹恶气，除风湿麻痹，诸虚羸，安胎，治折伤并痈疽。生捣，涂竹木刺入肉。日华。

‖发明‖

[时珍曰]按李鹏飞云：黄鸡宜老人。乌鸡宜产妇，暖血。马益卿云：妊妇宜食牡鸡肉，取阳精之全于天产者。此亦胎教宜见虎豹之意耳。又唐·崔行功纂要云：妇人产死，多是富贵家，扰攘致妇惊悸气乱故耳。惟宜屏除一切人，令其独产，更烂煮牡鸡取汁，作粳米粥与食，自然无

恙，乃和气之效也。盖牡鸡汁性滑而濡。不食其肉，恐难消也。今俗产家，每产后即食鸡啖卵，气壮者幸而无恙，气弱者因而成疾，皆由不解此意也。

‖附方‖

旧四，新六。**补益虚弱**诜曰：虚弱人用乌雄鸡一只治净，五味煮极烂。食生即反损人。或五味淹炙食，亦良。**反胃吐食**用乌雄鸡一只，治如食法，入胡荽子半斤在腹内，烹食二只愈。**老人中风**烦热语涩。每用乌雄鸡一只，切，葱白一握，煮臛，下麻子汁、五味，空心食之。养老书。**脚气烦懑**用乌雄鸡一只，治如食法，入米作羹食。养老书。**寒疝绞痛**用乌雄鸡一头，治如食法，生地黄七斤，同剉，着甑中蒸之，以器盛取汁。清旦温服，至晚令尽，当下诸寒癖证，以白粥食之。久疝不过三服。肘后。**卒得咳嗽**乌雄鸡一只，治如食法，酒渍半日饮之。肘后。**肾虚耳聋**乌雄鸡一只治净，以无灰酒三升煮熟，乘热食三五只，效。**狐尿刺疮**棘人，肿痛欲死。破乌鸡揾之，良。肘后方。**猫眼睛疮**身面上疮，似猫儿眼，有光采，无脓血，但痛痒不常，饮食减少，名曰寒疮。多吃鸡、鱼、葱、韭愈。夏子益奇疾方。**打伤颠扑**及牛马触动，胸腹破血，四肢摧折。以乌鸡一只，连毛杵一千二百下，苦酒三升和匀。以新布揾病处，将膏涂布上。觉寒振欲吐，徐徐取下，须臾再上。一鸡少，顷再作，以愈为度。肘后方。

黑雌鸡肉

‖气味‖

甘、酸，温、平，无毒。

‖主治‖

作羹食，治风寒湿痹，五缓六急，安胎。别录。安心定志，除邪辟恶气，治血邪，破心中宿血，治痈疽，排脓补新血，及产后虚羸，益色助气。日华。治反胃及腹痛，踒折骨痛，乳痈。又新产妇以一只治净，和五味炒香，投二升酒中，封一宿取饮，令人肥白。又和乌油麻二升熬香，入酒中极效。孟诜。

‖发明‖

[时珍曰]乌色属水，牝象属阴，故乌雌所治，皆血分之病，各从其类也。

‖附方‖

新三。**中风舌强**不语，目睛不转，烦热。乌雌鸡一只治净，以酒五升，煮取二升去滓，分作三次，连服之。食葱姜粥，暖卧，取小汗。饮膳正要。**死胎不下**乌鸡一只去毛，以水三升，煮二升去鸡。用帛蘸汁摩脐下，自出。妇人良方。**虚损积劳**治男女因积虚或大病后，虚损沉困，酸疼盗汗，少气喘惙，或小腹拘急，心悸胃弱，多卧少起，渐至瘦削。若年深，五脏气竭，则难治也。用乌雌鸡一头，治如食法，以生地黄一斤，切，饴糖一升，纳腹内缚定，铜器贮，于瓶中蒸五升米熟，取出，食肉饮汁，勿用盐。一月一作，神效。姚僧坦方。

黄雌鸡肉

‖气味‖
甘、酸、咸，平，无毒。[日华曰]性温。患骨热人勿食。

‖主治‖
伤中消渴，小便数而不禁，肠澼泄痢，补益五脏，续绝伤，疗五劳，益气力。别录。治劳劣，添髓补精，助阳气，暖小肠，止泄精，补水气。日华。补丈夫阳气，治冷气疾着床者，渐渐食之，良。以光粉、诸石末和饭饲鸡，煮食甚补益。孟诜。治产后虚羸，煮汁煎药服，佳。时珍。

‖发明‖
[时珍曰]黄者土色，雌者坤象，味甘归脾，气温益胃，故所治皆脾胃之病也。丹溪朱氏谓鸡属土者，当指此鸡而发，他鸡不得侔此。

‖附方‖
旧三，新六。**水癖水肿**[诜曰]腹中水癖水肿，以黄雌鸡一只，如常治净，和赤小豆一升同煮汁

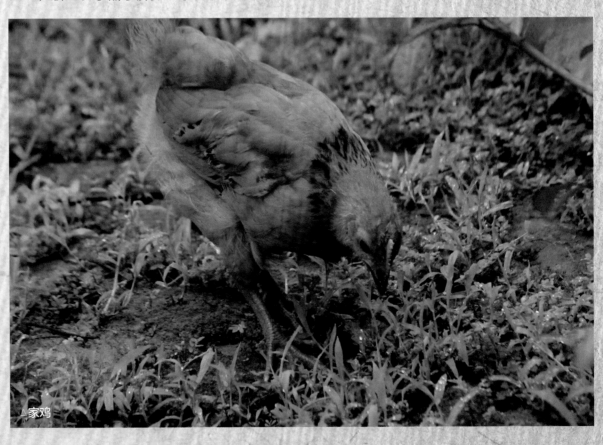
△家鸡

饮，日二夜一。**时行黄疾**时行发黄。用金色脚黄雌鸡，治如食法，煮熟食之，并饮汁令尽，不过再作。亦可少下盐豉。肘后方。**消渴饮水**小便数。以黄雌鸡煮汁冷饮，并作羹食肉。心镜。**下痢禁口**黄肥雌鸡一只，如常为臛，作面馄饨，空心食之。心镜。**脾虚滑痢**用黄雌鸡一只炙，以盐、醋涂，煮熟食之。心镜。**脾胃弱乏人痿黄瘦**。黄雌鸡肉五两，白面七两，切肉作馄饨，下五味煮熟，空心食之。日一作，益颜色，补脏腑。寿亲。**产后虚羸**黄雌鸡一只，去毛及肠肚，背上开破，入生百合三枚白粳米半升缝合，入五味汁中煮熟，开腹取百合并饭，和汁作羹食之，并食肉。圣惠。**病后虚汗**伤寒后虚弱，日夜汗出不止，口干心躁。用黄雌鸡一只，去肠胃，治净，麻黄根一两，水七大盏，煮汁三大盏，去滓及鸡，入肉苁蓉酒浸一宿，刮净一两，牡蛎煅粉二两，煎取一盏半，一日服尽。圣惠。**老大噎食**不通。黄雌鸡肉四两，切，茯苓二两，白面六两，作馄饨，入豉汁煮食，三五服效。养老书。

乌骨鸡

‖气味‖

甘，平，无毒。

‖主治‖

补虚劳羸弱，治消渴，中恶鬼击心腹痛，益产妇，治女人崩中带下，一切虚损诸病，大人小儿下痢禁口，并煮食饮汁，亦可捣和丸药。时珍。

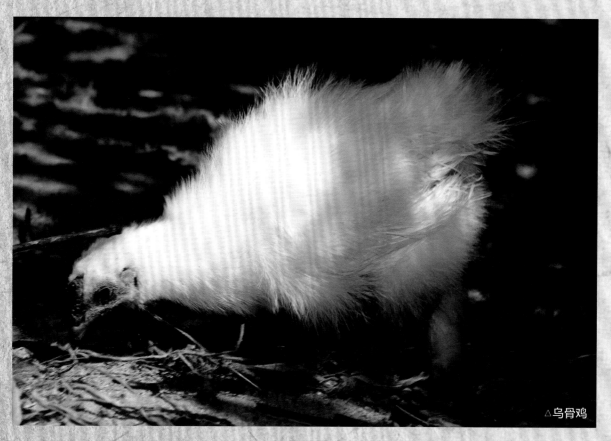

△乌骨鸡

‖ 发明 ‖

[时珍曰] 乌骨鸡，有白毛乌骨者，黑毛乌骨者，斑毛乌骨者，有骨肉俱乌者，肉白骨乌者；但观鸡舌黑者，则肉骨俱乌，入药更良。鸡属木，而骨反乌者，巽变坎也，受水木之精气，故肝肾血分之病宜用之。男用雌，女用雄。妇人方科有乌鸡丸，治妇人百病，煮鸡至烂和药，或并骨研用之。按太平御览云：夏侯弘行江陵，逢一大鬼引小鬼数百行。弘潜捉末后一小鬼问之。曰：此广州大杀也，持弓戟往荆、扬二州杀人。若中心腹者死，余处犹可救。弘曰：治之有方乎。曰：但杀白乌骨鸡，薄心即瘥。时荆、扬病心腹者甚众，弘用此治之，十愈八九。中恶用乌鸡，自弘始也。此说虽涉迂怪，然其方则神妙，谓非神传不可也。鬼击卒死，用其血涂心下，亦效。

‖ 附方 ‖

新三。**赤白带下** 白果、莲肉、江米各五钱，胡椒一钱，为末。乌骨鸡一只，如常治净，装末入腹煮熟，空心食之。**遗精白浊** 下元虚惫者。用前方食之良。**脾虚滑泄** 乌骨母鸡一只治净，用豆蔻一两，草果二枚，烧存性，掺入鸡腹内，扎定煮熟，空心食之。

反毛鸡

‖ 主治 ‖

反胃。以一只煮烂，去骨，入人参、当归、食盐各半两，再同煮烂，食之至尽。时珍。出乾坤生意。

‖ 发明 ‖

[时珍曰] 反毛鸡，即翻翅鸡也，毛翮皆反生向前。治反胃者，述类之义耳。

泰和老鸡

‖ 气味 ‖

甘、辛，热，无毒。

‖ 主治 ‖

内托小儿痘疮。时珍。

‖ 发明 ‖

[时珍曰] 江西泰和、吉水诸县，俗传老鸡能发痘疮，家家畜之，近则五六年，远则一二十年。待痘疮发时，以五味煮烂，与儿食之，甚则加胡椒及桂、附之属。此亦陈文中治痘用木香、异功散之意，取其能助湿热发脓也。风土有宜不宜，不可以为法。

鸡头

丹、白雄鸡者良。

‖ 主治 ‖

杀鬼，东门上者良。本经。治蛊，禳恶，辟瘟。时珍。

‖ 发明 ‖

[时珍曰] 古者正旦，磔雄鸡，祭门户，以辟邪鬼。盖鸡乃阳精，雄者阳之体，头者阳之会，东门者阳之方，以纯阳胜纯阴之义也。千金转女成男方中用之，亦取上义也。按应劭风俗通云：俗以鸡祀祭门户。鸡乃东方之牲，东方既作，万物触户而出也。山海经祠鬼神皆用雄鸡，而今治贼风有鸡头散，治蛊用东门鸡头，治鬼痹用雄鸡血，皆以御死辟恶也。又崔寔月令云：十二月，东门磔白鸡头，可以合药。周礼鸡人：凡祭祀禳衅，供其鸡牲。注云：禳郊及疆，却灾变也。作宫室器物，取血涂衅隙。淮南子曰：鸡头已瘘，此类之推也。

‖ 附方 ‖

新一。**卒魇死昏**东门上鸡头为末，酒服之。千金方。

鸡冠血

三年雄鸡良。

‖ 气味 ‖

咸，平，无毒。

‖ 主治 ‖

乌鸡者，主乳难。别录。治目泪不止，日点三次，良。孟诜。亦点暴赤目。时珍。丹鸡者，治白癜风。日华。并疗经络间风热。涂颊，治口㖞不正；涂面，治中恶；卒饮之，治缢死欲绝，及小儿卒惊客忤。涂诸疮癣，蜈蚣、蜘蛛毒，马啮疮，百虫入耳。时珍。

‖ 发明 ‖

[时珍曰] 鸡冠血，用三年老雄者，取其阳气充溢也。风中血脉则口㖞僻，冠血咸而走血透肌，鸡之精华所聚，本乎天者亲上也。丹者阳中之阳，能僻邪，故治中恶、惊忤诸病。乌者阳形阴色，阳中之阴，故治产乳、目泪诸病。其治蜈蚣、蜘蛛诸毒者，鸡食百虫，制之以所畏也。高武痘疹正宗云：鸡冠血和酒服，发痘最佳。鸡属巽属风，顶血至清至高，故也。

‖附方‖

旧八，新十一。**益助阳气** [诜曰]丹雄鸡冠血，和天雄、太阳粉各四分，桂心二分，丸服之。**鬼击卒死**乌鸡冠血，沥口中令咽；仍破此鸡揞心下，冷乃弃之道边，妙。肘后。**卒死寝死**治卒死，或寝卧奄忽而绝，皆是中恶。用雄鸡冠血涂面上，干则再上，仍吹入鼻中，并以灰营死人一周。肘后方。**卒然忤死**不能言。用鸡冠血，和真珠，丸小豆大。纳三、四丸入口中，效。肘后方。**卒缢垂死**心下犹温者，勿断绳。刺鸡冠血滴口中，以安心神。或云：男用雌，女用雄。肘后。**小儿卒惊**似有痛处，不知疾状。用雄鸡冠血少许，滴口中，妙。谭氏小儿。**小儿解颅**丹雄鸡冠上血滴之，以赤芍药末粉之，甚良。普济。**阴毒卒痛**用雄鸡冠血，入热酒中饮之，暖卧取汗。伤寒蕴要。**女人阴血**女人交接违理，血出。用雄鸡冠血涂之。集验。**烂弦风眼**鸡冠血点之，日三五度。圣惠。**对口毒疮**热鸡血频涂之，取散。皆效方。**发背痈疽**用雄鸡冠血滴疽上，血尽再换，不过五六鸡，痛止毒散，数日自愈。保寿堂方。**浸淫疮毒**不早治，周身杀人。以鸡冠血涂之，日四五度。肘后。**燥癣作痒**雄鸡冠血，频频涂之。范汪方。**马咬成疮**肿痛。用鸡冠血涂之。驳马用雌鸡，牝马用雄鸡。肘后方。**蜈蚣咬疮**鸡冠血涂之。钱相公箧中方。**蜘蛛咬疮**同上。**中蜈蚣毒**舌胀出口是也。雄鸡冠血浸舌，并咽之。青囊杂纂。**诸虫入耳**鸡冠血滴入即出。胜金。

鸡血

乌鸡、白鸡者良。

‖气味‖

咸，平，无毒。

‖主治‖

踒折骨痛及痿痹，中恶腹痛，乳难。别录。治剥驴马被伤，及马咬人，以热血浸之。白癜风、疬疡风，以雄鸡翅下血涂之。藏器。热血服之，主小儿下血及惊风，解丹毒蛊毒，鬼排阴毒，安神定志。[时珍曰]肘后治惊邪恍惚，大方中亦用之。

‖附方‖

旧一，新九。**阴毒**鸡血冲热酒饮。**鬼排卒死**用乌雄鸡血涂心下，即苏。风俗通。**解百蛊毒**白鸡血，热饮之。广记。**惊风不醒**白乌骨雄鸡血，抹唇上即醒。集成。**缢死未绝**鸡血涂喉下。千金。**黄疸困笃**用半斤大雄鸡，背上破开，不去毛，带热血合患人胸前，冷则换之。日换数鸡，拔去积毒即愈。此鸡有毒，人不可食，犬亦不食也。唐瑶经验方。**筋骨折伤**急取雄鸡一只刺血，量患人酒量，或一碗，或半碗，和饮，痛立止，神验。青囊。**杂物眯目**不出。以鸡肝血滴少许，即出。圣惠。**蚰蜒入耳**生油调鸡心血，滴入即出。总录。**金疮肠出**以干人屎末抹入，桑皮线缝合，热鸡血涂之。生生编。

肪

乌雄鸡者良。

‖气味‖

甘，寒，无毒。

‖主治‖

耳聋。别录。头秃发落。时珍。

‖附方‖

新一。**年久耳聋**用炼成鸡肪五两，桂心十八铢，野葛六铢，同以文火煎三沸，去滓。每用枣许，以苇筒炙溶，倾入耳中。如此十日，耵聍自出，长寸许也。千金翼。

脑

白雄鸡者良。

‖主治‖

小儿惊痫。烧灰酒服，治难产。苏恭。

心

乌雄鸡者良。

‖主治‖

五邪。别录。

肝

雄鸡者良。

‖气味‖

甘、苦，温，无毒。[时珍曰] 微毒。内则云食鸡去肝，为不利人也。

‖主治‖

起阴。别录。补肾。治心腹痛，安漏胎下血，以一具切，和酒五合服之。孟诜。疗风虚目暗。治女人阴蚀疮，切片纳入，引虫出尽，良。时珍。

‖附方‖

新三。**阴痿不起**用雄鸡肝三具，菟丝子一升，为末，雀卵和丸小豆大。每服一百丸，酒下，日二。千金。**肝虚目暗**老人肝虚目暗。乌雄鸡肝一具切，以豉和米作羹成粥食之。养老书。**睡中遗尿**雄鸡肝、桂心等分，捣丸小豆大。每服一丸，米饮下，日三服。遗精，加白龙骨。

胆

乌雄鸡者良。

‖气味‖

苦，微寒，无毒。

‖主治‖

目不明，肌疮。别录。月蚀疮，绕耳根，日三涂之。孟诜。灯心蘸点胎赤眼，甚良，水化搽痔疮，亦效。时珍。

‖附方‖

新四。**沙石淋沥**用雄鸡胆干者半两，鸡屎白炒一两，研匀。温酒服一钱，以利为度。十便良方。**耳病疣目**黑雌鸡胆汁涂之，日三。圣惠。**眼热流泪**五倍子、蔓荆子煎汤洗，后用雄鸡胆点之。摘玄方。**尘沙眯目**鸡胆汁点之。医说。

肾

雄鸡者良。

‖主治‖

齆鼻作臭，用一对与脖前肉等分，入豉七粒，新瓦焙研，以鸡子清和作饼，安鼻前，引虫出。忌阴人、鸡、犬见。十便良方。

嗉

‖主治‖

小便不禁，及气噎食不消。时珍。

新三。**气噎不通**鸡嗉两枚连食，以湿纸包，黄泥固，煅存性为末，入木香、沉香、丁香末各一钱，枣肉和丸梧子大。每汁下三丸。**小便不禁**雄鸡喉咙，及膍胵，并屎白，等分为末。麦粥清服之。卫生易简方。**发背肿毒**鸡嗉及肫内黄皮，焙研。湿则干掺，干则油调搽之。医林正宗。

膍胵里黄皮，一名鸡内金

膍胵音脾鸱，鸡肫也。近人讳之，呼肫内黄皮为鸡内金。男用雌，女用雄。

∥气味∥

甘，平，无毒。

∥主治∥

泄痢，小便频遗，除热止烦。别录。止泄精并尿血，崩中带下，肠风泻血。日华。治小儿食疟，疗大人淋漓反胃，消酒积，主喉闭乳蛾，一切口疮，牙疳诸疮。时珍。

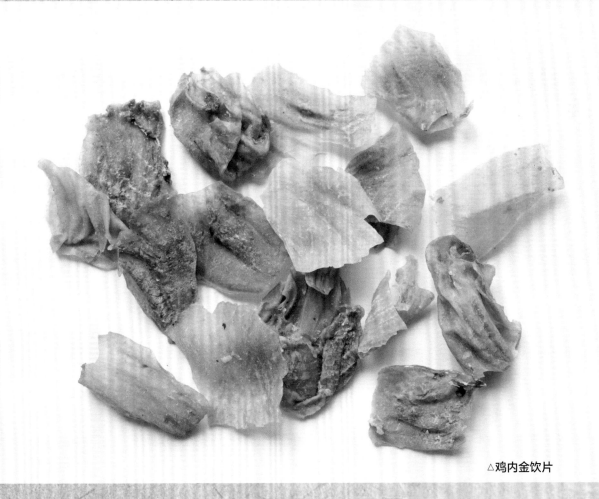

△鸡内金饮片

‖附方‖

旧二，新十八。**小便遗失**用鸡膍胵一具，并肠烧存性，酒服。男用雌，女用雄。集验。**小便淋沥痛**不可忍。鸡肫内黄皮五钱，阴干烧存性，作一服，白汤下，立愈。医林集要。**膈消饮水**鸡内金洗晒干、栝楼根炒五两，为末，糊丸梧桐子大。每服三十丸，温水下，日三。总录。**反胃吐食**鸡膍胵一具，烧存性，酒调服。男用雌，女用雄。千金。**消导酒积**鸡膍胵、干葛为末，等分，面糊丸梧子大。每服五十丸，酒下。袖珍方。**禁口痢疾**鸡内金焙研，乳汁服之。**小儿疟疾**用鸡膍胵黄皮烧存性，乳服。男用雌，女用雄。千金。**喉闭乳蛾**鸡肫黄皮勿洗，阴干烧末，用竹管吹之即破，愈。青囊方。**一切口疮**鸡内金烧灰傅之，立效。活幼新书。**鹅口白疮**鸡肫黄皮为末，乳服半钱。子母秘录。**走马牙疳**经验用鸡肫黄皮不落水者五枚，枯矾五钱，研搽立愈。心鉴用鸡肫黄皮，灯上烧存性，入枯矾、黄檗末等分，麝香少许。先以米泔洗漱后，贴之。**阴头疳蚀**鸡内金不落水拭净，新瓦焙脆，出火毒，为细末。先以米泔水洗疮，乃搽之。亦治口疳。经验方。**谷道生疮**久不愈。用鸡膍胵烧存性为末，干贴之，如神。总录。**脚胫生疮**雄鸡肫内皮，洗净贴之。一日一易，十日愈。小山奇方。**疮口不合**鸡膍胵皮，日贴之。**发背初起**用鸡肫黄皮不落水者阴干，临时温水润开贴之，随干随润，不过三五个，即消。杨氏经验方。**发背已溃**用鸡肫黄皮，同绵絮焙末搽之，即愈。**金腮疮蚀**初生如米豆，久则穿蚀。用鸡内金焙、郁金等分，为末。盐浆漱了贴之。忌米食。总录。**小儿疣目**鸡肫黄皮擦之，自落。集要。**鸡骨哽咽**活鸡一只打死，取出鸡内金洗净，灯草裹，于火上烧存性。竹筒吹入咽内，即消，不可见肉。摄生方。

肠

男用雌，女用雄。

‖主治‖

遗溺，小便数不禁。烧存性，每服三指，酒下。别录。止遗精、白浊、消渴。时珍。

‖附方‖

旧一。**小便频遗**心镜用雄鸡肠一具作臛，和酒服。普济用雄鸡肠，水煎汁服，日三次。

肫骨

乌骨鸡者良。

‖主治‖

小儿羸瘦，食不生肌。别录。

‖附方‖

新二。**小儿囟陷**因脏腑壅热，气血不荣。用乌鸡骨一两，酥炙黄，生地黄焙二两，为末。每服半钱，粥饮调下。圣惠方。**疮中朽骨**久疽久漏，中有朽骨。以乌骨鸡胫骨，实以砒石，盐泥固济，煅红出毒，以骨研末，饭丸粟米大。每以白纸捻送一粒入窍中，以拔毒膏药封之，其骨自出。医学正传。

距

白雄鸡者良。

‖主治‖

产难，烧研酒服。苏恭。下骨哽，以鸡足一双，烧灰水服。时珍。出外台。

翮翎

白雄鸡者良。

‖主治‖

下血闭。左翅毛，能起阴。别录。治妇人小便不禁，消阴癞，疗骨哽，蚀痈疽。止小儿夜啼，安席下，勿令母知。时珍。

‖发明‖

[时珍曰] 翅翮形锐而飞扬，乃其致力之处。故能破血消肿，溃痈下哽。按葛洪云：凡古井及五月井中有毒，不可辄入，即杀人。宜先以鸡毛试之，毛直下者无毒，回旋者有毒也。又感应志云：五酉日，以白鸡左翅烧灰扬之，风立至；以黑犬皮毛烧灰扬之，风立止也。巽为风，鸡属巽，于此可见。

‖附方‖

旧二，新七。**阴肿如斗**取鸡翅毛，一孔生两茎者，烧灰饮服。左肿取右翅，右肿取左翅，双肿并取。肘后方。**阴卒肿痛**鸡翮六枝烧存性，蛇床子末等分，随左右傅之。肘后方。**妇人遗尿**雄鸡翎烧灰，酒服方寸匕，日三。千金翼。**咽喉骨哽**白雄鸡左右翮大毛各一枚，烧灰水服。外台。**肠内生痈**雄鸡顶上毛并屎烧末，空心酒服。千金。**决痈代针**白鸡翅下两边第一毛，烧灰水服，即破。外台。**解蜀椒毒**鸡毛烧烟吸之，并水调一钱服之。千金方。**马汗入疮**鸡毛烧灰，酒服方寸匕。集验方。**蠼螋尿疮**乌鸡翅毛烧灰，油调傅之，虫畏鸡故也。琐碎录。

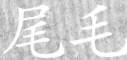

尾毛

‖主治‖

刺入肉中，以二七枚，和男子乳封之，当出。孟诜。解蜀椒毒，烧烟吸之，并以水调灰服。又治小儿痘疮后生痈，烧灰和水傅之。时珍。

‖附方‖
新一。**小便不禁**雄鸡翎烧研，酒服方寸匕。外台秘要。

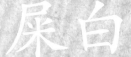
屎白

雄鸡屎乃有白，腊月收之，白鸡乌骨者更良。素问作鸡矢。

‖气味‖
微寒，无毒。

‖主治‖
消渴，伤寒寒热，破石淋及转筋，利小便，止遗尿，灭瘢痕。别录。治中风失音痰迷。炒服，治小儿客忤蛊毒。治白虎风，贴风痛。日华。治贼风、风痹，破血，和黑豆炒，酒浸服之。亦治虫咬毒。藏器。下气，通利大小便，治心腹鼓胀，消癥瘕，疗破伤中风，小儿惊啼。以水淋汁服，解金银毒。以醋和，涂蜈蚣、蚯蚓咬毒。时珍。

‖发明‖
[颂曰]按素问云：心腹满，旦食不能暮食，名为鼓胀。治之以鸡屎醴，一剂知，二剂已。王冰注云：本草鸡屎利小便，并不治鼓胀。今方法当用汤渍服之耳。[时珍曰]鼓胀生于湿热，亦有积滞成者。鸡屎能下气消积，通利大小便，故治鼓胀有殊功，此岐伯神方也。醴者，一宿初来之酒醅也。又按范汪方云：宋青龙中，司徒吏颜奋女苦风疾，一髀偏痛。一人令穿地作坑，取鸡屎、荆叶然之，安胫入坑熏之，有长虫出，遂愈也。

‖附方‖
旧十四，新三十一。**鸡矢醴**普济方云：治鼓胀，旦食不能暮食。由脾虚不能制水，水反胜土，水谷不运，气不宣流，故令中满，其脉沉实而滑。宜鸡矢醴主之。何大英云：诸腹胀大，皆属于热。精气不得渗入膀胱，别走于腑，溢于皮里膜外，故成胀满，小便短涩。鸡矢性寒利小便，诚万金不传之宝也。用腊月干鸡矢白半斤，袋盛，以酒醅一斗，渍七日。温服三杯，日三。或为末，服二钱亦可。宣明用鸡矢、桃仁、大黄各一钱，水煎服。正传用鸡矢炒研，沸汤淋汁。调木香、槟榔末二钱服。一方：用鸡矢、川芎䓖等分为末，酒糊丸服。**牵牛酒**治一切肚腹、四肢肿胀，不拘鼓胀、气胀、湿胀、水胀等。有峨嵋一僧，用此治人得效，其人牵牛来谢，故名。用干鸡矢一升炒黄，以酒醅三碗，煮一碗，滤汁饮之。少顷，腹中气大转动，利下，即自脚下皮皱消也。未尽，隔日再作。仍以田螺二枚，滚酒瀹食，后用白粥调理。积善堂经验方。**小儿腹胀**黄瘦。用干鸡矢一两，丁香一钱，为末，蒸饼丸小豆大。每米汤下十丸，日三服。活幼全书。**心腹鳖瘕**及宿癥，并卒得癥，以饭饲白雄鸡取粪，同小便于瓦器中熬黄为末，每服方寸匕，温酒服之，日四五服，或杂饭饲之，以消为度，亦佳。集验方。**食米成癥**好食生米，口中出清水。以鸡矢同白米各半合，炒为末，以水一钟调服。良久，吐出如米形，即瘥。昔慎恭道病此，饥瘦如劳，蜀僧道广处此方而愈。医说。**反胃吐食**以乌骨鸡一只，与水饮四五日，勿与食。将五蒲蛇二条，竹刀切与食。待鸡下粪，取阴干为末，水丸粟米大，每服一分，桃仁汤下。五七服即愈。证治发明。**中诸菜毒**发狂，吐下欲死。用鸡矢烧末，水服方寸匕。葛氏方。**石淋疼痛**鸡矢白，日中半干，炒香为末。以酸浆饮服方寸匕，日二，当下石出。古今录验。**小儿血淋**鸡矢尖白如粉者，炒研，糊丸绿豆大。每服三五丸，酒下。四五服效。**产后遗溺**不禁。鸡矢烧灰，酒服方寸匕。产宝。**转筋入腹**其人臂脚直，其脉上下，微弦。用鸡矢为末，水六合，和方寸匕，温服。张仲景方。**中风寒痹**口噤，不知人。以鸡矢白一升炒黄，入酒三升搅，澄清饮。葛氏。**白虎风痛** [选日] 铺饭于患处，以丹雄鸡食之。良久，取热粪封之。取讫，使伏于患人床下。**破伤中风**腰脊反张，牙紧口噤，四肢强直。用鸡矢白一升，大豆五升，炒黄，以酒沃之，微烹令豆澄下。随量饮，取汗避风。经验方。**产后中风**口噤瘛疭，角弓反张。黑豆二升半，同鸡矢白一升炒熟，入清酒一升半，浸取一升，入竹沥服，取汗。产宝。**角弓反张**四肢不随，烦乱欲死。鸡矢白一升，清酒五升，捣筛，合扬千遍，乃饮。大人服一升，少小五合，日三服，肘后。**小儿口噤**面赤者属心，白者属肺。用鸡矢白如枣大，绵裹，以水一合煮，分二服。一方：酒研服之。千金方。**小儿紧唇**鸡矢白，研末傅之。有涎易去。圣惠。**小儿惊啼**鸡矢白烧灰，米饮服二字。千金方。**头风痹木**用腊月乌鸡矢一升，炒黄为末，绢袋盛，渍三升酒中。频频温服令醉。千金方。**喉痹肿痛**鸡矢白含之咽汁。圣惠。**牙齿疼痛**鸡矢白烧末、绵裹咬痛处，立瘥。经验方。**鼻血不止**鸡矢取有白色半截者，烧灰吹之。唐氏经验方。**牙齿不生**不拘大人、小儿。用雄鸡矢、雌鸡矢十五颗焙研，入麝香少许，先以针挑破出血，傅之。年高者不过二十日，年少者十日必生。普济但用乌鸡雌雄粪，入旧麻鞋底烧存性，等分，入麝香少许，三日夜不住擦，令热为佳。李察院亮卿尝用，有效。**耳聋不听**鸡矢白炒半升，乌豆炒一升，以无灰酒二升，乘热投入服，取汗。耳如鼓鼙勿讶。外台。**面目黄疸**鸡矢白、小豆、秫米各二分，为末，分作三服，水下，当有黄汁出也。肘后方。**子死腹中**雌鸡粪二十一枚，水二升，五合煮之，下米作粥食。产宝。**乳妒乳痈**鸡矢白炒研，酒服方寸匕，三服愈。产宝。**乳头破裂**方同上。**内痈未成**取伏鸡屎，水和服，即瘥。千金。**头疮白秃**雄鸡屎末，和陈酱、苦酒洗之。千金。**消灭瘢痕**以猪脂三升，饲乌鸡一只，三日后取矢，同白芷、当归各一两，煎十沸，去滓，入鹰矢白半两调傅。外台。**耳中恶疮**鸡矢白炒研，傅之。圣惠。**瘰疬瘘疮**雄鸡矢烧灰，腊猪脂和，傅之。千金。**食金中毒**已死。取鸡矢半升，水淋取汁一升，饮之，日三。肘后方。**缢死未绝**鸡矢白如枣大，酒半盏和，灌口鼻。肘后。**尸脚拆裂**无冬夏者。鸡屎煮汤，渍半日，取瘥乃止。千金。**射工溪毒**白鸡矢白者二枚，以饧和，涂疮上。肘后。**骨疽不合**骨从孔中出。掘地作坑，口小里大，深三尺。以干鸡屎二升，同艾及荆叶捣碎，入坑内，烧令烟出。以疮口就熏，用衣拥之。勿令泄气。半日当有虫出，甚效。千金方。**阴毒腹痛**鸡粪、乌豆、地肤子各一把，乱发一团，同炒，烟起，倾入好酒一碗浸之，去滓，热服即止。生生编。**小儿心痛**白乌骨屎五钱，晒研，松脂五钱，为末，葱头汁和丸梧子大，黄丹为衣。每醋汤服五丸。忌生冷、硬物，三四日立效。婴童百问。

鸡子即鸡卵也

黄雌者为上，乌雌者次之。

‖气味‖

甘，平，无毒。[思邈曰] 微寒。畏醇醋。[鼎曰] 多食，令人腹中有声，动风气。和葱、蒜食之，气短；同韭子食，成风痛；共鳖肉食，损人；共獭肉食，成遁尸；同兔肉食，成泄痢。妊妇以鸡子、鲤鱼同食，令儿生疮；同糯米食，令儿生虫。[时珍曰] 小儿患痘疹，忌食鸡子，及闻煎食之气，令生翳膜。

‖主治‖

除热火灼烂疮、痫痓，可作虎魄神物。别录。[弘景曰] 用欲毈子，黄白混杂者，煮作之，极相似，惟不拾芥尔。又煮白，合银口含，须臾色如金也。镇心，安五脏，止惊安胎，治妊娠天行热疾狂走，男子阴囊湿痒，及开喉声失音。醋煮食之，治赤白久痢，及产后虚痢。光粉同炒干，止疳痢，及妇人阴疮。和豆淋酒服，治贼风麻痹，醋浸令坏，傅疵黯。作酒，止产后血运，暖水脏，缩小便，止耳鸣。和蜡炒，治耳鸣、聋，及疳痢。日华。益气。以浊水煮一枚，连水服之，主产后痢。和蜡煎，止小儿痢。藏器。小儿发热，以白蜜一合，和三颗搅服，立瘥。孟诜。太平御览云：正旦吞乌鸡子一枚，可以练形。峋嵝神书云：八月晦日夜半，面北吞乌鸡子一枚，有事可隐形。

‖发明‖

[时珍曰] 卵白象天，其气清，其性微寒；卵黄象地，其气浑，其性温；卵则兼黄白而用之，其性平。精不足者补之以气，故卵白能清气，治伏热、目赤、咽痛诸疾；形不足者补之以味，故卵黄能补血，治下痢、胎产诸疾；卵则兼理气血，故治上列诸疾也。

‖附方‖

旧八，新二十三。**天行不解**已汗者。用新生鸡子五枚，倾盏中，入水一鸡子搅浑，以水一升煮沸投入，纳少酱啜之，令汗出愈。许仁则方。**天行呕逆**食入即吐。鸡子一枚，水煮三五沸，冷水浸少顷，吞之。外台。**伤寒发狂**烦躁热极。吞生鸡子一枚，效。食鉴。**三十六黄**救急方：用鸡子一颗，连壳烧灰，研酢一合和之，温服，鼻中虫出为效。身体极黄者，不过三枚，神效。外台秘要。**白虎风病** [藏器曰] 取鸡子揩病处，咒愿，送粪堆头上，不过三次瘥。白虎是粪神，爱吃鸡子也。**身面肿满**鸡子黄白相和，涂肿处。干再上。肘后方。**年深哮喘**鸡子略敲损，浸尿缸中三四日，煮食，能去风痰。集成。**心气作痛**鸡子一枚打破，醋二合调服。肘后。**小儿疳痢**肚胀。用鸡子一个开孔，入巴豆一粒，轻粉一钱，用纸五十重裹，于饭上蒸三度，放冷去壳研，入麝香少许，糊和丸米粒大。食后温汤下二丸至三丸。经验方。**预解痘毒**保和方：用鸡卵一枚，活地龙一条入卵内，饭上蒸熟，去地龙，与儿食，每岁立春日食一枚，终身不出痘也。李氏用鸡卵一枚，童便浸七日，水煮食之，永不出痘。李捷用头生鸡子三五枚，浸厕坑内五七日，取出煮熟与食，数日再食一枚，永不出痘。徐都司得于浙人之方。**痘疮赤瘢**鸡子一个，酒醋浸七日，白僵蚕二七枚，和匀，揩赤涂之，甚效。圣惠。**雀卵面疱**鸡卵醋浸坏，取出傅之。圣惠。**妊娠时疾**令胎不动。以鸡子七枚，纳井中令冷，取出打破吞之。子母秘录。**病欲去胎**鸡子一枚，入盐三指撮，服。张文仲方。**胎动下血**　[藏器曰] 鸡子二枚打破，以白粉和稀食之。**子死腹中**用三家鸡卵各一枚，三家盐各一撮，三家水各一升，同煮，令妇东向饮之。千金方。**产后血多不止**。乌鸡子三枚，醋半升，酒二升，和搅，煮取一升，分四服。拾遗。**产后心痛**鸡子煮酒，食即安。备急方。**产后口干舌缩**。用鸡子一枚打破，水一盏搅服。经验方。**妇人白带**用酒及艾叶煮鸡卵，日日食之。袖珍方。**头风白屑**新下乌鸡子三枚，沸汤五升搅，作三度沐之，甚良。集验。**腋下胡臭**鸡子两枚，煮熟去壳，热夹，待冷，弃之三叉路口，勿回顾。如此三次效。肘后方。**乳石发渴**水浸鸡子，取清生服，甚良。总录。**解野葛毒**已死者，以物开口后，灌鸡子三枚。须臾吐出野葛，乃苏。肘后方。**胡蔓野毒**即断肠草。一叶入口，百窍流血。惟急取凤凰胎，即鸡卵抱未成雏者，已成者不用，研烂，和麻油灌之。吐出毒物乃生，少迟即死。岭南卫生方。**痈疽发背**初作及经十日以上，肿赤焮热，日夜疼痛，百药不效者。用煅鸡子一枚，新狗屎如鸡子大，搅匀，微火熬令稀稠得所，捻作饼子，于肿头上贴之，以帛包抹，时时看视，觉饼热即易，勿令转动及歇气，经一宿定。如日多者，三日贴之，一日一易，至瘥乃止。此方秽恶，不可施之贵人。一切诸方皆不能及，但可备择而已。千金方。**蛛蝎蛇伤**鸡子一个，轻敲小孔合之，立瘥。兵部手集。**蠼螋尿疮**同上法。**身体发热**不拘大人、小儿。用鸡卵三枚，白蜜一合和服，立瘥。普济。

卵白

‖气味‖
甘，微寒，无毒。

‖主治‖
目热赤痛，除心下伏热，止烦满咳逆，小儿下泄，妇人产难，胞衣不出，并生吞之。醋浸一宿，疗黄疸，破大烦热。别录。产后血闭不下，取白一枚，入醋一半搅服。藏器。和赤小豆末，涂一切热毒、丹肿、腮痛神效。冬月以新生者酒渍之，密封七日取出，每夜涂面，去黯黵鼾疱，令人悦色。时珍。

‖发明‖
[宗奭曰] 产后血运，身痉直，口、目向上牵急，不知人。取鸡子一枚，去壳分清，以荆芥末二钱调服即安，甚敏捷，乌鸡子尤善。

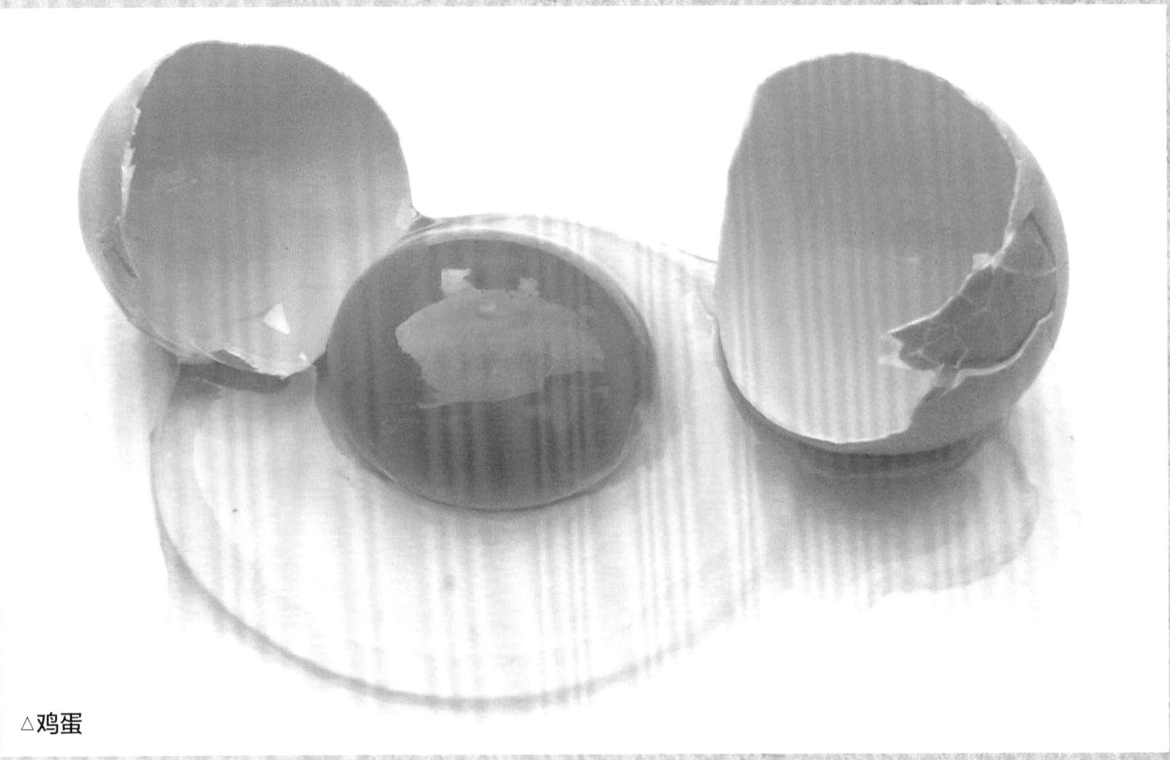
△鸡蛋

‖ **附方** ‖

旧四，新六。**时行发黄**醋酒浸鸡子一宿，吞其白数枚，肘后方。**下痢赤白**生鸡子一个，取白摊连纸上日干，折作四重，包肥乌梅十个，安熨斗中，以白炭烧存性，取出碗覆，冷定研末，入水银粉少许。大人分二服，小儿三服，空心井华水调下。如觉微利，不须再服。类证。**蛔虫攻心**口吐清水。以鸡子一枚去黄，纳好漆入鸡子壳中和合。仰头吞之，虫即出也。古今录验。**五种遁尸**其状腹胀，气急冲心，或磥磈踊起，或牵腰脊。以鸡卵白七枚，顿吞之良。千金方。**咽塞鼻疮**及干呕头痛，食不下。用鸡子一枚，开一窍，去黄留白，着米酢，煻火顿沸，取下更顿，如此三次。乘热饮之，不过一二度即愈。普济方。**面生疱疮**鸡子，以三岁苦酒浸之三宿，待软，取白涂之。肘后。**汤火烧灼**鸡子清和酒调洗，勤洗即易生肌。忌发物。或生傅之亦可。经验秘方。**头发垢脏**鸡子白涂之，少顷洗去，光泽不燥。濒湖。**面黑令白**鸡子三枚，酒浸，密封四七日。每夜以白傅面，如雪白也。普济。**涂面驻颜**鸡子一枚，开孔去黄留白，入金华胭脂及硇砂少许，纸封，与鸡抱之，俟别卵抱出，以涂面。洗之不落，半年尚红也。普济。

卵黄

‖ **气味** ‖

甘，温，无毒。

‖ **主治** ‖

醋煮，治产后虚痢，小儿发热。煎食，除烦热。炼过，治呕逆。和常山末为丸。竹叶汤服，治久疟。药性。炒取油，和粉，傅头疮。日华。卒干呕者，生吞数枚，良。小便不通者，亦生吞之，数次效。补阴血，解热毒，治下痢，甚验。时珍。

‖发明‖

[时珍曰] 鸡子黄，气味俱厚，阴中之阴，故能补形。昔人谓其与阿胶同功，正此意也。其治呕逆诸疮，则取其除热引虫而已。[颂曰] 鸡子入药最多，而发煎方特奇，刘禹锡传信方云：乱发鸡子膏，治孩子热疮。用鸡子五枚煮熟，去白取黄，乱发如鸡子大，相和，于铁铫中炭火熬之。初甚干，少顷即发焦，乃有液出。旋取置碗中，以液尽为度。取涂疮上，即以苦参末粉之。顷在武陵生子，蓐内便有热疮，涂诸药无益，而日益剧，蔓延半身，昼夜号啼，不乳不睡。因阅本草发髲条云：合鸡子黄煎之，消为水，疗小儿惊热、下痢。注云：俗中妪母为小儿作鸡子煎，用发杂熬之，良久得汁，与小儿服，去痰热，主百病。又鸡子条云：疗火疮。因是用之，果如神效也。

‖附方‖

旧三，新十一。**赤白下痢**鸡卵一枚，取黄去白，入胡粉满壳，烧存性。以酒服一钱匕。葛氏方。**妊娠下痢绞痛**。用乌鸡子一枚，开孔去白留黄，入黄丹一钱在内，厚纸裹定，泥固煨干为末。每服三钱，米饮下。一服愈者是男，两服愈者是女。三因方。**子死腹中**鸡子黄一枚，姜汁一合，和服，当下。**小肠疝气**鸡子黄搅，温水服之。三服效。**小儿痫疾**鸡子黄和乳汁搅服。不过三两枚，自定。普济。**小儿头疮**煮熟鸡子黄，炒令油出，以麻油、腻粉搽之。事林广记。**鼠瘘已溃**鸡卵一枚，米下蒸半日，取黄熬令黑。先拭疮令干，以药纳孔中，三度即愈。千金方。**脚上臭疮**熟鸡子黄一个，黄蜡一钱，煎油涂之。**汤火伤疮**熟鸡子十个，取黄炒取油，入腻粉十文搅匀，扫上，三五日永除瘢痕。集验方。**杖疮已破**鸡子黄熬油搽之，甚效。唐瑶经验方。**天泡水疮**方同上。**消灭瘢痕**鸡子五七枚煮熟，取黄炒黑，拭涂，日三。久久自灭。圣惠方。**妊娠胎漏**血下不止，血尽则子死。用鸡子黄十四枚，以好酒二升，煮如饧服之。未瘥再作，以瘥为度。普济方。**耳疳出汁**鸡子黄炒油涂之，甚妙。谈野翁方。

抱出卵壳

[时珍曰] 俗名混沌池、凤凰蜕。用抱出者，取其蜕脱之义也。李石续博物志云：踏鸡子壳，令人生白癜风。

‖主治‖

研末，磨障翳。日华。伤寒劳复，熬令黄黑为末，热汤和一合服，取汗出即愈。苏颂。出深师方。烧灰油调，涂癣及小儿头身诸疮。酒服二钱，治反胃。时珍。

‖附方‖

旧二，新七。**小便不通**鸡子壳、海蛤、滑石，等分为末。每服半钱，米饮下，日三。圣惠方。**小儿烦满欲死**。鸡子壳烧末，酒服方寸匕。子母秘录。**瘢痘入目**鸡子壳烧研，入片脑少许，点之。鸿飞集。**头疮白秃**鸡子壳七个，炒研油和，傅之。秘录。**头上软疖**用抱出鸡卵壳，烧存性研末，入轻粉少许，清油调傅。危氏方。**耳疳出脓**用抱出鸡卵壳，炒黄为末，油调灌之，疼即止。杏林摘要。**玉茎下疳**鸡卵壳炒左，油调傅之。同上。**外肾痈疮**抱出鸡卵壳、黄连、轻粉等分，为细末。用炼过香油调涂。医林正宗。**痘疮恶证**瘢痘倒陷，毒气壅遏于里，则为便血、昏睡不醒，其证甚恶，用抱出鸡子壳去膜，新瓦焙研。每服半钱，热汤调下。婴儿以酒调，抹唇、舌上，并涂风池、胸、背，神效。

卵壳中白皮

‖主治‖

久咳气结，得麻黄、紫菀服，立效。别录。

‖发明‖

[时珍曰] 按仙传外科云：有人偶含刀在口，割舌，已垂未断。一人用鸡子白皮袋之，掺止血药于舌根。血止，以蜡化蜜调冲和膏，敷鸡子皮上。三日接住，乃去皮，只用蜜蜡勤敷，七日全安。若无速效，以金枪药参治之。此用鸡子白皮无他，但取其柔软而薄，护舌而透药也。

‖附方‖

旧一，新二。**咳嗽日久**鸡子白皮炒十四枚，麻黄三两，焙，为末。每服方寸匕，饮下，日二。必效方。**风眼肿痛**鸡子白皮、枸杞白皮，等分为末。吹鼻中，一日三次。圣济总录。

鸡白蠹肥脂　本经

[弘景曰] 不知是何物。恐别一种耳。[藏器曰] 今鸡亦有白蠹，如卵而硬，有白无黄，云是牡鸡所生，名父公蠹。蠹字似囊字，疑传误也。[机曰] 此本经文，列于黑雌鸡条下，似指雌鸡之肥脂，如蠹虫之肥白，因其似而名之也。[时珍曰] 蠹音炉，而藏器以为囊何耶？今牡鸡生子，亦时或有之，然不当有肥脂字，当以机说为近。否则，必雌鸡之生肠也。本经有其名，不具其功，盖脱简之文。

窠中草

‖主治‖

头疮白秃，和白头翁草烧灰，猪脂调傅。日华。天丝入眼，烧灰淋清汁洗之。良。时珍。出不自秘方。

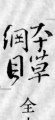

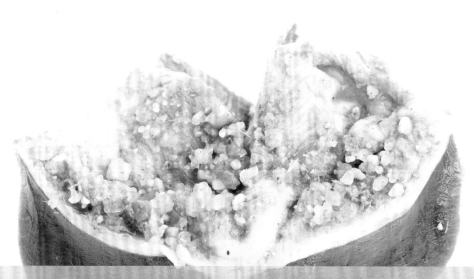

鸡 *Gallus gallus domesticus* COI 条形码主导单倍型序列：

```
1    GAATAGGTGT TGGTATAGGA TTGGGTCTCC TCCTCCAGCT GGGTCGAAGA ATGTGGTGTT AAGGTTGCGG TCGGTAAGTA
81   GTATGGTAAT CCCAGCTGCT AGGACGGGTA AGGAGAGGAG TAGTAGGATG GCAGTAATGA GGACGGATCA TACGAATAGG
161  GGTGTTTGGT ATTGTGACAG TGCGGGGGGT TTTATGTTGA TGATGGTAGT GATAAAGTTG ATGGCTCCTA GAATGGAGGA
241  AACACCTGCT AAGTGTAATG AAAAGATGGC TAGGTCTACT GATGCGCCAG CGTGGGCTAG GTTGCCGGCT AAAGGGGGGT
321  AAACTGTCCA TCCTGTGCCG GCCCCAGCTT CTACGGTAGA TGAGGCTAGT AGGAGAAGGA AGGAGGGAGG GAGGAGTCAG
401  AAGCTTATGT TATTTATGCG GGGGAATGCT ATGTCTGGGG CACCGATTAT AAGCGGGACT AGTCAGTTTC CGAAGCCACC
481  GATCATGATG GGTATAACTA TAAAGAAGAT TATGACGAAA GCATGGGCTG TGACGATTAC ATTGTAAATT TGGTCGTCTC
561  CTAAGAGAGT TCCGGGCTGT CCTAGTTCTG CGCGGATTAG AAGGCTAAGT GCTGTGCCGG CTATGCCCGC CCATGTGCCG
641  AAAATTAGGT AAAGAGTG
```

‖附方‖

新一。**小儿夜啼**鸡窠草安席下，勿令母知。日华本草。**产后遗尿**鸡窠草烧末，酒服一钱匕。圣惠方。

焊鸡汤

‖主治‖

消渴，饮水无度，用焊雄鸡水，滤澄服之。不过二鸡之水愈。神效。杨氏经验方。

‖附方‖

新一。**鸡眼作痛**剥去皮，以焊鸡汤洗之。简便方。

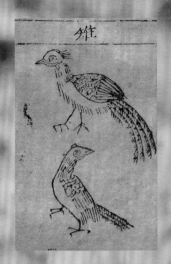

据《中华本草》《纲目图鉴》《动物药志》等综合分析考证，本品为雉科动物环颈雉 *Phasianus colchicus* Linnaeus。分布几遍全国各地。

雉

《别录》中品

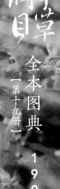

本草纲目

全本图典

［第十九册］

190

▷环颈雉（*Phasianus colchicus*）

‖释名‖

野鸡。[宗奭曰] 雉飞若矢，一往而堕，故字从矢。今人取其尾置舟车上，欲其快速也。汉吕太后名雉。高祖改雉为野鸡。其实鸡类也。[时珍曰] 黄氏韵会云：雉，理也。雉有文理也。故尚书谓之华虫，曲礼谓之疏趾。雉类甚多，亦各以形色为辨耳。禽经云：雉，介鸟也。素质五采备曰翚雉，青质五采备曰鹞雉，朱黄曰鷩雉，白曰鹎雉，音罩，玄曰海雉。尔雅云：鹞雉，青质五采。鸤雉，黄色自呼。翟雉，山雉也，长尾。鸐雉，长尾，走且鸣。秩秩，海雉也。梵书谓雉曰迦频阇罗。

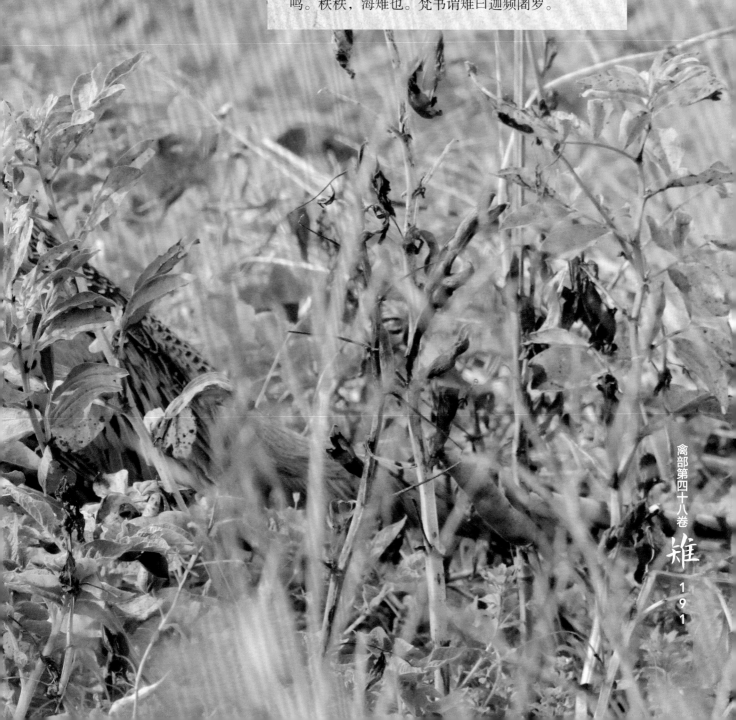

‖ 集解 ‖

[时珍曰] 雉，南北皆有之。形大如鸡，而斑色绣翼。雄者文采而尾长，雌者文暗而尾短。其性好斗，其名曰鷮，鷮音杳，其交不再，其卵褐色。将卵时，雌避其雄而潜伏之，否则雄食其卵也。月令仲冬雉始雊，谓阳动则雉鸣而勾其颈也。孟冬，雉入大水为蜃。蜃，大蛤也。陆佃埤雅云：蛇交雉则生蜃。蜃，蛟类也。类书云：蛇与雉交而生子，曰蟂。蟂，水生虫也。陆禋续水经云：蛇雉遗卵于地，千年而为蛟龙之属，似蛇四足，能害人。鲁至刚俊灵机要云：正月蛇与雉交生卵，遇雷入土数丈为蛇形，经二三百年成蛟飞腾。若卵不入土，仍为雉耳。又任昉述异记云：江淮中有兽名能，音耐，乃蛇精所化也。冬则为雉，春复为蛇。晋时武库有雉。张华曰：必蛇化也。视之果得蛇蜕。此皆异类同情，造化之变易，不可臆测者也。

肉

‖ 气味 ‖

酸，微寒，无毒。[恭曰] 温。[日华曰] 平，微毒。秋冬益，春夏毒。有痼人不可食。[颂曰] 周礼庖人供六禽，雉是其一，亦食品之贵。然有小毒，不可常食，损多益少。[诜曰] 久食令人瘦。九月至十一月稍有补，他月则发五痔、诸疮疥。不与胡桃同食，发头风眩运及心痛。与菌蕈、木耳同食，发五痔，立下血。同荞麦食，生肥虫。卵，同葱食，生寸白虫。自死爪甲不伸者，杀人。

‖ 正误 ‖

[思邈曰] 黄帝书云：丙午日勿食鸡、雉肉，丈夫烧死目盲，女人血死妄见。野鸡肉同家鸡子食，成遁尸，尸鬼缠身。[弘景曰] 雉非辰属，正是离禽。丙午不可食，明王于火也。[时珍曰] 雉属离火，鸡属巽木。故鸡煮则冠变，雉煮则冠红，明其属火也。春夏不可食者，为其食虫蚁，及与蛇交，变化有毒也。能发痔及疮疥，令人瘦病者，为其能生虫，与鸡肉同也。有鄙人者，假黄帝为书，谓丙午日不可食，及成遁尸之说，乃不经谬谈；而陶氏和之，孙氏取之，皆误矣。今正其误。

‖ 主治 ‖

补中，益气力，止泄痢，除蚁瘘。别录。

‖ 发明 ‖

[时珍曰] 雉肉，诸家言其发痔，下痢人不可食，而别录用治痢、瘘何邪？盖雉在上应胃土，故

能补中；而又食虫蚁，故能治蚁瘘，取其制伏耳。若久食及食非其时，则生虫有毒，故不宜也。

‖附方‖

旧三，新一。**脾虚下痢**日夜不止，野鸡一只，如食法，入橘皮、葱、椒、五味，和作馄饨煮，空心食之。食医心境。**产后下痢**用野鸡一只，作馄饨食之。同上。**消渴饮水小便数。**用野鸡一只、五味煮取三升已来汁饮之。肉亦可食，甚效。同上。**心腹胀满**野鸡一只，不拘雄雌，茴香炒、马芹子炒、川椒炒、陈皮、生姜等分，用醋以一夜蒸饼和雉肉作馅料，外以面皮包作馄饨，煮熟食，仍早服嘉禾散，辰服此，午服导气枳壳丸。朱氏集验方。

‖主治‖

涂冻疮。时珍。

‖主治‖

蚁瘘。孙思邈。

‖主治‖

烧灰和麻油，傅天火丹毒。时珍。

‖主治‖

久疟。时珍。

‖附方‖

新一。**久疟不止**雄野鸡屎、熊胆、五灵脂、恒山等分为末，醋糊丸黑豆大。正发时，冷水下一丸。圣惠。

据《动物药志》《纲目图鉴》《中华本草》等综合分析考证，本品为雉科动物白冠长尾雉 *Symaticus reevesii* (Gray)。分布于我国中部及北部地区。白冠长尾雉为国家二级保护动物，禁止捕猎。

鸐雉

音狄。《食疗》

▷白冠长尾雉（*Symaticus reevesii*）

‖释名‖
鹖鸡禽经山鸡同上山雉。[时珍曰]翟，美羽貌。雉居原野，鹖居山林，故得山名。大者为鸐。

‖集解‖
[颂曰] 伊洛、江淮间一种雉，小而尾长者，为山鸡，人多畜之樊中，即尔雅所谓鹖，山鸡也。[时珍曰]山鸡有四种，名同物异。似雉而尾长三四尺者，鹖雉也。似鹖而尾长五六尺，能走且鸣者，鸐雉也，俗通呼为鹖矣。其二则鷩雉、锦鸡也。鸐、鹖皆勇健自爱其尾，不入丛林。雨雪则岩伏木栖，不敢下食，往往饿死。故师旷云：雪封枯原，文禽多死。南方隶人，多插其尾于冠。其肉皆美于雉。传云：四足之美有麃，两足之美有鸐。

肉

‖气味‖
甘，平，有小毒。[诜曰] 发五痔，久食瘦人。和荞麦食，生肥虫。同豉食，害人。卵同葱食，生寸白虫。余并同雉。

‖主治‖
五脏气喘不得息者，作羹臛食。孟诜。炙食，补中益气。时珍。

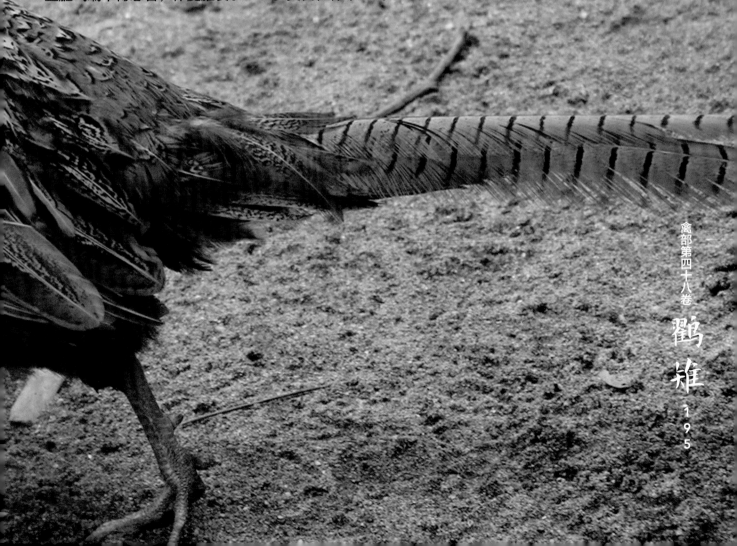

‖ 基原 ‖

据《中华本草》《动物药志》《纲目图鉴》等综合分析考证，本品为雉科动物红腹锦鸡 Chrysolophus pictus (Linnaeus)。分布于青海东南部、甘肃和陕西南部等地，南抵贵州、湖南、广西。锦鸡（所有种）为国家二级保护动物，禁止滥捕。

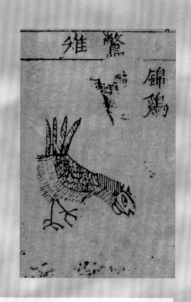

敝、鳖二音。《拾遗》

鳖雉

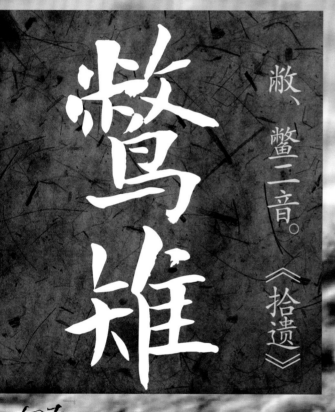

‖ 释名 ‖

山鸡 禽经 锦鸡 同上 金鸡 纲目 采鸡 周书 鵕鸡 音峻仪。[时珍曰] 鳖性憋急耿介，故名。鵕鸡，仪容俊秀也。周有鳖冕，汉有鵕鸡冠，皆取其文明俊秀之义。鳖与鸐同名山鸡，鸐大而鳖小，鳖与鹎同名锦鸡，鹎文在绥而鳖文在身，以此为异，大抵皆雉属也。按禽经云：首有采毛曰山鸡，腹有采色曰锦鸡，项有采囊曰避株。是山鸡、锦鸡又稍有分别，而俗通呼为一矣。盖是一类，不甚相远也。

‖ 集解 ‖

[藏器曰] 鳖似雉五色，山海经云小华之山多赤鳖，养之禳火灾，是也。[时珍曰] 山鸡出南越诸山中，湖南、湖北亦有之。状如小鸡，其冠亦小，背有黄赤文，绿项红腹红嘴，利距善斗，以家鸡斗之，即可获。此乃尔雅所谓鳖，山鸡者也。逸周书谓之采鸡。锦鸡则小于鳖，而背文扬赤，膺前五色炫耀如孔雀羽。此乃尔雅所谓鹎，天鸡者也。逸周书谓之文鹎，音汗。二种大抵同类，而锦鸡文尤灿烂如锦。或云锦鸡乃其雄者，亦通。刘敬叔异苑云：山鸡爱其羽毛，照水即舞，目眩多死，照镜亦然。与鳖鸡爱尾饿死，皆以文累其身者也。

肉

‖ **气味** ‖

甘，温，微毒。

‖ **主治** ‖

食之令人聪慧。汪颖。养之禳火
灾。藏器。

‖ **附录** ‖

吐绶鸡[时珍曰] 出巴峡及闽广山
中，人多畜玩。大者如家鸡，小者
如鸧鸹。头颊似雉，羽色多黑，杂
以黄白圆点，如真珠斑。项有嗉
囊，内藏肉绶，常时不见，每春夏
晴明，则向日摆之。顶上先出两翠
角，二寸许，乃徐舒其颔下之绶，
长阔近尺，红碧相间，采色焕烂，
逾时悉敛不见。或剖而视之，一无
所觌。此鸟生亦反哺。行则避草
木，故禽经谓之避株。食物本草谓
之吐锦鸡，古今注谓之锦囊，蔡氏
诗话谓之真珠鸡，倦游录谓之孝
鸟。诗经谓之鹝，音厄，邛有旨鹝
是矣。

△红腹锦鸡（*Chrysolophus pictus*）

‖ 基原 ‖
《纲目图鉴》认为本品为雉科动物褐马鸡 *Crossoptilon mantchuricum* Swinhoe。为国家一级保护动物，分布于山西、河北等地。

鶡

黑雉

鶡鸡

曷、渴二音。《拾遗》

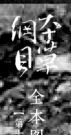

▷ 褐马鸡（*Crossoptilon mantchuricum*）

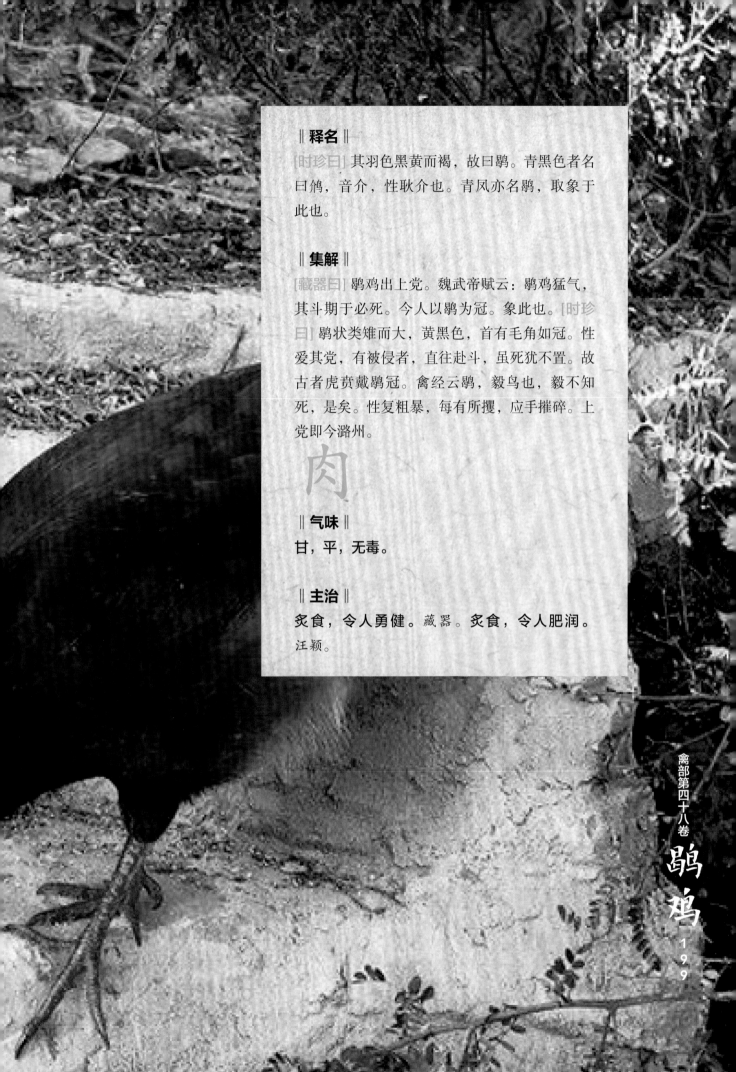

‖释名‖

[时珍曰] 其羽色黑黄而褐，故曰鹖。青黑色者名曰鵊，音介，性耿介也。青凤亦名鹖，取象于此也。

‖集解‖

[藏器曰] 鹖鸡出上党。魏武帝赋云：鹖鸡猛气，其斗期于必死。今人以鹖为冠。象此也。[时珍曰] 鹖状类雉而大，黄黑色，首有毛角如冠。性爱其党，有被侵者，直往赴斗，虽死犹不置。故古者虎贲戴鹖冠。禽经云鹖，毅鸟也，毅不知死，是矣。性复粗暴，每有所攫，应手摧碎。上党即今潞州。

肉

‖气味‖

甘，平，无毒。

‖主治‖

炙食，令人勇健。藏器。炙食，令人肥润。汪颖。

据《纲目图鉴》《动物药志》等综合分析考证，本品为雉科动物白鹇 *Lophura nycthemera* Linnaeus，分布于广东、广西等地。《中华本草》还收载有同属动物黑鹇 *L. leucomelanos* (Latham)。白鹇为国家二级保护动物，禁止滥捕。

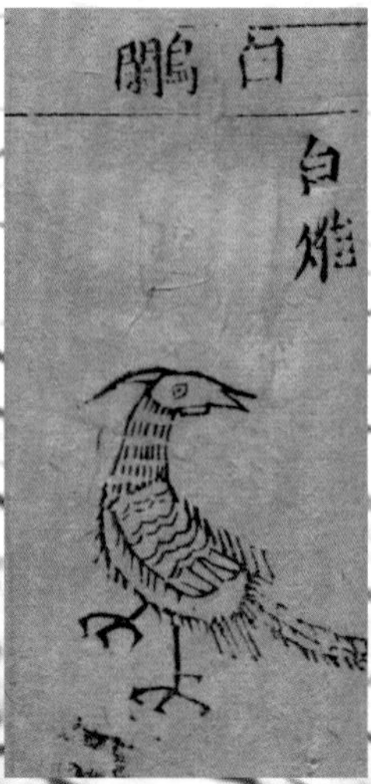

白鹇

《图经》

▷白鹇（*Lophura nycthemera*）

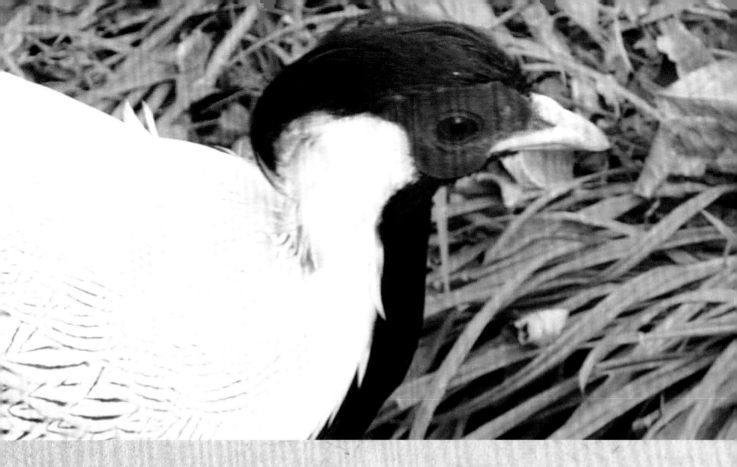

校正：原附雉条，今分出。

‖释名‖

白鹇音寒。**闲客**。[时珍曰] 按张华云：行止闲暇，故曰鹇。李昉命为闲客，薛氏以为雉类，汪氏以为白雉。按尔雅白雉名鹳，南人呼闲字如寒，则鹇即鹳音之转也。当作白鹳，如锦鸡谓之文鹳也。鹳者，羽美之貌。又西京杂记云：南粤王献白鹇、黑鹇各一。盖雉亦有黑色者，名鸬雉，彼通呼为鹳矣。

‖集解‖

[颂曰] 白鹇出江南，雉类也。白色，而背有细黑文。可畜，彼人亦食之。[颖曰] 即白雉也。[时珍曰] 鹇似山鸡而色白，有黑文如涟漪，尾长三四尺，体备冠距，红颊赤嘴丹爪，其性耿介。李太白言其卵可以鸡伏。亦有黑鹇。

肉

‖气味‖

甘，平，无毒。

‖主治‖

补中解毒。汪颖。

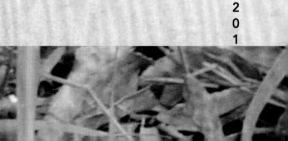

据《纲目彩图》《纲目图鉴》《动物药志》等综合分析考证，本品为雉科动物鹧鸪 *Francolinus pintadeanus* (Scopoli)。分布于福建、广东、广西、云南、海南，偶见于山东、浙江及贵州等地。

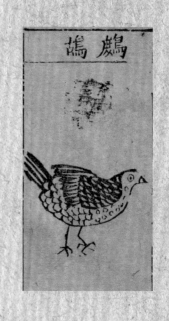

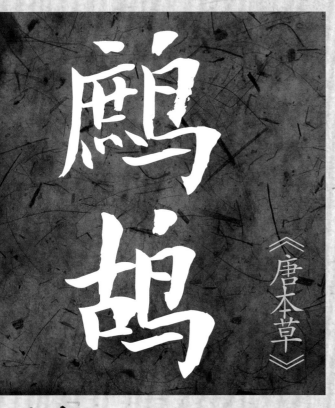

鹧鸪

《唐本草》

‖ 释名 ‖

越雉。[时珍曰] 按禽经云：随阳，越雉也。飞必南翥。晋安曰怀南，江左曰逐影。张华注云：鹧鸪其名自呼，飞必南向。虽东西回翔，开翅之始，必先南翥。其志怀南，不徂北也。

‖ 集解 ‖

[孔志约曰] 鹧鸪生江南。行似母鸡，鸣云钩辀格磔者是。有鸟相似，不作此鸣者，则非矣。[颂曰] 今江西、闽广、蜀夔州郡皆有之。形似母鸡，头如鹑，臆前有白圆点如真珠，背毛有紫赤浪文。[时珍曰] 鹧鸪性畏霜露，早晚稀出，夜栖以木叶蔽身。多对啼，今俗谓其鸣曰行不得哥也。其性好洁，猎人因以糯竿粘之。或用媒诱取。南人专以炙食充庖，云肉白而脆，味胜鸡、雉。

肉

‖气味‖

甘，温，无毒。[日华曰] 微毒。[诜曰] 不可与竹笋同食，令人小腹胀。自死者不可食。或言此鸟，天地之神每月取一只飨至尊，所以自死者不可食。

‖主治‖

岭南野葛、菌子毒，生金毒，及温疟久病欲死者，合毛熬酒渍服之。或生捣取汁服，最良。唐本。酒服，主蛊气欲死。日华。能利五脏，益心力聪明。孟诜。

‖发明‖

[时珍曰] 按南唐书云：丞相冯延已，苦脑痛不已。太医吴廷诏曰：公多食山鸡、鹧鸪，其毒发也。投以甘草汤而愈。此物多食乌头、半夏苗，故以此解其毒尔。又类说云：杨立之通判广州，归楚州。因多食鹧鸪，遂病咽喉间生痈，溃而脓血不止，寝食俱废。医者束手。适杨吉老赴郡，邀诊之，曰：但先啖生姜一斤，乃可投药。初食觉甘香，至半斤觉稍宽，尽一斤，觉辛辣，粥食入口，了无滞碍。此鸟好啖半夏，毒发耳，故以姜制之也。观此二说，则鹧鸪多食，亦有微毒矣；而其功用又能解毒解蛊，功过不相掩也。凡鸟兽自死者，皆有毒，不可食，为其受厉气也，何独鹧鸪即神取飨帝乎？鄙哉其言也！

脂膏

‖主治‖

涂手皲瘃，令不龟裂。苏颂。

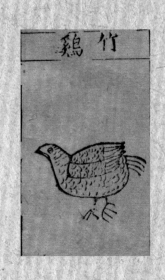

‖ 基原 ‖

据《中华本草》《大辞典》《纲目图鉴》等综合分析考证，本品为雉科动物灰胸竹鸡 *Bambusicola thoracica* (Temminck)。分布于长江以南各地。《动物药志》认为还包括同属动物棕眉竹鸡 *B.fytchii* (Anderson)，终年留居于四川西南部和云南等地。

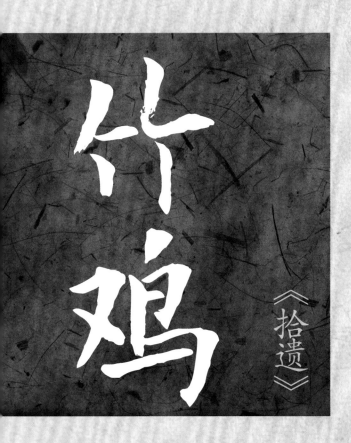

竹鸡 《拾遗》

‖ 释名 ‖

山菌子藏器鸡头鹘苏东坡集泥滑滑。[颖曰] 山菌子即竹鸡也。[时珍曰] 菌子，言味美如菌也。蜀人呼为鸡头鹘，南人呼为泥滑滑，因其声也。

‖ 集解 ‖

[藏器曰] 山菌子生江东山林间。状如小鸡，无尾。[时珍曰] 竹鸡今江南川广处处有之，多居竹林。形比鹧鸪差小，褐色多斑，赤文。其性好啼，见其俦必斗。捕者以媒诱其斗，因而网之。谚云：家有竹鸡啼，白蚁化为泥。盖好食蚁也。亦辟壁虱。

肉

‖ 气味 ‖

甘，平，无毒。[时珍曰] 按唐小说云：崔魏公暴亡。太医梁新诊之，曰：中食毒也。仆曰：好食竹鸡。新曰：竹鸡多食半夏苗也。命捣姜汁折齿灌之，遂苏。则吴廷绍、杨吉老之治鹧毒，盖祖乎此。

‖ 主治 ‖

野鸡病，杀虫，煮炙食之。藏器。

‖ 附录 ‖

杉鸡 [时珍曰] 按临海异物志云：闽越有杉鸡，常居杉树下。头上有长黄毛，冠颊正青色，如垂缕可食，如竹鸡。

‖集解‖

[藏器曰] 英鸡出泽州有石英处，常食碎石英。状如鸡而短尾，体热无毛，腹下毛赤，飞翔不远，肠中常有石英。人食之，取英之功也。今人以石英末饲鸡，取卵食，终不及此。

肉

‖气味‖

甘，温，无毒。

‖主治‖

益阳道，补虚损，令人肥健悦泽，能食，不患冷，常有实气而不发也。藏器。

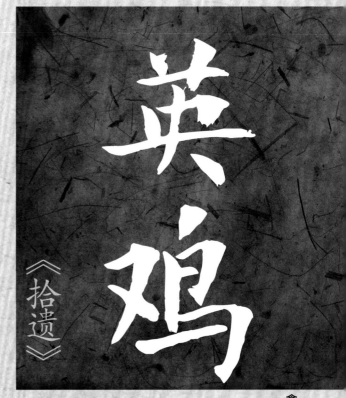

英鸡

《拾遗》

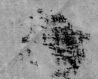

‖ 基原 ‖
据《纲目图鉴》《中华本草》《大辞典》《动物药志》
等综合分析考证，本品为秧鸡科动物秧鸡 *Rallus aquaticus*
Linnaeus。繁殖于东北和河北一带，迁至广东、福建一带
越冬。

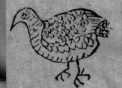

秧鸡

《食物》

▷秧鸡（*Rallus aquaticus*）

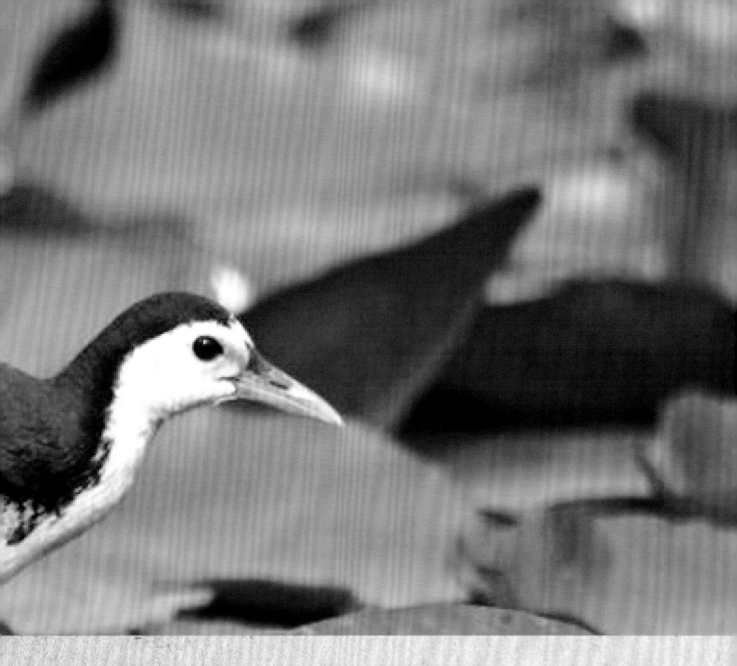

‖集解‖

[时珍曰] 秧鸡大如小鸡，白颊，长嘴短尾，背有白斑。多居田泽畔，夏至后夜鸣达旦，秋后即止。一种鹙音邓鸡，亦秧鸡之类也。大如鸡而长脚红冠。雄者大而色褐，雌者稍小而色斑。秋月即无，其声甚大，人并食之。

肉

‖气味‖

甘，温，无毒。

‖主治‖

蚁瘘。汪颖。

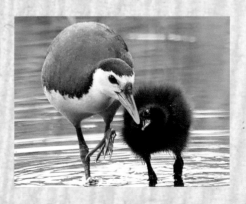

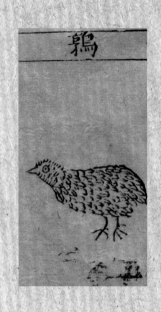

‖ 基原 ‖

据《纲目图鉴》《中华本草》《大辞典》《动物药志》等综合分析考证，本品为雉科动物鹌鹑 *Coturnix coturnix* Linnaeus。繁殖于东北，冬季迁徙到河北以南至海南各地；现多养殖。

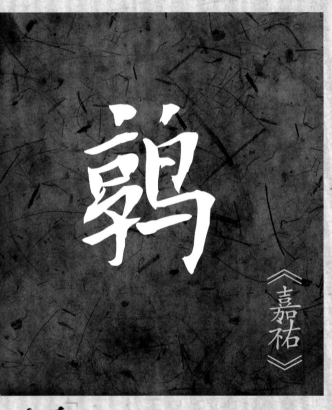

鹑

《嘉祐》

‖ 释名 ‖

[时珍曰] 鹑性淳，窜伏浅草；无常居而有常匹，随地而安，庄子所谓圣人鹑居是矣。其行遇小草即旋避之，亦可谓淳矣。其子曰鳼。[宗奭曰] 其卵初生谓之罗鹑，至秋初谓之早秋，中秋已后谓之白唐，一物四名也。

‖ 集解 ‖

[禹锡曰] 鹑，蛤蟆所化也。杨亿谈苑云：至道二年夏秋，汴人鬻鹑者，车载积市，皆蛙所化，犹有未全变者，列子所谓蛙变为鹑也。[宗奭曰] 鹑有雌雄，常于田野屡得其卵，何得言化也。[时珍曰] 鹑大如鸡雏，头细而无尾，毛有斑点，甚肥。雄者足高，雌者足卑。其性畏寒，其在田野，夜则群飞，昼则草伏。人能以声呼取之，畜令斗抟。万毕术云：蛤蟆得瓜化为鹑。交州记云：南海有黄鱼，九月变为鹑。以盐炙食甚肥美。盖鹑始化成，终以卵生，故四时常有之。鴽则始由鼠化，终复为鼠，故夏有冬无。

肉

‖**气味**‖

甘，平，无毒。【禹锡曰】四月以前未堪食。不可合猪肝食，令人生黑子；合菌子食，令人发痔。

‖**主治**‖

补五脏，益中续气，实筋骨，耐寒暑，消结热。和小豆、生姜煮食，止泄痢。酥煎食，令人下焦肥。嘉祐。**小儿患疳，及下痢五色，旦旦食之，有效。**寇宗奭。

‖**发明**‖

【时珍曰】按董炳集验方云：魏秀才妻，病腹大如鼓，四肢骨立，不能贴席，惟衣被悬卧。谷食不下者数日矣。忽思鹑食，如法进之，遂运剧。少顷雨汗，莫能言，但有更衣状。扶而圊，小便突出白液，凝如鹅脂。如此数次，下尽遂起。此盖中焦湿热积久所致也。详本草鹑解热结，疗小儿疳，亦理固然也。董氏所说如此。时珍谨按：鹑乃蛙化，气性相同，蛙与蛤蟆皆解热治疳，利水消肿，则鹑之消鼓胀，盖亦同功云。

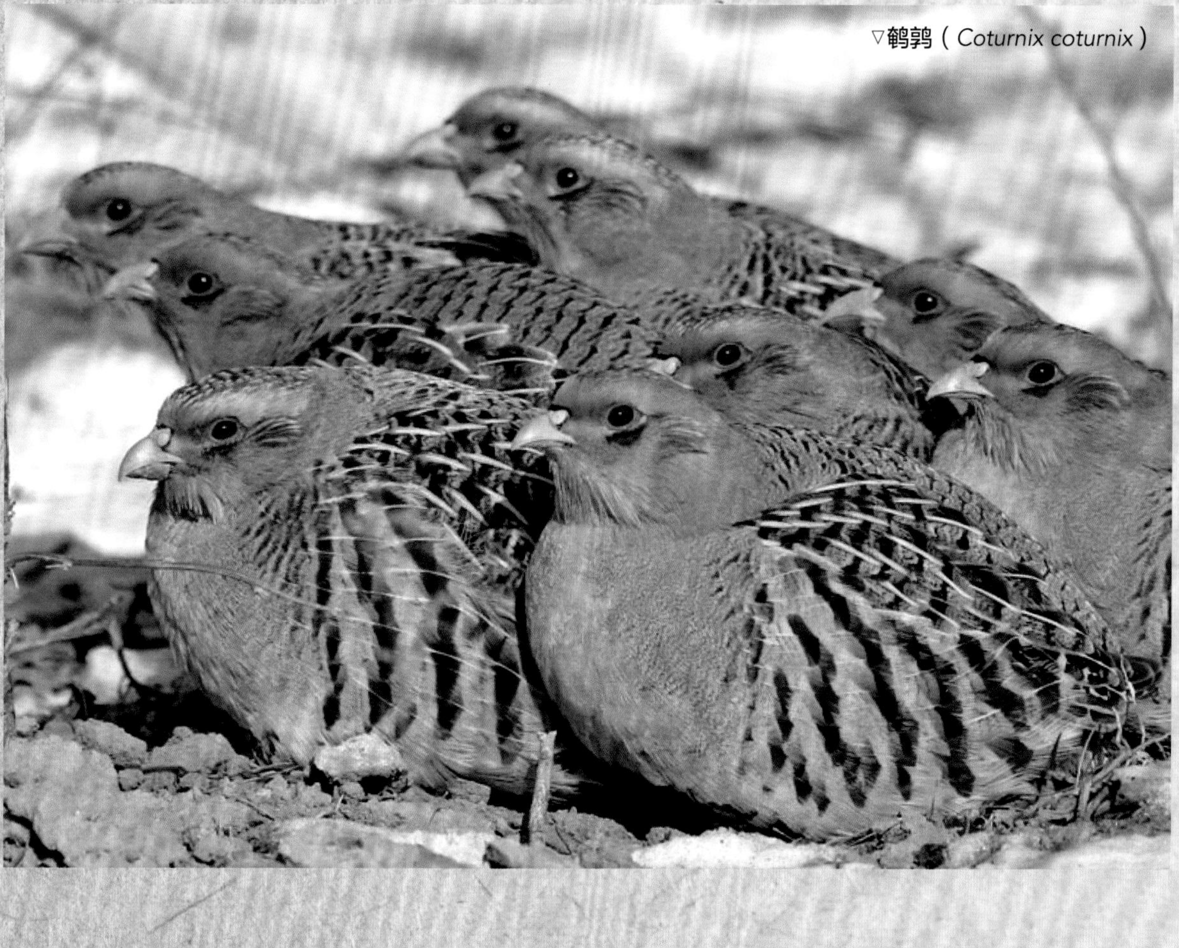
▽鹌鹑（*Coturnix coturnix*）

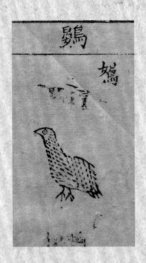

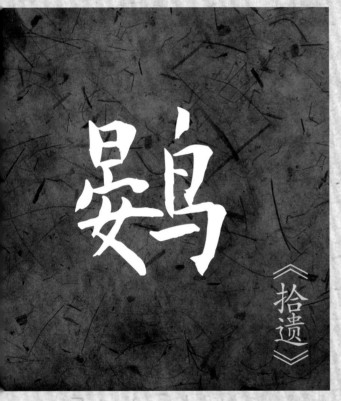

鷃《拾遗》

‖基原‖

据《纲目图鉴》《中华本草》《大辞典》《动物药志》等综合分析考证，本品为三趾鹑科动物黄脚三趾鹑 *Turnix tanki* Blyth。分布于东北，长江中下游，及河北、山东、福建、云南等地。

‖释名‖

鷃一作鶠。鸋音宁。鴾音如。鳶。[时珍曰] 鷃不木处，可谓安宁自如矣。庄子所谓腾跃不过数仞，下翔蓬蒿之间者也。张华注禽经谓之篱鷃，即此。鷃则鶠音之转也。青州谓之鹑母，亦曰鷃雀。又鳶有九种，此其一也。

‖集解‖

[藏器曰] 鷃是小鸟，鹑类也。一名鴾。郑玄注礼记雉、兔、鹑、鷃，以鷃为鴾。人多食之。[时珍曰] 鷃，候鸟也。常晨鸣如鸡，趋民收麦，行者以为候。春秋运斗枢云立春、雨水鹑鷃鸣是矣。鷃与鹑两物也。形状相似，俱黑色，但无斑者为鷃也。今人总以鷃鹑名之。按夏小正云：三月田鼠化为鴾。八月鴾化为田鼠。注云：鷃也。尔雅云：鹑子，鳼；鴾子，鸋。注云：鷃，鹑属也。鴾，鷃也。礼记云：鹑羹，鴾酿之以蓼。注云：鴾小，不可为羹，以酒蓼酿之，蒸煮食也。据数说，则鹑与鷃为两物明矣。因其俱在田野，而形状仿佛，故不知别之。则夫鹑也，始由蛤蟆、海鱼所化，终即自卵生，故有斑而四时常有焉；鴾也，始由鼠化，终复为鼠，故无斑而夏有冬无焉。本原既殊，性疗当别，何可混邪。

肉

‖气味‖

甘，平，无毒。

‖主治‖

诸疮阴䘌。煮食去热。时珍。

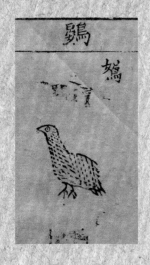

‖ 基原 ‖

据《纲目图鉴》《中华本草》《大辞典》等综合分析考证，本品为鹬科动物红脚鹬 Tringa totanus Linnaeus 等。繁殖于新疆西部、甘肃、西藏南部、青海；见于东北南部沿海至海南岛，以及四川、云南等地；在广东及台湾等地越冬。《动物药志》《中华本草》还收载有同科动物大杓鹬 Numenius madagascariensis (Linnaeus) 和白腰草鹬 T. ochropus Linnaeus；大杓鹬分布于东北至东南沿海，白腰草鹬分布几遍全国。

‖ 集解 ‖

[藏器曰] 鹬如鹑，色苍觜长，在泥涂间作鹬鹬声，村民云田鸡所化，亦鹌鹑类也。苏秦所谓鹬蚌相持者，即此。[时珍曰] 说文云：鹬知天将雨则鸣，故知天文者冠鹬。今田野间有小鸟，未雨则啼者是矣。与翡翠同名而物异。

肉

‖ 气味 ‖

甘，温，无毒。

‖ 主治 ‖

补虚，甚暖人。藏器。

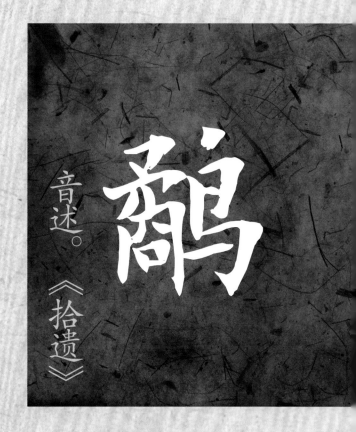

音述。鹬《拾遗》

据《纲目彩图》《纲目图鉴》《大辞典》等综合分析考证，本品为鸠鸽科动物原鸽 *Columba livia* Gmelin。分布于西北、东北及内蒙古、河北等地。《动物药志》《中华本草》认为还包括同属动物岩鸽 *C. rupestris* Pallas 和家鸽 *C. livia domestica* Gmelin，均分布于全国各地。

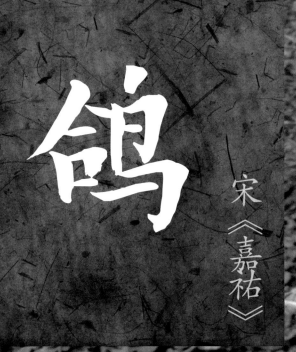

鸽

宋《嘉祐》

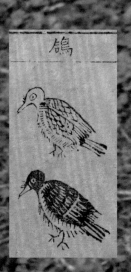

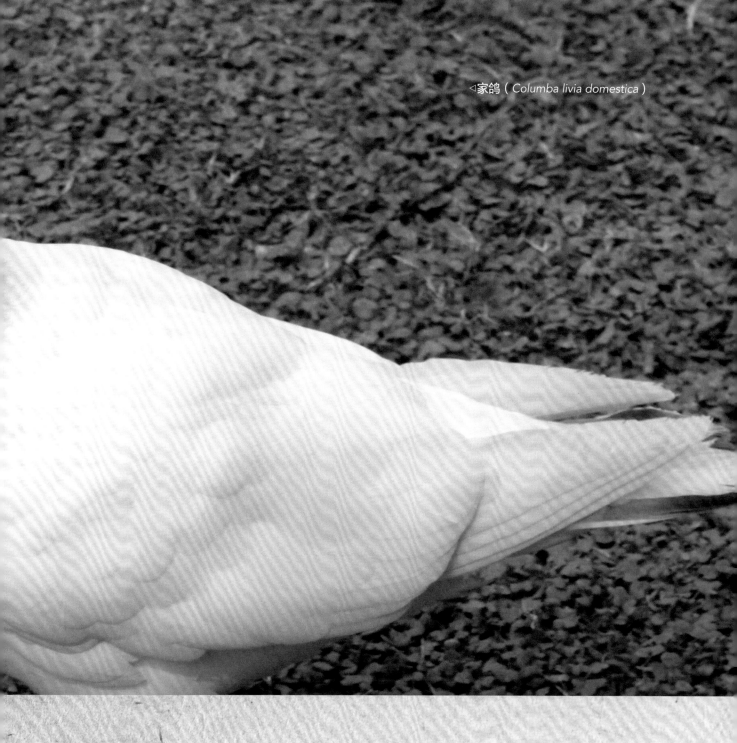

‖释名‖

鹁鸽 食疗 **飞奴**。[时珍曰] 鸽性淫而易合，故名。鹁者，其声也。张九龄以鸽传书，目为飞奴。梵书名迦布德迦。

‖集解‖

[宗奭曰] 鸽之毛色，于禽中品第最多，惟白鸽入药。凡鸟皆雄乘雌，此独雌乘雄，故其性最淫。[时珍曰] 处处人家畜之，亦有野鸽。名品虽多，大要毛羽不过青、白、皂、绿、鹊斑数色。眼目有大小，黄、赤、绿色而已。亦与鸠为匹偶。

白鸽肉

‖**气味**‖

咸，平，无毒。[诜曰]暖。

‖**主治**‖

解诸药毒，及人、马久患疥，食之立愈。嘉祐。调精益气，治恶疮疥癣，风瘙白癜，疬疡风，炒熟酒服。虽益人，食多恐减药力。孟诜。

‖**附方**‖

旧一，新一。**消渴饮水**不知足。用白花鸽一只，切作小片，以土苏煎，含咽。心镜。

预解痘毒每至除夜，以白鸽煮炙饲儿，仍以毛煎汤浴之，则出痘稀少。

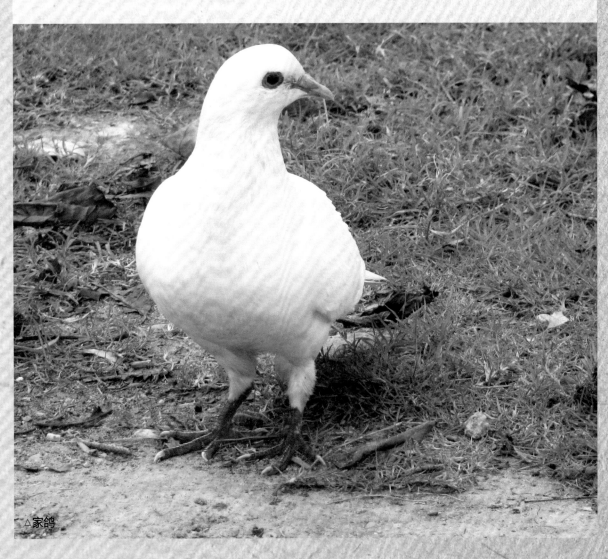

△家鸽

血

解诸药、百蛊毒。时珍。出事林广记。

卵

‖主治‖

解疮毒、痘毒。时珍。

‖附方‖

新一。**预解痘毒**小儿食之，永不出痘，或出亦稀。用白鸽卵一对，入竹筒封，置厕中，半月取出，以卵白和辰砂三钱，丸绿豆大。每服三十丸，三豆饮下，毒从大小便出也。潜江方。

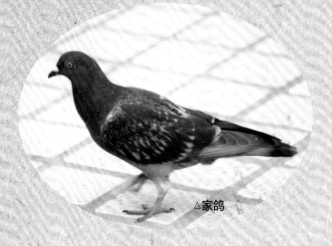

△家鸽

屎名左盘龙

[时珍曰] 野鸽者尤良。其屎皆左盘，故宣明方谓之左盘龙也。

‖气味‖

辛，温，微毒。

‖主治‖

人、马疥疮，炒研傅之。驴、马，和草饲之。嘉祐。消肿及腹中痞块。汪颖。消瘰疬诸疮，疗破伤风及阴毒垂死者，杀虫。时珍。

‖附方‖

旧四，新六。**带下排脓** [宗奭曰] 野鸽粪一两，炒微焦，白术、麝香各一分，赤芍药、青木香各半两，延胡索炒赤一两，柴胡三分，为末。温无灰酒空心调服一钱。候脓尽即止，后服补子脏药。**破伤中风**病传入里。用左蟠龙即野鸽粪、江鳔、白僵蚕各炒半钱，雄黄一钱，为末。蒸饼丸梧子大。每服十五丸。温酒下，取效。保命集。**阴症腹痛**面青甚者。鸽子粪一大抄，研末，极热酒一钟，和匀澄清，顿服即愈。刘氏。**蛊毒腹痛**白鸽屎烧研，饮和服之。外台。**冷气心痛**鸽屎烧存性，酒服一钱，即止。**项上瘰疬**左盘龙，炒研末，饭和丸梧桐子大。每服三五十丸，米饮下。张子和方。**头痒生疮**白鸽屎五合，醋煮三沸。杵傅之，日三上。圣惠。**头疮白秃**鸽粪研末傅之，先以醋、泔洗净。亦可烧研掺之。同上。**反花疮毒**初生恶肉如米粒，破之血出，肉随生，反出于外。用鹁鸽屎三两，炒黄为末。温浆水洗，后傅之。圣惠方。**鹅掌风**鸽屎白、雄鸡屎，炒研，煎水日洗。

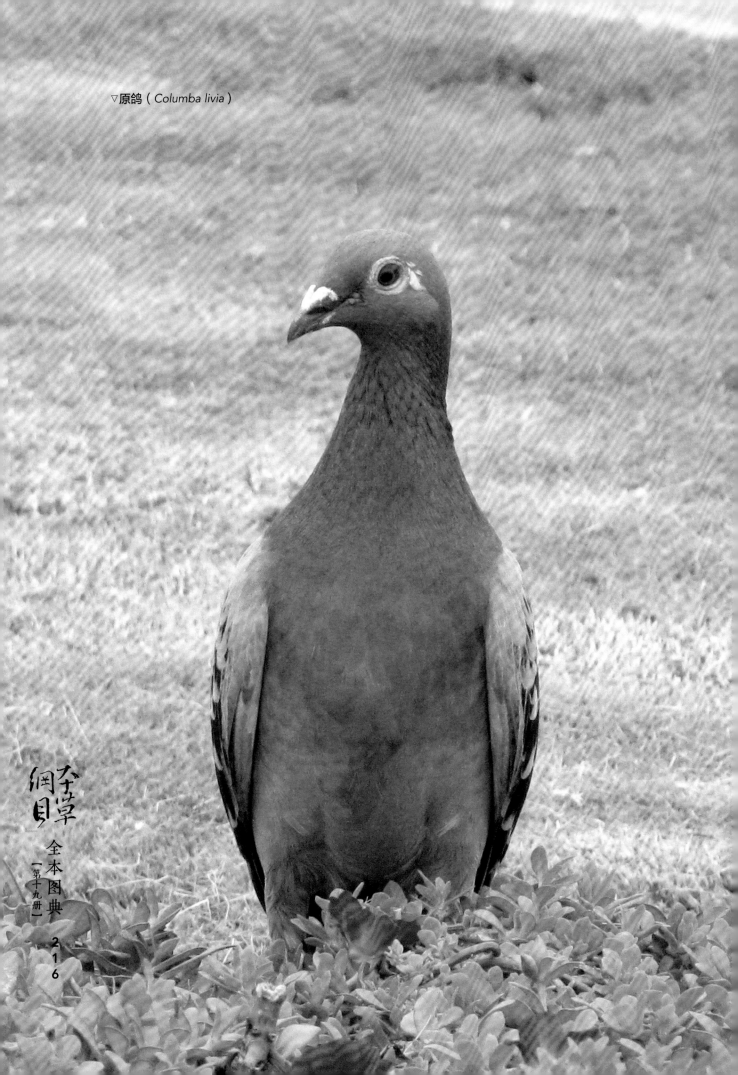

▽原鸽（*Columba livia*）

‖ 基原 ‖

据《动物药志》《中华本草》《纲目图鉴》《大辞典》等综合分析考证，本品为沙鸡科动物毛腿沙鸡 *Syrrhaptes paradoxus* (Pallas)，现通称沙半鸡。分布于东北及河北、山西、内蒙古、甘肃、宁夏等地。

‖ 释名 ‖

鶏鳩音夺。寇雉。[藏器曰] 雀从北来，当有贼下，边人候之，故名。[时珍曰] 案唐书云：高宗时，突厥犯塞。有鸣鶏群飞入塞。边人惊曰：此鸟一名突厥雀，南飞则突厥必入寇。已而果然。案此即尔雅鶏鳩，寇雉也。然则夺寇之义，亦由此矣。

‖ 集解 ‖

[藏器曰] 突厥雀，生塞北，状如雀而身赤。[时珍曰] 案郭璞云：鶏鳩生北方沙漠地。大如鸽，形似雌雉，鼠脚无后趾，岐尾。为鸟憨急群飞。张华云：鶏生关西。飞则雌前雄后，随其行止。庄周云：青鶏，爱其子而忘其母。

肉

‖ 气味 ‖

甘，热，无毒。

‖ 主治 ‖

补虚暖中。藏器。

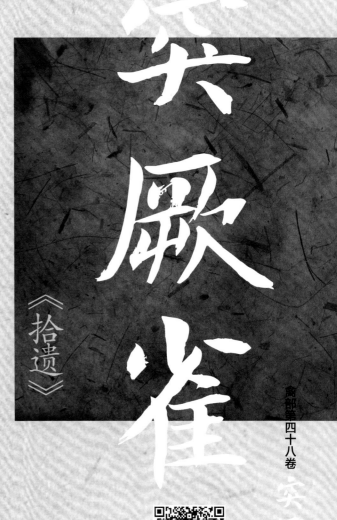

突厥雀

《拾遗》

基原

据《纲目彩图》《纲目图鉴》《大辞典》等综合分析考证，本品为文鸟科动物麻雀 *Passer montanus saturatus* Linnaeus。全国各地均有分布。《动物药志》还收载有同属动物山麻雀 *P. rutilans* (Temminck)。《药典》四部收载麻雀药材为文鸟科动物麻雀的干燥体；全年均可捕捉，除去毛及内脏，拭净、干燥。收载雀脑药材为文鸟科动物麻雀的脑髓。

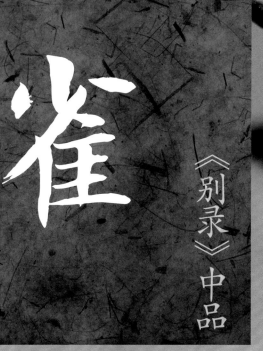

雀

《别录》中品

李时珍
纲目
全本图典
［第十九册］

▷麻雀（*Passer montanus saturatus*）

‖释名‖

瓦雀　宾雀。 [时珍曰] 雀，短尾小鸟也。故字从小，从隹。隹音锥，短尾也。栖宿檐瓦之间，驯近阶除之际，如宾客然，故曰瓦雀、宾雀，又谓之嘉宾也。俗呼老而斑者为麻雀，小而黄口者为黄雀。

‖集解‖

[时珍曰] 雀，处处有之。羽毛斑褐，颔嘴皆黑。头如颗蒜，目如擘椒。尾长二寸许，爪距黄白色，跃而不步。其视惊瞿，其目夜盲，其卵有斑，其性最淫。小者名黄雀，八九月群飞田间。体绝肥，背有脂如披绵。性味皆同，可以炙食，作鲊甚美。案逸周书云：季秋雀入大水为蛤。雀不入水，国多淫泆。又临海异物志云：南海有黄雀鱼，常以八月化为黄雀，十月入海为鱼。则所谓雀化蛤者盖此类。若家雀则未常变化也。又有白雀，纬书以为瑞应所感。

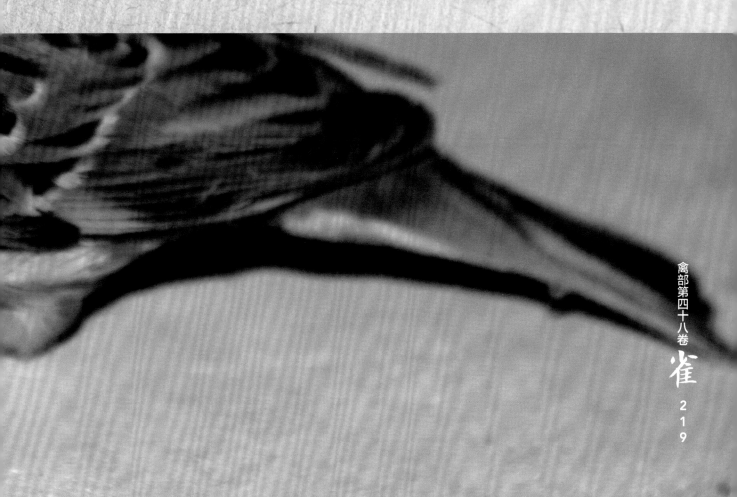

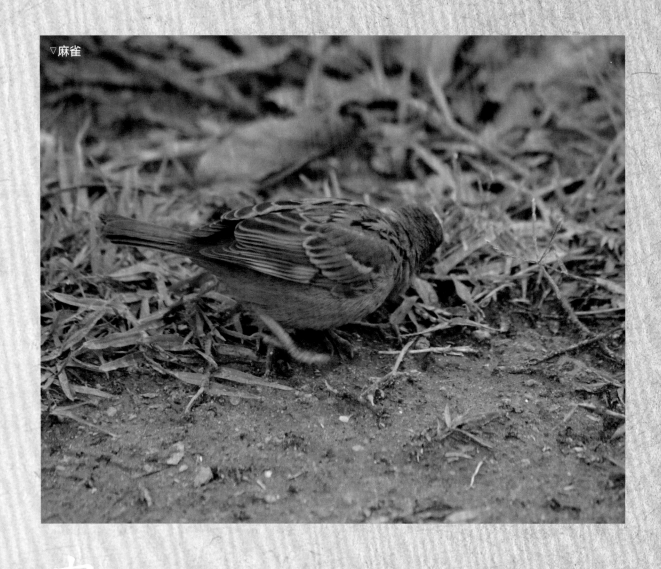

▽麻雀

肉

‖气味‖

甘，温，无毒。[弘景曰] 雀肉不可合李食，不可合诸肝食。妊妇食雀肉饮酒，令子多淫。食雀肉、豆酱，令子面䵟，凡服白术人忌之。

‖主治‖

冬三月食之。起阳道，令人有子。藏器。壮阳益气，暖腰膝，缩小便，治血崩带下。日华。益精髓。续五脏不足气。宜常食之，不可停辍。孟诜。

‖发明‖

[宗奭曰] 正月以前、十月以后，宜食之，取其阴阳静定未泄也。故卵亦取第一番者。[颂曰] 今人取雀肉和蛇床子熬膏，和药丸服，补下有效，谓之驿马丸。此法起于唐世，云明皇服之有验。[时珍曰] 圣济总录治虚寒雀附丸，用肥雀肉三四十枚，同附子熬膏丸药，亦祖此意也。

‖附方‖

新八。**补益老人**治老人脏腑虚损羸瘦，阳气乏弱。雀儿五只如常治，粟米一合，葱白三茎，先炒雀熟，入酒一合，煮少时，入水二盏，下葱、米作粥食。食治方。**心气劳伤**朱雀汤：治心气劳伤，因变诸疾。用雄雀一只，取肉炙，赤小豆一合，人参、赤伏苓、大枣肉、紫石英、小麦各一两，紫菀、远志肉、丹参各半两，甘草炙二钱半，细剉拌匀。每服三钱，用水一盏，煎六分，去滓，食远温服。奇效方。**肾冷偏坠**疝气。用生雀三枚，撩毛去肠，勿洗，以舶上茴香三钱，胡椒一钱，缩砂、桂肉各二钱，入肚内，湿纸裹，煨熟，空心食之，酒下良。直指方。**小肠疝气**用带毛雀儿一枚去肠，入金丝矾末五钱缝合，以桑柴火煨成炭，为末。空心无灰酒服。年深者，二服愈。瑞竹堂方。**赤白痢下**腊月取雀儿，去肠肚皮毛，以巴豆仁一枚入肚内，瓶固济，煅存性，研末。以好酒煮黄蜡百沸，取蜡和丸梧子大。每服一二十丸。红痢，甘草汤下；白痢，干姜汤下。普济方。**内外目障**治目昏生翳，远视似有黑花，及内障不见物。用雀儿十个，去翅足嘴，连肠胃骨肉研烂，磁石煅、醋淬七次水飞、神曲炒、青盐、肉苁蓉酒浸炙各一两，菟丝子酒浸三日晒三两，为末。以酒二升，少入炼蜜，同雀、盐研膏和丸梧子大。每温酒下二十丸，日二服。圣惠方。

雀卵

‖气味‖

酸，温，无毒。五月取之。

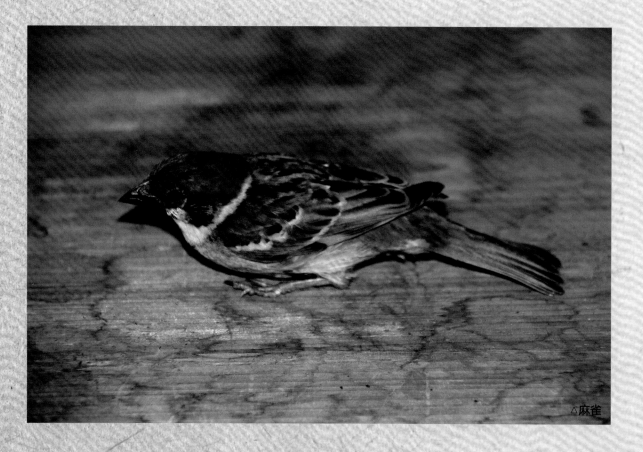

△麻雀

‖ **主治** ‖

下气，男子阴痿不起，强之令热，多精有子。别录。和天雄、菟丝子末为丸，空心酒下五丸，治男子阴痿不起，女子带下，便溺不利，除疝瘕。孟诜。

‖ **发明** ‖

[弘景曰] 雀利阴阳，故卵亦然。术云：雀卵和天雄服之，令茎不衰。[颂曰] 按素问云：胸胁支满者，妨于食，病至则先闻臊臭，出清液，先唾血，四肢清，目眩，时时前后血。病名血枯，得之年少时，有所大脱血，若醉入房，中气竭肝伤，故月事衰少不来。治之以乌鲗鱼骨、藘茹，二物并合之，丸以雀卵，大如小豆，以五丸为后饭，饮鲗骨汁，以利肠中及伤肝也。饮后药先为后饭。本草三药并不治血枯，而经法用之，是攻其所生所起耳。[时珍曰] 今人知雀卵能益男子阳虚，不知能治女子血枯，盖雀卵益精血耳。

肝

‖ **主治** ‖

肾虚阳弱。圣惠四雄丸用之。

头血

‖ **主治** ‖

雀盲。别录。[弘景曰] 雀盲，乃人患黄昏时无所见，如雀目夜盲也。日二，取血点之。

脑

‖ **气味** ‖

平。

‖ **主治** ‖

绵裹塞耳，治聋。又涂冻疮。孟诜。[时珍曰] 按张子和方：腊月雀脑烧灰，油调涂之。亦可。

喙及脚胫骨

‖ **主治** ‖

小儿乳癖，每用一具煮汁服。或烧灰，米饮调服。时珍。

雄雀屎

一名白丁香俗名青丹拾遗雀苏炮炙论。

‖修治‖

[旧华日] 凡鸟左翼掩右者是雄，其屎头尖挺直。[敩曰] 凡使，勿用雀儿粪。雀儿口黄，未经淫者也。其雀苏底坐尖在上是雄，两头圆者是雌，阴人使雄，阳人使雌。腊月采得，去两畔附着者，钵中研细，以甘草水浸一夜，去水焙干用。[时珍曰] 别录止用雄雀屎，雌雄分用，则出自雷氏也。

‖气味‖

苦，温，微毒。

‖主治‖

疗目痛，决痈疽，女子带下，溺不利，除疝瘕。别录。疗龋齿。陶弘景。和首生男子乳点目中，弩肉、赤脉贯瞳子者即消，神效。和蜜丸服，治癥瘕久痼诸病。和少干姜服之，大肥悦人。苏恭。痈疖不溃者，点涂即溃。急黄欲死者，汤化服之立苏。腹中疢癖、诸块、伏梁者，和干姜、桂心、艾叶为丸服之，能令消烂。藏器。和天雄、干姜丸服，能强阴。孟诜。消积除胀，通咽塞口噤，女人乳肿，疮疡中风，风虫牙痛。

‖发明‖

[时珍曰] 雀食诸谷，易致消化。故所治疝瘕积胀痃癖，及目翳弩肉，痈疽疮疖，咽噤齿龋诸症，皆取其能消烂之义也。

‖附方‖

旧六，新八。**霍乱不通**胀闷欲死，因伤饱取凉者。用雄雀粪二十一粒，研末，温酒服。未效，再服。总录。**目中翳膜**治目热生赤白膜。以雄雀屎和人乳点上，自烂。时后方。**风虫牙痛**雄雀屎，绵裹塞孔中，日二易之，效。外台。**咽喉噤塞**雄雀屎末，温水灌半钱。外台。**小儿口噤中风。**用雀屎，水丸麻子大。饮下二丸，即愈。千金方。**小儿不乳**用雀屎四枚末之，与吮。总微。**小儿痘靥**白丁香末，入麝少许，米饮服一钱。保幼大全。**妇人吹乳**白丁香半两，为末。以温酒服一钱。圣惠。**破伤风疮**作白痂无血者，杀人最急。以黄雀粪直者研末，热酒服半钱。普济。**破决痈疖**诸痈已成脓，惧针者。取雀屎涂疮头，即易决。梅师方。**瘭疮作痛**用雀屎、燕窠土研，傅之。直指。**浸淫疮癣**洗净，以雀屎、酱瓣和研，日涂之。千金翼。**喉痹乳蛾**白丁香二十个，以沙糖和作三丸。每以一丸绵裹含咽，即时遂愈。甚者不过一丸，极有奇效。普济方。**面鼻酒齇**白丁香十二粒，蜜半两，早夜点，久久自去。圣惠。

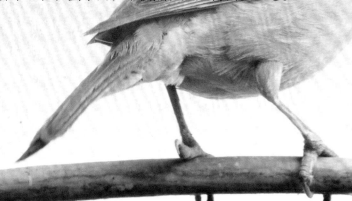

△麻雀

据《纲目图鉴》《中华本草》《大辞典》等综合分析考证，本品为雀科动物青头鹀 *Emberiza spodocephala* Pallas。东北、西北、华中及华南等地均有分布。

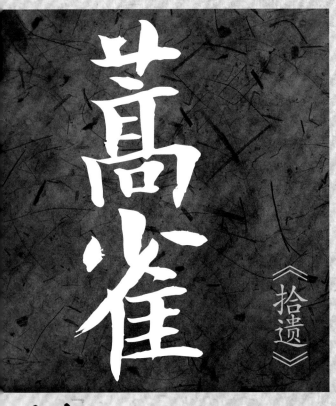

蒿雀 《拾遗》

‖ 集解 ‖

[藏器曰] 蒿雀似雀，青黑色，在蒿间，塞外弥多。食之，美于诸雀。

肉

‖ 气味 ‖

甘，温，无毒。

‖ 主治 ‖

食之，益阳道，补精髓。藏器。

脑

‖ 主治 ‖

涂冻疮，手足不皲。藏器。

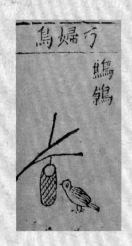

‖ 基原 ‖

据《中华本草》《纲目图鉴》《动物药志》等综合分析考证，本品为鹪鹩科动物鹪鹩 *Troglodytes troglodytes* (Linnaeus)。广泛分布于全国各地。

‖ 释名 ‖

鹪鹩诗疏**桃虫**诗经**蒙鸠**荀子**女匠**方言**黄脰雀**俗。[时珍曰]按尔雅云：桃虫，鹪。其雌曰鹩。扬雄方言云：自关而东谓之巧雀，或谓之女匠。自关而西谓之袜雀，或谓之巧女。燕人谓之巧妇。江东谓之桃雀，亦曰有呼。鸠性拙，鹪性巧，故得诸名。

‖ 集解 ‖

[藏器曰]巧妇小于雀，在林薮间为窠。窠如小袋。[时珍曰]鹪鹩处处有之。生蒿木之间，居藩篱之上，状似黄雀而小，灰色有斑，声如吹嘘，喙如利锥。取茅苇毛毳而窠，大如鸡卵，而系之以麻发，至为精密。悬于树上，或一房、二房。故曰巢林不过一枝，每食不过数粒。小人畜驯，教其作戏也。又一种鸋鹩，尔雅谓之剖苇。似雀而青灰斑色，长尾，好食苇蠹，亦鹪类也。

肉

‖ 气味 ‖

甘，温，无毒。

‖ 主治 ‖

炙食甚美，令人聪明。汪颖。

窠

‖ 主治 ‖

烧烟熏手，令妇人巧蚕。藏器。治膈气噎疾。以一枚烧灰酒服，或一服三钱，神验。时珍。出卫生易简方。

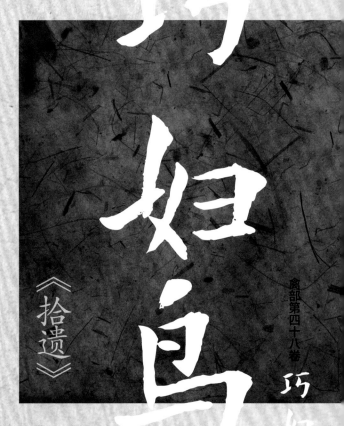

巧妇鸟

《拾遗》

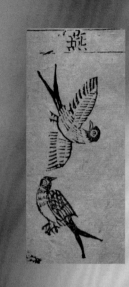

基原

据《中华本草》《大辞典》等综合分析考证，本品为燕科动物金腰燕（胡燕）*Hirundo daurica* Linnaeus。夏季在我国中部和东部繁殖，至秋季南迁过冬。《动物药志》《纲目图鉴》认为还包括同属动物家燕 *H. rustica* Linnaeus，几遍全国各地。

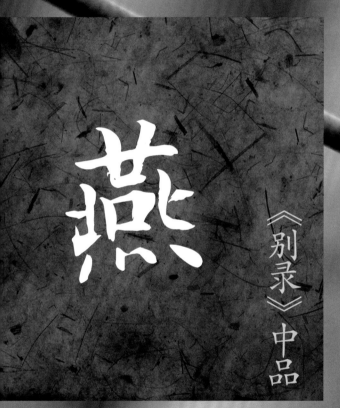

燕

《别录》中品

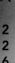

▷金腰燕（胡燕）（*Hirundo daurica*）

释名

乙鸟说文 玄鸟礼记 鸷鸟古今注 鹓鸫庄子 游波炮炙论 天女易占。[时珍曰] 燕字篆文象形。乙者，其鸣自呼也。玄，其色也。鹰鹯食之则死，能制海东青鹘，故有鸷鸟之称。能兴波祈雨，故有游波之号，雷敩云海竭江枯，投游波而立泛，是矣。京房云：人见白燕，主生贵女，故燕名天女。

集解

[别录曰] 燕生高山平谷。[弘景曰] 燕有两种：紫胸轻小者是越燕，不入药用；胸斑黑而声大者，是胡燕，可入药用。胡燕作窠长，能容二匹绢者，令人家富也。若窠户北向而尾屈色白者，是数百岁燕，仙经谓之肉芝，食之延年。[时珍曰] 燕大如雀而身长，笄口丰颔，布翅歧尾。背飞向宿，营巢避戊己日，春社来，秋社去。其来也，衔泥巢于屋宇之下；其去也，伏气蛰于窟穴之中。或谓其渡海者，谬谈也。玄鸟至时祈高禖，可以求嗣，或以为吞燕卵而生子者，怪说也。或云燕蛰于井底，燕不入屋，井虚也。燕巢有艾则不居。凡狐貉皮毛，见燕则毛脱。物理使然。

‖ **气味** ‖

酸，平，有毒。 [弘景曰] 燕肉不可食，损人神气，入水为蛟龙所吞。亦不宜杀之。[时珍曰] 淮南
子言燕入水为蜃蛤，故高诱注谓蛟龙嗜燕，人食燕者不可入水，而祈祷家用燕召龙。窃谓燕乃
蛰而不化者，化蛤之说未审然否？但燕肉既有毒，自不必食之。

‖ **主治** ‖

出痔虫、疮虫。别录。

燕卵黄

‖ **主治** ‖

卒水浮肿，每吞十枚。别录。

燕蓐

‖ **主治** ‖

解诸药毒。取二七枚烧灰，水服。时珍。

屎

‖ **气味** ‖

辛，平，有毒。

‖ **主治** ‖

蛊毒鬼疰，逐不祥邪气，破五癃，利小便，熬香用之。别录。[颂曰] 胡洽治痁病，青羊脂丸中用
之。疗痔，杀虫，去目翳。苏恭。治口疮、疟疾。孙思邈。作汤，浴小儿惊痫。弘景。

‖ **附方** ‖

旧三，新三。**解蛊毒** [藏器曰] 取燕屎三合炒，独蒜去皮十枚和捣，丸梧子大。每服三丸，蛊当
随利而出。**厌疟疾** [藏器曰] 燕屎方寸匕，发日平旦和酒一升，令病人两手捧住吸气。慎勿入
口，害人。**下石淋** 用燕屎末，以冷水服五钱。旦服，至食时，当尿石水下。**通小便** 用燕屎、豆
豉各一合，糊丸梧子大。每白汤下三丸，日三服。千金。**止牙痛** 用燕子屎，丸梧桐子大。于疼
处咬之，丸化即疼止。袖珍。**小儿卒惊** 似有痛处而不知。用燕窠中粪，煎汤洗浴之。救急方。
窠中土见土部。
燕蓐草即窠草。见草部之九。

基原

《纲目图鉴》认为本品为燕科动物灰沙燕 *Riparia riparia* Linnaeus。分布于全国各地。《动物药志》《中华本草》均有收载灰沙燕（《中华本草》名目为土燕），认为其具有悠久的民间用药历史，但"本草"未记。石部之石燕（动物化石）参见第十卷"石燕"项下。

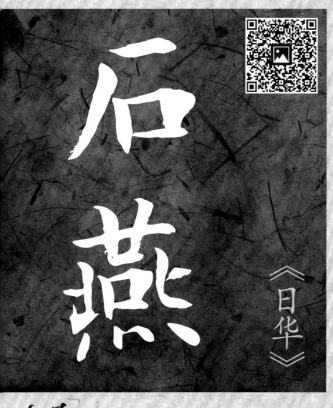

石燕 《日华》

释名

土燕纲目。

集解

[诜曰] 石燕在乳穴石洞中者。冬月采之，堪食。余月，止可治病。[炳曰] 石燕似蝙蝠，口方，食石乳汁。[时珍曰] 此非石部之石燕也。广志云：燕有三种，此则土燕乳于岩穴者是矣。

肉

气味

甘，暖，无毒。

主治

壮阳，暖腰膝，添精补髓，益气，润皮肤，缩小便，御风寒、岚瘴、温疫气。日华。[诜曰] 治法：取石燕二七枚，和五味炒熟，以酒一斗浸三日。每夜卧时饮一二盏，甚能补益，令人健力能食。

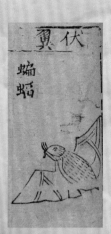

‖ 基原 ‖

据《纲目图鉴》《动物药志》等综合分析考证，本品为蝙蝠科动物，包括普通伏翼 Pipistrellus abramus Temminck、东方蝙蝠 Vespertilio superans Thomas、大耳蝠 Plecotus auritus Linnaeus 等。普通伏翼全国各地均有分布，蝙蝠分布于东北及内蒙古、甘肃、陕西、四川等地，大耳蝠分布于东北及河北、四川、甘肃、青海等地。《纲目彩图》《中华本草》认为还包括蹄蝠科动物大马蹄蝠 Hipposideros armiger Hodgson 和菊头蝠科动物马铁菊头蝠 Rhinolophus ferrumequinum Schreber；大马蹄蝠分布于长江流域以南各地，马铁菊头蝠分布于吉林、山东、山西、陕西、四川等地。《药典》四部收载夜明砂药材为蝙蝠科动物东方蝙蝠等的粪便。

伏翼

校正：[时珍曰] 本经上品有伏翼条，又有天鼠屎，今依李当之本草合而为一。

‖ 释名 ‖

蝙蝠音编福。**天鼠**本经**仙鼠**唐本**飞鼠**宋本**夜燕**。[弘景曰] 伏翼者，以其昼伏有翼也。[时珍曰] 伏翼，尔雅作服翼，齐人呼为仙鼠，仙经列为肉芝。

‖ 集解 ‖

[别录曰] 伏翼生太山谷，及人家屋间。立夏后采，阴干。天鼠屎生合浦山谷。十一月、十二月采。[弘景曰] 伏翼非白色倒悬者，不可服。[恭曰] 伏翼即仙鼠也，在山孔中食诸乳石精汁，皆千岁，纯白如雪，头上有冠，

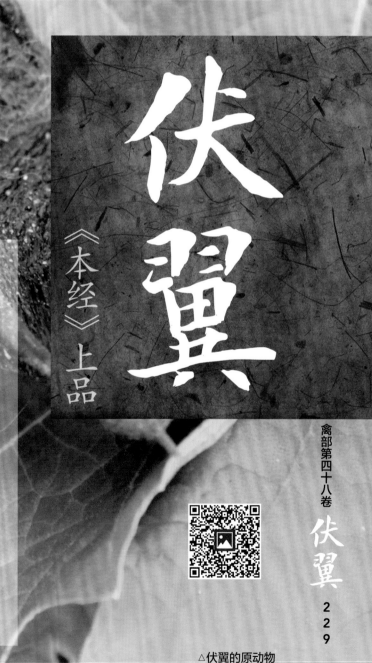

△伏翼的原动物

大如鸠、鹊。阴干服之，令人肥健长生，寿千岁。其大如鹑，未白者已百岁，而并倒悬，其脑重也。其屎皆白色，入药当用此屎。[颂曰]恭说乃仙经所谓肉芝者。然今蝙蝠多生古屋中，白而大者盖稀。其屎亦有白色，料其出乳石孔者，当应如此耳。[宗奭曰]伏翼日亦能飞，但畏鸷鸟不敢出耳。此物善服气，故能寿。冬月不食，可知矣。[时珍曰]伏翼形似鼠，灰黑色。有薄肉翅，连合四足及尾如一。夏出冬蛰，日伏夜飞，食蚊蚋。自能生育，或云鸓鼠化蝠，鼠亦化蝠，蝠又化魁蛤，恐不尽然。生乳穴者甚大。或云燕避戊己，蝠伏庚申，此理之不可晓者也。若夫白色者，自有此种尔。仙经以为千百岁，服之令人不死者，乃方士诳言也。陶氏、苏氏从而信之，迂矣。按李石续博物志云：唐·陈子真得白蝙蝠大如鸦，服之，一夕大泄而死。又宋·刘亮得白蝙蝠、白蟾蜍仙丹，服之立死。呜呼！书此足以破惑矣。其说始载于抱朴子书，葛洪误世之罪，通乎天下。又唐书云：吐番有天鼠，状如雀，大如猫，皮可为裘。此则别是一种鼠，非此天鼠也。

伏翼

‖修治‖
[敩曰]凡使要重一斤者，先拭去肉上毛，及去爪、肠，留肉、翅并嘴、脚。以好酒浸一宿，取出以黄精自然汁五两，涂炙至尽，炙干用。[时珍曰]近世用者，多煅存性耳。

‖气味‖
咸，平，无毒。[日华曰]微热，有毒。[之才曰]苋实、云实为之使。

‖主治‖
目瞑痒痛，明目，夜视有精光。久服令人喜乐媚好无忧。本经。[日华曰]久服解愁。**疗五淋，利水道**。别录。**主女人生子余疾，带下病，无子**。苏恭。**治久咳上气，久疟瘰疬，金疮内漏，小儿魃病惊风**。时珍。[藏器曰]五月五日，取倒悬者晒干，和桂心、薰陆香烧烟，辟蚊子。夜明砂、鳖甲为末，烧烟，亦辟蚊。

‖发明‖
[时珍曰]蝙蝠性能泻人，故陈子真等服之皆致死。观后治金疮方，皆致下利，其毒可知。本经谓其无毒，久服喜乐无忧，日华云久服解愁者，皆误后世之言。适足以增忧益愁而已。治病可也，服食不可也。

‖附方‖
旧三，新八。**仙乳丸**治上焦热，昼常好瞑。用伏翼五两重一枚，连肠骨炙燥，云实炒五两，威灵仙三两，牵牛炒、苋实各二两，丹砂、铅丹各一两，腻粉半两，为末，蜜丸绿豆大。每服七丸，木通汤下，以知为度。普济。**久咳上气**十年、二十年，诸药不效。用蝙蝠除翅、足，烧焦研末。米饮服之。百一方。**久疟不止**范汪方用蝙蝠七个，去头、翅、足，捣千下，丸梧子大。每服一丸，清汤下。鸡鸣时一丸，禺中一丸。**久疟不止**伏翼丸：蝙蝠一枚炙，蛇蜕皮一条烧，蜘蛛一枚去足炙，鳖甲一枚醋炙，麝香半钱，为末。五月五日午时研匀，入炼蜜和，丸麻子在。每温酒下五丸。圣惠方。**小儿惊痫**用入蛰蝙蝠一个，入成块朱砂三钱在腹内，以新瓦合，煅存性，候冷为末。空心分四服，儿小分五服，白汤下。医学集成。**小儿慢惊**返魂丹：治小儿慢惊，及天吊夜啼。用蝙蝠一枚，去肠、翅，炙黄焦，人中白、干蝎焙、麝香各一分，为末，炼蜜丸绿豆大。每服乳汁下三丸。圣惠方。**多年瘰疬**不愈，神效方：用蝙蝠一个，猫头一个，俱撒上黑豆，烧至骨化，为末掺之，干即油调傅，内服连翘汤。集要。**金疮出血**不止，成内漏。用蝙蝠二枚，烧末。水服方寸匕，当下水而血消也。鬼遗方。**腋下胡臭**用蝙蝠一个，以赤石脂末半两涂遍，黄泥包固，晒干煅存性。以田螺水调涂腋下，待毒气上冲，急服下药，行一二次妙。乾坤秘韫。**干血气痛**蝙蝠一个，烧存性。每酒服一钱，即愈。生生编。**妇人断产**蝙蝠一个烧研，以五朝酒浮调下。摘玄方。

脑

‖主治‖

涂面，去女子面疱。服之，令人不忘。藏器。

血及胆

‖主治‖

滴目，令人不睡，夜中见物。藏器。[弘景曰]伏翼目及胆，术家用为洞视法。

天鼠屎 本经

‖释名‖

鼠法本经 石肝同上 夜明砂日华 黑砂星。[弘景曰]方家不用，俗不识也。[李当之曰]即伏翼屎也，方言名天鼠尔。

‖修治‖

[时珍曰]凡采得，以水淘去灰土恶气，取细砂晒干焙用。其砂乃蚊蚋眼也。

‖气味‖

辛，寒。无毒。[之才曰]恶白敛、白微。

‖主治‖

面痈肿，皮肤洗洗时痛，腹中血气，破寒热积聚，除惊悸。本经。去面上黑䵟。别录。烧灰，酒服方寸匕，下死胎。苏恭。炒服，治瘰病。日华。治马扑损痛，以三枚投热酒一升，取清服立止，数服便瘥。[苏颂]出续传信方。熬捣为末，拌饭与三岁小儿食之，治无辜病，甚验。慎微。治疳有效。宗奭。治目盲障翳，明目除疟。时珍。

发明

[时珍曰] 夜明砂及蝙蝠，皆厥阴肝经血分药也，能活血消积。故所治目翳盲障，疟魃疳惊，淋带，瘰疬痈肿，皆厥阴之病也。按类说云：定海徐道亨患赤眼，食蟹遂成内障。五年忽梦一僧，以药水洗之，令服羊肝丸。求其方。僧曰：用洗净夜明砂、当归、蝉蜕、木贼去节各一两，为末。黑羊肝四两，水煮烂和丸梧子大。食后熟水下五十丸。如法服之，遂复明也。

附方

旧一，新十三。**内外障翳** 夜明砂末，化入猪肝内，煮食饮汁，效。直指方。**青盲不见** 夜明砂，糯米炒黄一两，柏叶炙一两，为末，牛胆汁和丸梧子大。每夜卧时，竹叶汤下二十丸；至五更，米饮下二十丸，瘥乃止。圣惠。**小儿雀目** 夜明砂一两，炒研，猪胆汁和丸绿豆大。每米饮下五丸。一方：加黄芩等分为末。米泔煮猪肝，取汁调服半钱。**五疟不止** 圣惠用夜明砂末，每冷茶服一钱，立效。又方：治疟发作无时，经久不瘥。用蝙蝠粪五十粒，朱砂半两，麝香一钱，为末，糯米饭丸小豆大，未发时，白汤下十丸。**胎前疟疾** 夜明砂末三钱，空心温酒服。经验秘方。**咳嗽不止** 蝙蝠去翅足，烧焦为末。一钱，食后白汤下。寿域神方。**小儿魃病** 以红纱袋盛夜明砂，佩之。直指方。**一切疳毒** 夜明砂五钱，入瓦瓶内，以精猪肉三两薄切，入瓶内，水煮熟。午前以肉与儿食，饮其汁，取下腹中胎毒。次用生姜四两，和皮切炒，同黄连末一两，糊丸黍米大，米饮服，日三次。全幼心鉴。**聤耳出汁** 夜明砂二钱，麝香一字，为末。拭净掺之。圣惠。**溃肿排脓** 夜明砂一两，桂半两，乳香一分，为末，入干砂糖半两。井水调傅。直指方。**腋下胡臭** 夜明砂末，豉汁调。**风虫牙痛** 夜明砂炒、吴茱萸汤泡炒，等分为末，蟾酥和丸麻子大。绵裹二丸含之，吐涎。普济方。

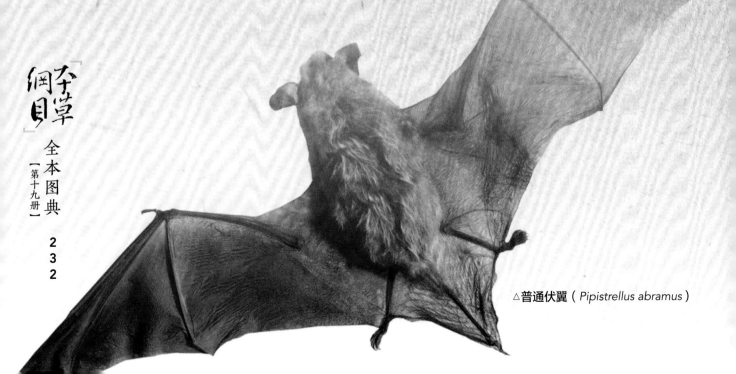

△普通伏翼（*Pipistrellus abramus*）

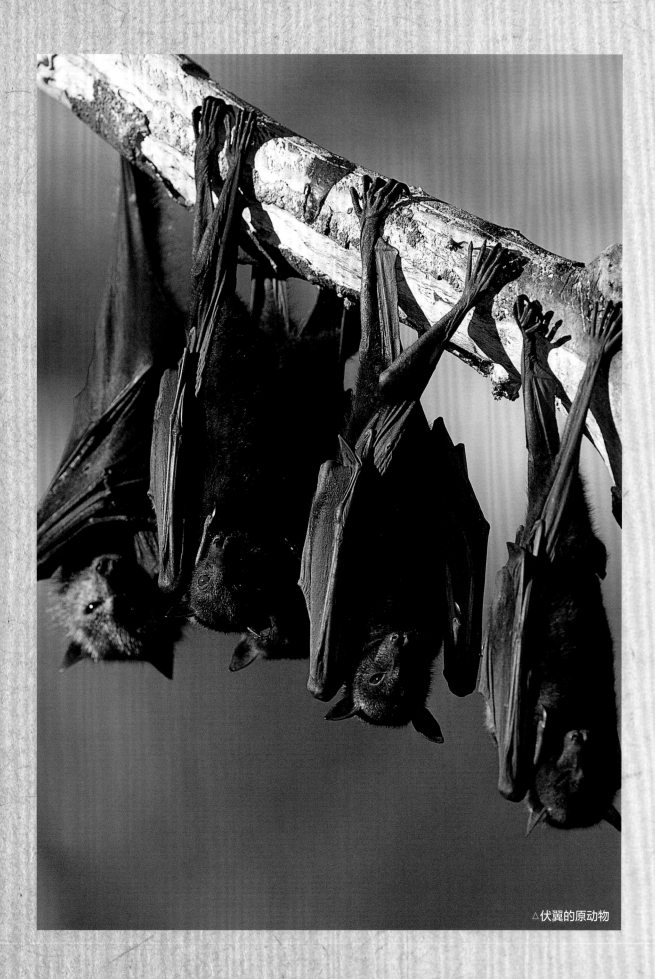

伏翼

△伏翼的原动物

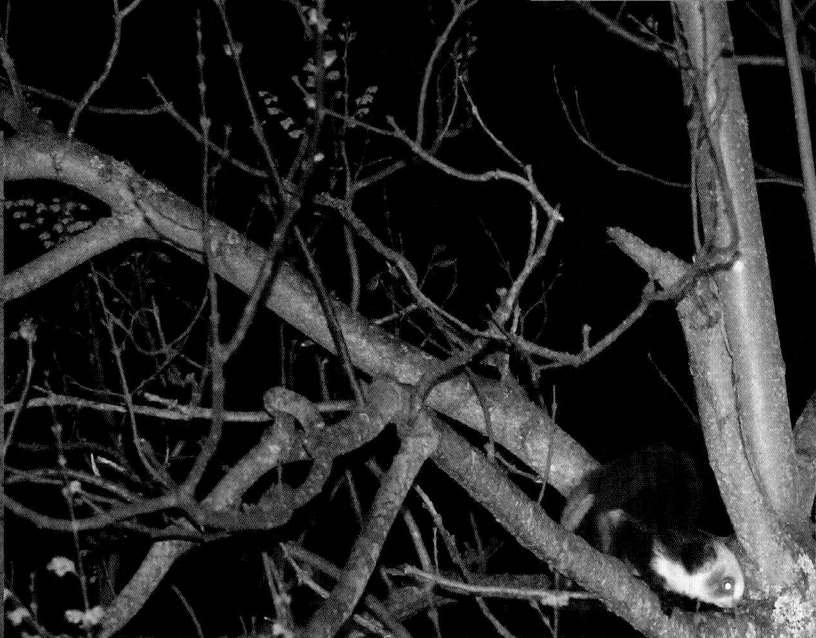

‖基原‖

据《纲目图鉴》等综合分析考证，本品为鼯鼠科动物红白鼯鼠 *Petaurista alborufus* (Milne-Edwards)。分布于台湾、福建、湖南、湖北、四川、陕西等地。《动物药志》《中华本草》认为还包括同属动物棕鼯鼠 *P. petaurista* Pallas，分布于福建、台湾、广东、广西、云南、四川等地。《动物药志》记载有人认为古代鼺鼠是飞猴 *Cynocephalus volans*。

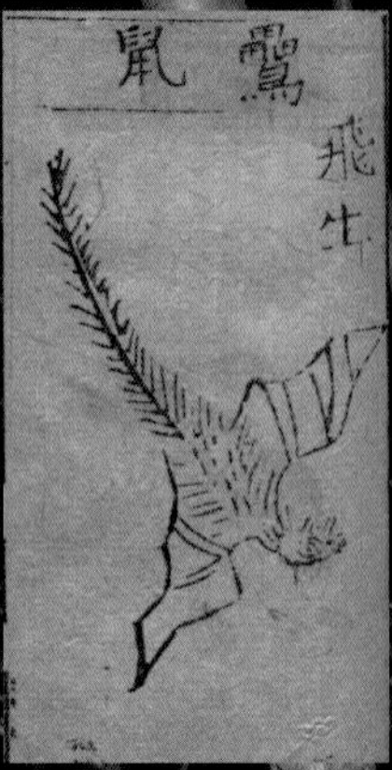

累、垒二音。《本经》下品

鼺鼠

校正：鼺鼠原在兽部，今据尔雅、说文移入禽部。

‖释名‖

鼺鼠本经鼯鼠尔雅耳鼠山海经夷由尔雅鸓禽经飞生鸟弘景。 案许慎说文云：鼺，飞走且乳之鸟也。故字从鸟，又名飞生。本经从鼠，以形似也。此物肉翅连尾，飞不能上，易至礧坠，故谓之鼺。俗谓痴物为鼺，义取乎此，亦名鼯鼠，与蝼蛄同名。

‖集解‖

[别录曰] 鼺鼠生山都平谷。 此鼠即鼯

▷红白鼯鼠（*Petaurista alborufus*）

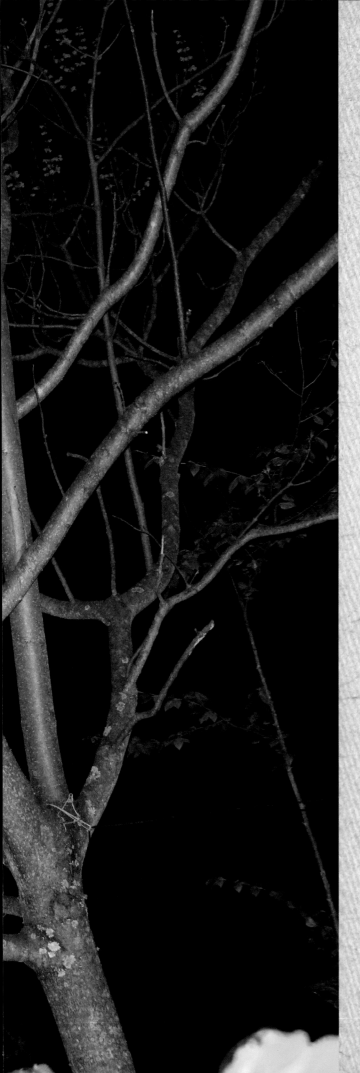

鼠飞生鸟也。状如蝙蝠,大如鸱鸢,毛紫色暗,夜行飞。人取其皮毛与产妇持之,令易生。[颂曰]今湖岭山中多有之。南人见之,多以为怪。[宗奭曰]关西山中甚有。毛极密,但向下飞,不能致远。人捕取皮为暖帽。[时珍曰]案郭氏注尔雅云:鼯鼠状如小狐,似蝙蝠肉翅四足。翅、尾、项、胁毛皆紫赤色,背上苍艾色,腹下黄色,喙、颔杂白色。脚短爪长,尾长三尺许。飞而乳子,子即随母后。声如人呼,食火烟。能从高赴下,不能从下上高。性喜夜鸣。山海经云:耳鼠状如鼠,兔首麋身,以其尾飞。食之不眯,可御百毒,即此也。其形,翅联四足及尾,与蝠同,故曰以尾飞。生岭南者,好食龙眼。

‖气味‖

微温,有毒。

‖主治‖

堕胎,令易产。本经。

‖发明‖

[颂曰]人取其皮毛与产妇,临蓐时持之,令儿易生。而小品方乃入服药,用飞生一枚,槐子、故弩箭羽各十四枚合捣,丸梧子大,以酒服二丸,即易产也。[时珍曰]鼯能飞而且产,故寝其皮,怀其爪,皆能催生,其性相感也。济生方治难产,金液丸,用其腹下毛为丸服之。

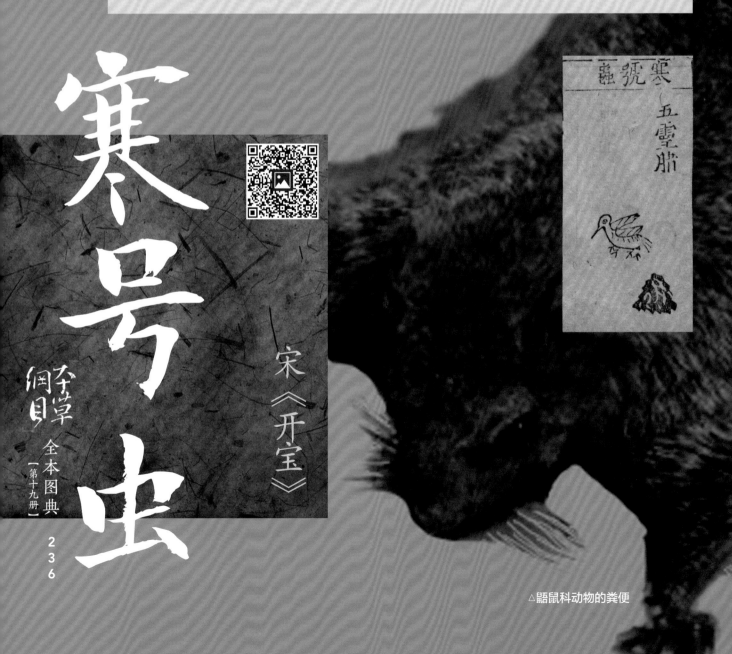

基原

据《纲目图鉴》《中华本草》《大辞典》等综合分析考证，本品为鼯鼠科动物复齿鼯鼠 *Trogopterus xanthipes* Milne-Edwards。分布于河北、山西、陕西、四川、云南、西藏等地。其屎名五灵脂。《动物药志》收载五灵脂的原动物还有棕鼯鼠 *Petaurista petaurista* Pallas、高地鼯鼠 *Petaurista xanthotis* (Milne-Edwards)、沟牙鼯鼠 *Aeretes melanopterus* Milne-Edwards、灰头小鼯鼠 *Petaurista elegans* Müller、黑白飞鼠 *Hylopetes alboniger* Hodgson 和毛耳飞鼠 *Belomys pearsoni* (Gray) 等。《中华本草》《动物药志》还收载有鼯鼠科动物小飞鼠 *Pteromys volans* Linnaeus（其粪便在东北、新疆地区也作五灵脂使用）；但经动物解剖，发现与药材相差悬殊，尚待探讨。另外，《动物药志》记载：五灵脂的药材比较混乱，吉林产的五灵脂是小飞鼠的粪便，湖北、四川一带所产五灵脂是红白鼯鼠 *Petaurista alborufus* (Milne-Edwards) 的粪便，川东产的五灵脂是金龟子科昆虫小青花潜 *Dicranobia potanini* (Kraatz) 幼虫的粪便，甘肃、青海等地产的五灵脂为红耳兔鼠 *Ochotona erythrotis* Buchner 和西藏属兔 *O. thibetana* Milne-Edwards 的粪便（即草灵脂）；并认为他们不应做五灵脂入药。《药典》四部收载五灵脂药材为鼯鼠科动物复齿鼯鼠的干燥粪便。

寒号虫

李时珍 纲目 全本图典 [第十九册]

宋《开宝》

△鼯鼠科动物的粪便

校正：自虫部移入此。

‖释名‖

鹖鴠　独舂　屎名五灵脂。[时珍曰] 杨氏丹铅录，谓寒号虫即鹖鴠，今从之。鹖鴠诗作盍旦，礼作曷旦，说文作鸃鴠，广志作侃旦，唐诗作渴旦，皆随义借名耳。扬雄方言云：自关而西谓之鹖鴠。自关而东谓之城旦，亦曰倒悬。周、魏、宋、楚谓之独舂。郭璞云：鹖鴠，夜鸣求旦之鸟。夏月毛盛，冬月裸体，昼夜鸣叫，故曰寒号，曰鹖旦。古刑有城旦舂，谓昼夜舂米也。故又有城旦、独舂之名。月令云：仲冬，曷旦不鸣。盖冬至阳生渐暖故也。其屎名五灵脂者，谓状如凝脂而受五行之灵气也。

‖集解‖

[志曰] 五灵脂出北地，寒号虫粪也。[禹锡曰] 寒号虫四足，有肉翅不能远飞。[颂曰] 今惟河州郡有之。五灵脂色黑如铁，采无时。[时珍曰] 曷旦乃候时之鸟也，五台诸山甚多。其状如小鸡，四足有肉翅。夏月毛采五色，自鸣若曰：凤凰不如我。至冬毛落如鸟雏，忍寒而号曰：得过且过。其屎恒集一处，气甚臊恶，粒大如豆。采之有如糊者，有粘块如糖者。人亦以沙石杂而货之。凡用以糖心润泽者为真。

肉

‖气味‖

甘，温，无毒。

‖主治‖

食之，补益人。汪颖。

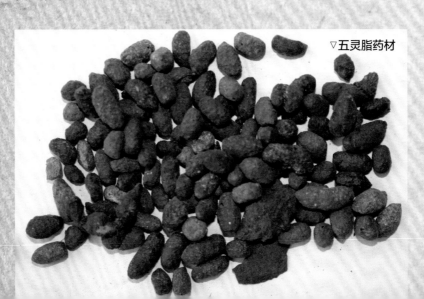

▽五灵脂药材

五灵脂

‖修治‖

[颂曰] 此物多夹沙石，绝难修治。凡用研为细末，以酒飞去沙石，晒干收用。

‖气味‖

甘，温，无毒。恶人参，损人。

‖主治‖

心腹冷气，小儿五疳，辟疫，治肠风，通利气脉，女子血闭。开宝。疗伤冷积。苏颂。凡血崩过多者，半炒半生，酒服，能行血止血。治血气刺痛甚效。震亨。止妇人经水过多，赤带不绝，胎前产后血气诸痛，男女一切心腹、胁肋、少腹诸痛，疝痛，血痢肠风腹痛，身体血痹刺痛，肝疟发寒热，反胃消渴，及痰涎挟血成窠，血贯瞳子，血凝齿痛，重舌，小儿惊风，五痫癫疾，杀虫，解药毒，及蛇、蝎、蜈蚣伤。时珍。

‖发明‖

[宗奭曰] 五灵脂引经有功，不能生血，此物入肝最速也。常有人病目中翳，往来不定，此乃血所病也。肝受血则能视，目病不治血，为背理也。用五灵脂之药而愈。又有人被毒蛇所伤，良久昏愦。一老僧以酒调药二钱灌之，遂苏。仍以滓傅咬处，少顷复灌二钱，其苦皆去。问之，乃五灵脂一两，雄黄半两，同为末耳。其后有中蛇毒者，用之咸效。[时珍曰] 五灵脂，足厥阴经药也。气味俱厚，阴中之阴，故入血分。肝主血，诸痛皆属于木，诸虫皆生于风。故此药能治血病，散血和血而止诸痛。治惊痫，除疟痢，消积化痰，疗疳杀虫，治血痹、血眼诸症，皆属肝经也。失笑散，不独治妇人心痛血痛；凡男女老幼，一切心腹、胁肋、少腹痛，疝气，并胎前产后，血气作痛，及血崩经溢，百药不效者，俱能奏功，屡用屡验，真近世神方也。又案李仲南云：五灵脂治崩中，非止治血之药，乃去风之剂。风，动物也。冲任经虚，被风伤袭营血，以致崩中暴下，与荆芥、防风治崩义同。方悟古人识见，深奥如此。此亦一说，但未及肝血虚滞，亦自生风之意。

‖附方‖

旧六，新三十一。**失笑散**治男女老少，心痛腹痛，少腹痛，小肠疝气，诸药不效者，能行能止；妇人妊娠心痛，及产后心痛、少腹痛、血气痛尤妙。用五灵脂、蒲黄等分，研末。先以醋二杯调末，熬成膏，入水一盏，煎至七分，连药热服。未止再服。一方以酒代醋。一方以醋糊和丸，童尿、酒服。和剂局方。**紫金丸**治产后恶露不快，腰痛，小腹如刺，时作寒热，头痛不思饮食；又治久有瘀血，月水不调，黄瘦不食；亦疗心痛，功与失笑散同。以五灵脂水淘净炒末一两，以好米醋调稀，慢火熬膏，入真蒲黄末和丸龙眼大。每服一丸，以水与童子小便各半盏，煎至七分，温服，少顷再服，恶露即下。血块经闭者，酒磨服之。杨氏产乳。**五灵脂散**治丈夫脾积气痛，妇人血崩诸痛。飞过五灵脂炒烟尽，研末。每服一钱，温酒调下。此药气恶难吃，烧存性乃妙也。或以酒、水、童尿煎服，名抽刀散，治产后心腹、胁肋、腰胯痛。能散恶血。如心烦口渴者，加炒蒲黄减半，霹雳酒下。肠风下血者，煎乌梅、柏叶汤下。中风麻痹痛者，加草乌半钱，同童尿、水酒煎服。永类钤方。**产后血运**治产妇血运，不知人事。用五灵脂二两，半生半炒为末。每服一钱，白水调下。如口噤者，斡开灌之，入喉即愈。图经。**产后腹痛**五灵脂、香附、桃仁等分研末，醋糊丸，服一百丸。或用五灵脂末，神曲糊丸，白术、陈皮汤下。丹溪方。**儿枕作痛**五灵脂慢炒，研末。酒服二钱。产宝。**血气刺痛**五灵脂生研三钱，酒一盏煎沸，热服。灵苑方。**卒暴心痛**五灵脂炒一钱半，干姜炮三分，为末。热酒服，立愈。事林广记。**心脾虫痛**不拘男女。用五灵脂、槟榔等分为末，水煎石菖蒲调服三钱。先嚼猪肉一二片。海上仙方。**小儿蛔痛**五灵脂末二钱，白矾火飞半钱。每服一钱，水一盏，煎五分，温服。当吐虫出，愈。阎孝忠集效方。**经血不止**五灵脂炒烟尽，研。每服二钱，当归两片，酒一盏，煎六分，热服。三五度取效。经效方。**血崩不止** [颂曰] 用五灵脂十两，研末，水五碗，煎三碗，澄清，再煎为膏，入神曲末二两，和丸梧子大。每服二十丸，空心温酒下，便止，极效。集要用五灵脂烧研，以铁秤锤烧红淬酒，调服。以效为度。**胎衣不下**恶血冲心。用五灵脂半生半炒研末。每服二钱，温酒下。产宝。**子肠脱出**五灵脂烧烟熏之。先以盐汤洗净。危氏。**吐血呕血**五灵脂一两，卢会三钱，研末，滴水丸芡子大，每浆水化服二丸。又治血妄行入胃，吐不止。五灵脂一两，黄耆半两，为末。新汲水服二钱。**吐逆不止**不拘男女，连日粥饮汤药不能下者，即效。五灵脂治净为末，狗胆汁和丸芡子大。每服一丸，煎生姜酒磨化，猛口热吞，不得漱口，急将温粥少许压之。经验。**化食消气**五灵脂一两，木香半两，巴豆四十枚煨熟去油，为末，糊丸绿豆大。每白汤下五丸。普济方。**久疟不止**或一日二发，或一日二三发，或二三日一发。用五灵脂、头垢各一钱，古城石灰二钱，研末，饭丸皂子大。每服一丸，五更无根水下即止，神效方也。海上。**消渴饮水**竹笼散：用五灵脂、黑豆去皮，等分为末。每服三钱，冬瓜皮汤下，无皮用叶亦可，日二服。不可更服热药，宜八味丸去附子，加五味子。若小渴者，二三服即止。保命集。**中风瘫缓**追魂散：用五灵脂为末，以水飞去上面黑浊、下面沙石，研末。每服二钱，热酒调下，日一服。续服小续命汤。奇效方。**手足冷麻** [寇曰]风冷，气血闭，手足身体疼痛冷麻，五灵脂二两，没药一两，乳香半两，川乌头一两半，炮去皮，为末，滴水丸如弹子大。每用一丸，生姜温酒磨服。本草衍义。**骨折肿痛**五灵脂、白及各一两，乳香、没药各三钱，为末，熟水同香油调，涂患处。乾坤秘韫。**损伤接骨**五灵脂一两，茴香一钱，为末。先以乳香末子极痛处傅上，以小黄米粥涂之，乃掺二末于粥上，帛裹，木牌子夹定，三五日效。儒门事亲。**五疳潮热**肚胀发焦，不可用大黄、黄芩，损伤胃气，恐生别症。五灵脂水飞一两，胡黄连五钱，为末，雄猪胆汁丸黍米大。每服一二十丸，米饮下。全幼心鉴。**咳嗽肺胀**皱肺丸：用五灵脂二两、胡桃仁八个，柏子仁半两，研匀，滴水和丸小豆大。每服二十丸，甘草汤下。普济。**痰血凝结**紫芝丸：用五灵脂水飞、半夏汤泡等分为末，姜汁浸蒸饼丸梧子大。每饮下二十丸。百一方。**酒积黄肿**五灵脂末一两，入麝香少许，饭丸小豆大。每米饮下一丸。普济方。**目生浮翳**五灵脂、海螵蛸各等分，为细末。熟猪肝日蘸食。明目经验方。**重舌胀痛**五灵脂一两，淘净为末，煎米醋漱。经验良方。**恶血齿痛**五灵脂末，米醋煎汁含咽。直指方。**血痣溃血**一人旧有一痣，偶抓破，血出一线，七日不止，欲死。或用五灵脂末掺上，即止也。杨拱医方选要。**血溃怪病**凡人目中白珠浑黑，视物如常，毛发坚直如铁条，能饮食而不语如醉，名曰血溃。以五灵脂为末，汤服二钱，即愈。夏子益奇疾方。**大风疮癞**油调五灵脂末，涂之。摘玄方。**虫虺螫蠹**凡蜈蚣、蛇、蝎毒虫伤，以五灵脂末涂之，立愈。金匮钩玄。**毒蛇伤螫**五灵脂为末，酒调二钱服。仍以少末掺疮口，妙。普济。

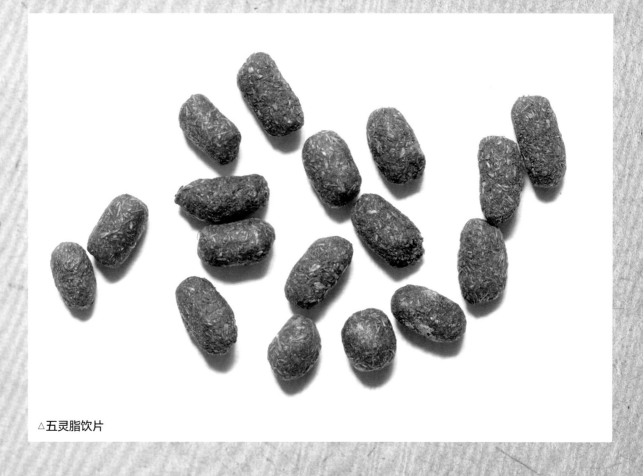

△五灵脂饮片

本草纲目

禽部第四十九卷

禽之三林禽类二十七种

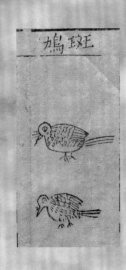

斑鸠

‖ 基原 ‖

据《动物药志》《中华本草》《纲目彩图》等综合分析考证，本品为鸠鸽科动物珠颈斑鸠 *Streptopelia chinensis* (Scopoli)、火斑鸠 *Oenopopelia tranquebarica* (Hermann)、山斑鸠 *S. orientalis* (Latham)。珠颈斑鸠分布于北至河北，南至广东，西至陕西、四川、云南的广大地区；火斑鸠分布于东北南部、华北、华东、中南、西南及青海、西藏等地；山斑鸠分布于全国各地。《纲目图鉴》认为还包括厚嘴绿鸠 *Treron curvirostra* Gmelin，参见本卷"青鹤"项下。

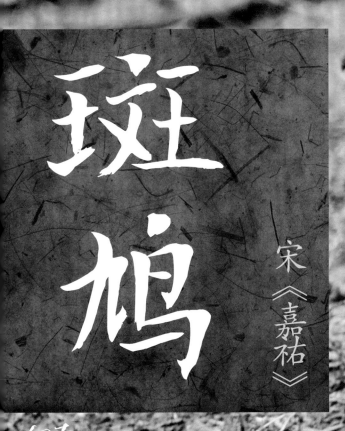

斑鸠

宋《嘉祐》

▷珠颈斑鸠（*Streptopelia chinensis*）

‖ 释名 ‖

斑佳音锥。锦鸠范注方鹁鸠左传注祝鸠。时珍曰鸠也；鹁也，其声也。斑也，锦也，其色也。隹者，尾短之名也。古者庖人以尸祝登尊俎，谓之祝鸠。此皆鸠之大而有斑者。其小而无斑者，曰隹、曰鷚，音葵，曰荆鸠，曰楚鸠也。鸠之子曰鹡鸠，曰役鸠，曰糠鸠，曰郎皋，曰辟皋。扬雄方言混列诸鸠，不足据。

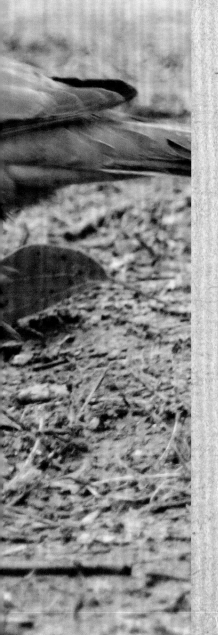

‖集解‖

[禹锡曰] 斑鸠是处有之。春分化为黄褐侯，秋分化为斑鹪。黄褐侯，青鹪也。[宗奭曰] 斑鸠有有斑者，有无斑者，有灰色者，有大者，有小者。虽有此数色，其用则一也。尝养之数年，并不见春秋分变化。[时珍曰] 鸣鸠能化鹰，而斑鸠化黄褐侯之说，不知所出处。今鸠小而灰色，及大而斑如梨花点者，并不善鸣。惟项下斑如真珠者，声大能鸣，可以作媒引鸠，入药尤良。鸠性愨孝，而拙于为巢，才架数茎，往往堕卵。天将雨即逐其雌，霁则呼而反之。故曰鹪巧而危，鸠拙而安。或云雄呼晴，雌呼雨。

鸠肉

‖气味‖

甘，平，无毒。

‖主治‖

明目。多食，益气，助阴阳。嘉祐。久病虚损人食之，补气。宗奭。食之，令人不噎。时珍。

‖发明‖

[时珍曰] 范汪方治目有斑鹪丸，总录治目有锦鸠丸，倪惟德氏谓斑鸠补肾，故能明目。窃谓鸠能益气，则能明目矣，不独补肾已尔。古者仲春罗氏献鸠以养国老，仲秋授年老者以鸠杖，云鸠性不噎，食之且复助气也。

血

‖主治‖

热饮，解蛊毒，良。时珍。

屎

‖主治‖

治聤耳出脓疼痛，及耳中生𧏾聤，同夜明沙末等分，吹之。时珍。

《纲目图鉴》认为本品为鸠鸽科动物厚嘴绿鸠 *Treron curvirostra* Gmelin。分布于云南、海南等地。

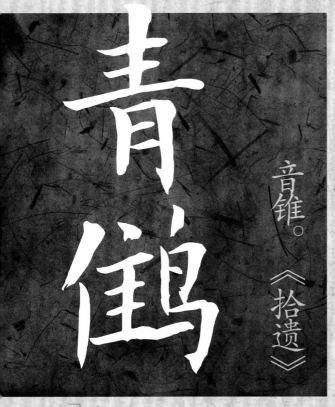

青鶴

音錐。《拾遗》

‖ 释名 ‖
黄褐侯拾遗。

‖ 集解 ‖
[藏器曰] 黄褐侯，状如鸠而绿褐色，声如小儿吹竽。[时珍曰] 鸠有白鸠、绿鸠。今夏月出一种糠鸠，微带红色，小而成群，掌禹锡所谓黄褐侯秋化斑隹，恐即此也。好食桑椹及半夏苗。昔有人食之过多，患喉痹，医用生姜解之愈。

肉

‖ 气味 ‖
甘，平，无毒。

‖ 主治 ‖
蚁瘘恶疮。五味淹炙食之，极美。藏器。安五脏，助气补虚损，排脓活血，并一切疮疖痈瘘。嘉祐。

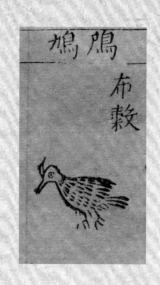

‖ 基原 ‖

据《纲目图鉴》《动物药志》等综合分析考证，本品为杜鹃科动物大杜鹃 *Cuculus canorus* Latham，现今称为布谷鸟。全国各地均有分布。《中华本草》认为四声杜鹃 *C. micropterus* Gould 同等入药，为我国沿海各地候鸟。参见本卷"杜鹃"项下。

‖ 释名 ‖

布谷列子**鹄鵴**音戛菊。**获谷**尔雅注**郭公**。[藏器曰]布谷，鸤鸠也。江东呼为获谷，亦曰郭公。北人名拨谷。[时珍曰]布谷名多，皆各因其声似而呼之。如俗呼阿公阿婆、割麦插禾、脱却破裤之类，皆因其鸣时可为农候故耳。或云：鸤鸠即月令鸣鸠也，鸤乃鸣字之讹，亦通。禽经及方言并谓鸤鸠即戴胜，郭璞云非也。

‖ 集解 ‖

[藏器曰]布谷似鹞长尾，牝牡飞鸣，以翼相拂击。[时珍曰]案毛诗疏义云：鸣鸠大如鸠而带黄色，啼鸣相呼而不相集。不能为巢，多居树穴及空鹊巢中。哺子朝自上下，暮自下上也。二月谷雨后始鸣，夏至后乃止。张华禽经注云：仲春鹰化为鸠，仲秋鸠复化为鹰。故鸠之目，犹如鹰之目。列子云：鹞之为鹯，鹯之为布谷，布谷久复为鹞。是矣。禽经又云：鸠生三子，一为鹗。

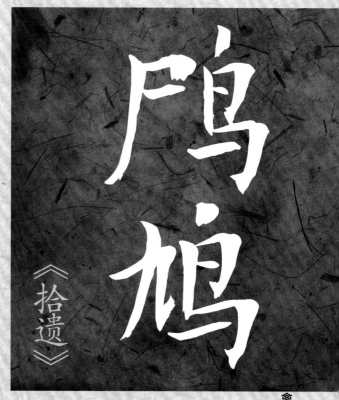

肉

‖ 气味 ‖

甘，温，无毒。

‖ 主治 ‖

安神定志，令人少睡。汪颖。

脚胫骨

‖ 主治 ‖

令人夫妻相爱。五月五日收带之，各一，男左女右。云置水中，自能相随也。藏器。

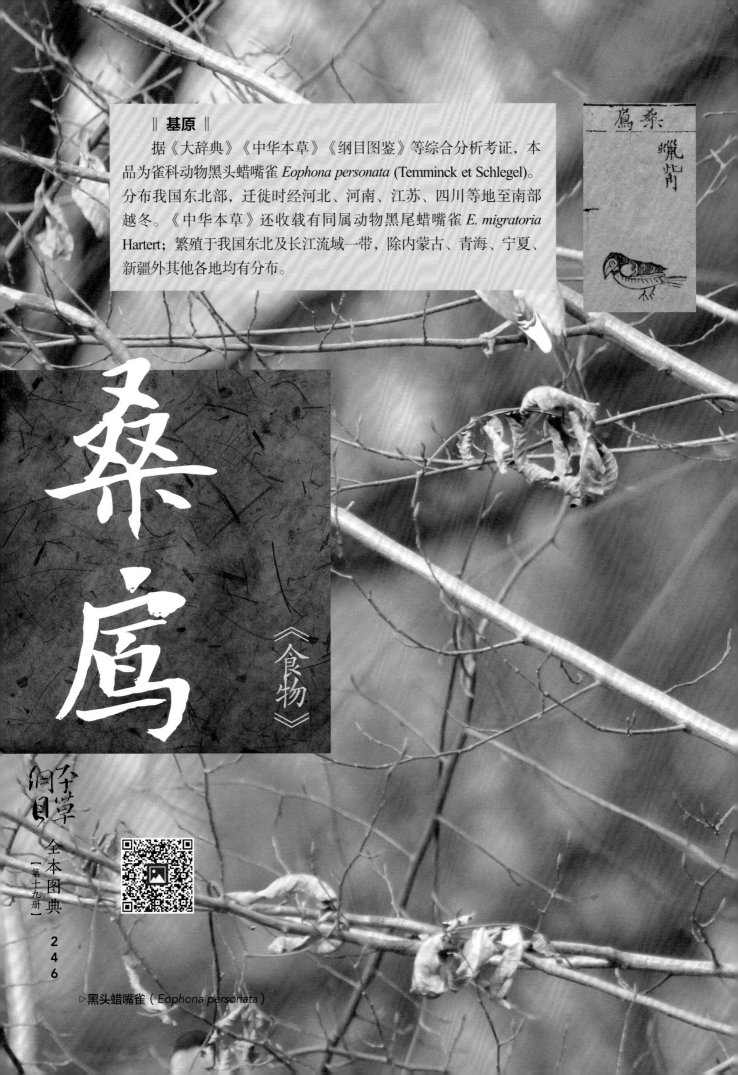

‖ 基原 ‖

据《大辞典》《中华本草》《纲目图鉴》等综合分析考证，本品为雀科动物黑头蜡嘴雀 *Eophona personata* (Temminck et Schlegel)。分布我国东北部，迁徙时经河北、河南、江苏、四川等地至南部越冬。《中华本草》还收载有同属动物黑尾蜡嘴雀 *E. migratoria* Hartert；繁殖于我国东北及长江流域一带，除内蒙古、青海、宁夏、新疆外其他各地均有分布。

桑鳸

《食物》

▷黑头蜡嘴雀（*Eophona personata*）

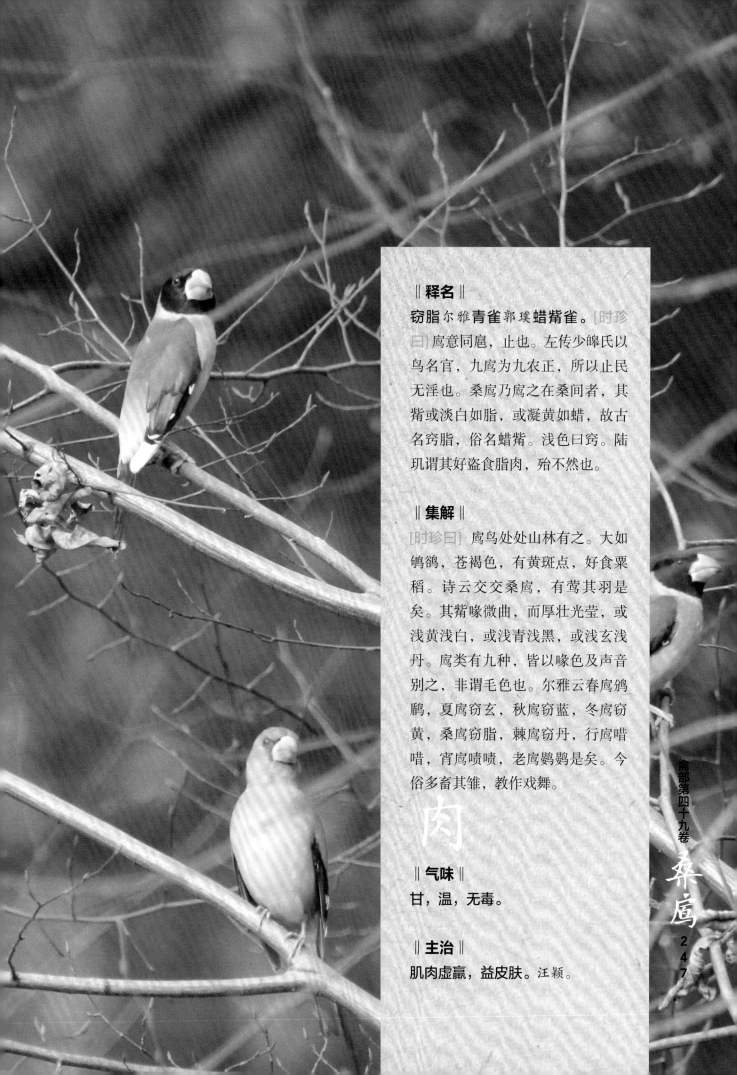

‖释名‖

窃脂 尔雅 **青雀** 郭璞 **蜡觜雀。**[时珍曰] 鴲意同鳸，止也。左传少皞氏以鸟名官，九鳸为九农正，所以止民无淫也。桑鳸乃鳸之在桑间者，其觜或淡白如脂，或凝黄如蜡，故古名窃脂，俗名蜡觜。浅色曰窃。陆玑谓其好盗食脂肉，殆不然也。

‖集解‖

[时珍曰] 鳸鸟处处山林有之。大如鸲鹆，苍褐色，有黄斑点，好食粟稻。诗云交交桑鳸，有莺其羽是矣。其觜喙微曲，而厚壮光莹，或浅黄浅白，或浅青浅黑，或浅玄浅丹。鳸类有九种，皆以喙色及声音别之，非谓毛色也。尔雅云春鳸鳻鶞，夏鳸窃玄，秋鳸窃蓝，冬鳸窃黄，桑鳸窃脂，棘鳸窃丹，行鳸唶唶，宵鳸啧啧，老鳸鷃鷃是矣。今俗多畜其雏，教作戏舞。

肉

‖气味‖

甘，温，无毒。

‖主治‖

肌肉虚羸，益皮肤。汪颖。

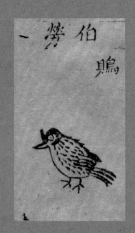

据《动物药志》《纲目图鉴》等综合分析考证，本品为伯劳科动物红尾伯劳 *Lanius cristatus* Linnaeus。除西藏外，遍布全国各地。

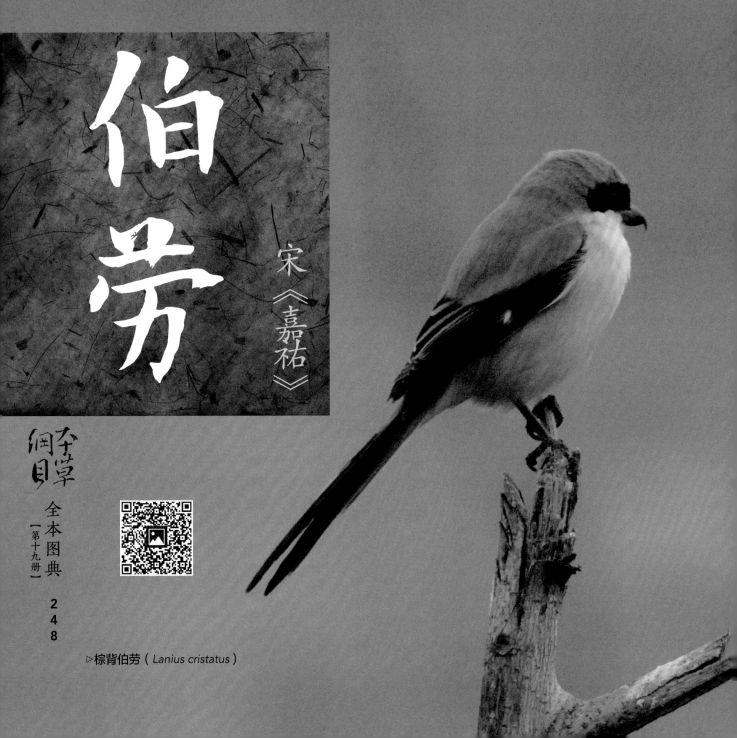

伯劳

宋《嘉祐》

▷棕背伯劳（ *Lanius cristatus* ）

‖释名‖

伯鹩夏小正注 博劳诗疏 伯赵左传 鸋鴂诗。音臭。鸋孟子。音决。[时珍曰] 案曹植恶鸟论云：鸋声嗅嗅，故以名之。感阴气而动，残害之鸟也。谓其为恶声者，愚人信之，通士略之。世传尹吉甫信后妻之谗，杀子伯奇，后化为此鸟。故所鸣之家以为凶者，好事傅会之言也。伯劳，象其声也。伯赵，其色皂也，赵乃皂讹。

‖集解‖

[时珍曰] 伯劳即鸋也。夏鸣冬止，乃月令候时之鸟。本草不著形状，而后人无识之者。郭璞注尔雅云：鸋似鹡鴒而大。服虔云：鹡鴒，音辖轧，白项鸦也。张华注禽经云：伯劳形似鸲鹆。鸲鹆喙黄，伯劳喙黑。许慎说文云：鸲鹆似鸋而有帻。颜师古注汉书，谓鸋为子规。王逸注楚词，谓鸋为巧妇。扬雄方言，谓鸋为鹡鸲。陈正敏遁斋闲览，谓鸋为枭。李肇国史补，谓鸋为布谷。杨慎丹铅录，谓鸋为驾犁。九说各异。窃谓鸋既可以候时，必非希见之鸟。今通考其失：王说已谬，不必致辩。据郭说，则似今苦鸟。据张、许二说，则似今之百舌，似鸲鹆而有帻者。然鸋好单栖，鸣则蛇结；而百舌不能制蛇，为不同也。据颜说，则子规名鹡鸲，音弟桂，伯劳名鸋，音决。且月令起于北方，子规非北鸟也。据扬说，鹡鸲乃寒号虫，惟晋地有之。据陈说，则谓其目击，断然以为枭矣，而不具其形似，与陈藏器鸋即枭之说不合。而尔雅鸥鸋一名鸧鸲，与此不同。据李说，则布谷一名鹄鹩，字音相近，又与月令鸣鸠拂其羽相犯。据杨说，则驾犁乃鹡鸲，小如鸲鹆，三月即鸣，与礼记五月鸋始鸣、豳风七月鸣鸋之义不合。八说不同如此，要之当以郭说为准。案尔雅谓鹊鸋之丑，其飞也翪，敛足辣翅也。既以鹊、鸋并称，而今之苦鸟，大如鸠，黑色，以四月鸣，其鸣曰苦苦，又名姑恶，人多恶之。俗以为妇被其姑苦死所化，颇与伯奇之说相近，但不知其能制蛇否。淮南子云：伯劳之血涂金，人不敢取。

毛

‖气味‖

平，有毒。

‖主治‖

小儿继病，取毛带之。继病者，母有娠乳儿，儿病如疟痢，他日相继腹大，或瘥或发。他人有娠，相近亦能相继也。北人未识此病。嘉祐。

‖发明‖

[时珍曰] 案淮南子云：男子种兰，美而不芳，继子得食，肥而不泽，情不相往来也。盖情在腹中之子故也。继病亦作魃病，魃乃小鬼之名，谓儿羸瘦如魃鬼也，大抵亦丁奚疳病。

踏枝

‖主治‖

小儿语迟，鞭之即速语。嘉祐。

‖发明‖

[时珍曰] 案罗氏尔雅翼云：本草言伯劳所踏树枝鞭小儿令速语者，以其当万物不能鸣时而独能鸣之故，以类求之也。

‖附录‖

鹎鸠 [时珍曰] 鹎鸠，尔雅名鹎鶝，音批及，又曰鶝鶝，音匹汲，戴胜也。一曰鹎鶒，讹作批鶒鸟。罗愿曰：即祝鸠也。江东谓之乌臼，音菊，又曰鸦鹎。小于乌，能逐乌。三月即鸣，今俗谓之驾犁，农人以为候。五更辄鸣，曰架架格格，至曙乃止。故滇人呼为榨油郎，亦曰铁鹦鹉。能啄鹰鹍乌鹊，乃隼属也。南人呼为凤凰皂隶，汴人呼为夏鸡。古有催明之鸟，名唤起者，盖即此也。其鸟大如燕，黑色，长尾有歧，头上戴胜。所巢之处，其类不得再巢，必相斗不已。杨氏指此为伯劳，乃谓批颊为鹎鸡，俱误矣。月令：三月戴胜降于桑。

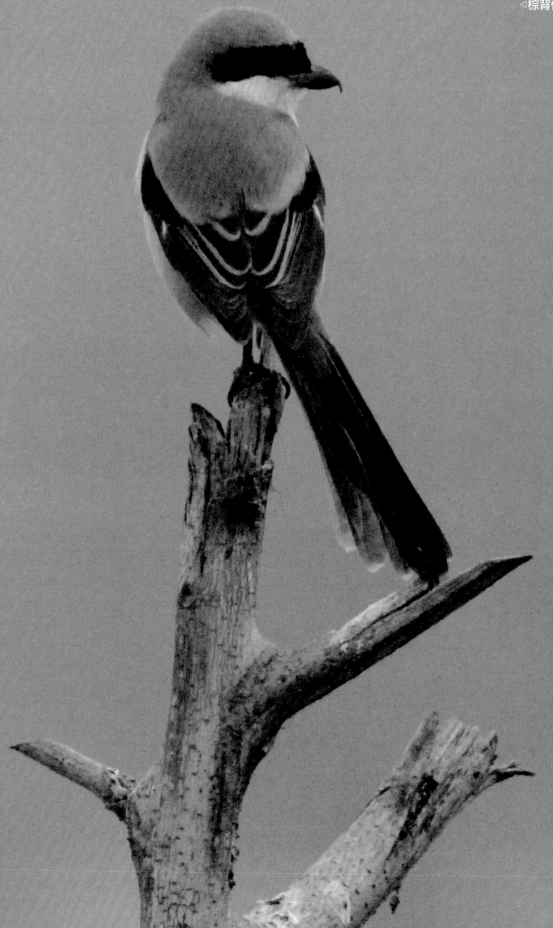

◁棕背伯劳

据《动物药志》《中华本草》《纲目图鉴》《大辞典》等综合分析考证，本品为椋鸟科动物八哥 *Acridotheres cristatellus* Linnaeus。分布于广东、广西、浙江、福建、安徽、江西等地。

鸲鹆

音劬欲。《唐本草》

▷八哥（*Acridotheres cristatellus*）

‖释名‖

鸲鹆周礼嘲嘲鸟广韵八哥俗名寒皋万毕术。[时珍曰] 此鸟好浴水，其睛瞿瞿然，故名。王氏宁说以为其行欲也尾而足勾，故曰鸲鹆，从勾从欲省，亦通。嘲嘲，其莺也。天寒欲雪，则群飞如告，故寒皋。皋者，告也。

‖集解‖

[恭曰] 鸲鹆，似鹏而有帻者是也。[藏器曰] 五月五日取雏，剪去舌端，即能效人言，又可使取火也。[时珍曰] 鸲鹆巢于鹊巢、树穴，及人家屋脊中。身首俱黑，两翼下各有白点。其舌如人舌，故能作人言。嫩则口黄，老则口白。头上有帻者，帻者。周礼鸲鹆不逾济，地气使然也。

肉

‖气味‖

甘，平，无毒。诜曰寒。

‖主治‖

五痔止血。炙食，或为散饮服。唐本。治吃噫下气，通灵。日华。治老嗽，日取得，五味腌炙食，或作羹食，或捣散蜜丸之。非腊日者不可用。诜。

附方

目睛

‖主治‖

和乳汁研，滴目中，令人目明，能见霄外之物。藏器。

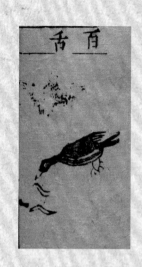

‖基原‖

据《中华本草》《纲目图鉴》《大辞典》等综合分析考证，本品为鸫科动物黑鸫 *Turdus merula* Linnaeus。分布于华南及甘肃、新疆、江苏、四川等地。《动物药志》还收载有斑鸫 *T. naumanni* Temminck、赤颈鸫 *T. ruficollis* Pallas 和白腹鸫 *T. pallidus* Gmelin。

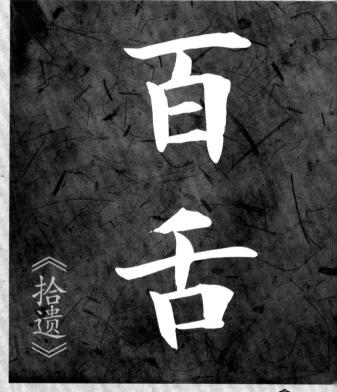

‖释名‖

反舌　鹡鸰音辖轧。[时珍曰] 按易通卦验云：能反复如百鸟之音，故名鹡鸰，亦象声，今俗呼为牛屎喇哥，为其形曰鸲鹆百而气臭也。梵书名舍罗。

‖集解‖

[藏器] 肖百舌，今之莺也。[时珍曰] 百舌处处有之，居树孔、窟穴中。状如鸲鹆而小，身略长，灰黑色，微有斑点，喙亦尖黑，行则头俯，好食蚯蚓。立春后则鸣啭不已，夏至后则无声，十月后则藏蛰。人或畜之，冬月则死。月令仲夏反舌无声即此。蔡邕以为蛤蟆者，非矣。陈氏谓即莺，服虔通俗文以鹡鸰为白脰乌者，亦非矣。音虽相似，而毛色不同。

肉

‖气味‖

缺。

‖主治‖

炙食，治小儿久不语，及杀虫。藏器。

窠及粪

‖主治‖

诸虫咬，研末涂之。藏器。

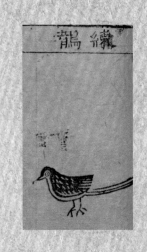

‖ 基原 ‖

据《动物药志》《纲目图鉴》等综合分析考证，本品为鹟科动物寿带鸟 *Terpsiphone paradisi* (Linnaeus)。分布于我国东北和北部地区；北自黑龙江，西至甘肃、四川，南至云南、广东，东至沿海各地均有。

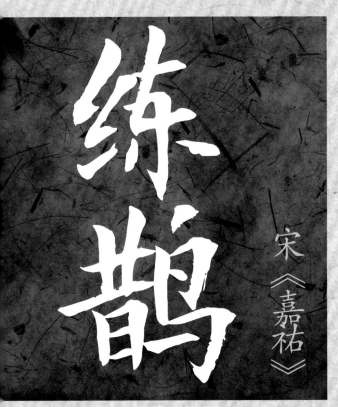

练鹊

宋《嘉祐》

‖ 集解 ‖

[禹锡曰] 练鹊似鸲鹆而小，黑褐色。食槐子者佳。冬春间采之。[时珍曰] 其尾有长白毛如练带者是也。禽经云：冠鸟性勇，缨鸟性乐，带鸟性仁。张华云：带鸟，练鹊之类是也。今俗呼为拖白练。

‖ 气味 ‖

甘，温、平，无毒。

‖ 主治 ‖

益气，治风疾。细剉炒香，袋盛浸酒中，每日取酒温饮服之。嘉祐。

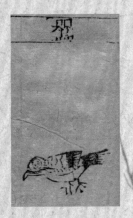

‖ 基原 ‖

据《纲目图鉴》《纲目彩图》《动物药志》等综合分析考证，本品为黄鹂科动物黑枕黄鹂 *Oriolus chinensis* Linnaeus。分布于云南、海南、台湾等地。但《中华本草》认为本品为黄鹂科动物黄鹂（黑枕黄鹂普通亚种）*O. chinensis diffusus* Sharpe；在云南东南部、海南和台湾为留鸟，夏季迁至四川、甘肃、陕西、内蒙古至东北黑龙江流域。

‖ 释名 ‖

黄鸟诗经离黄说文鸒黄尔雅仓庚月令。尔雅作商庚。青鸟左传黄伯劳 [时珍曰] 禽经云鸒鸣嘤嘤，故名。或云鸒项有文，故从䍌。䍌。项饰也。或作莺，鸟羽有文也。诗云有莺其羽是矣。其色黄而带黧，故有黄鹂诸名。陆玑云：齐人谓之抟黍，周人谓之楚雀，幽州谓之黄鹂，秦人谓之黄鹂鹠，淮人谓之黄伯劳，唐玄宗呼为金衣公子，或谓之黄袍。

‖ 集解 ‖

[时珍曰] 莺处处有之。大于鹡鸰，雌雄双飞，体毛黄色，羽及尾有黑色相间，黑眉尖觜，青脚。立春后即鸣，麦黄椹熟时尤甚，其音圆滑，如织机声，乃应节趋时之鸟也。月令云：仲春仓庚鸣。说文云：仓庚鸣则蚕生。冬月则藏蛰，入田塘中，以泥自裹如卵，至春始出。

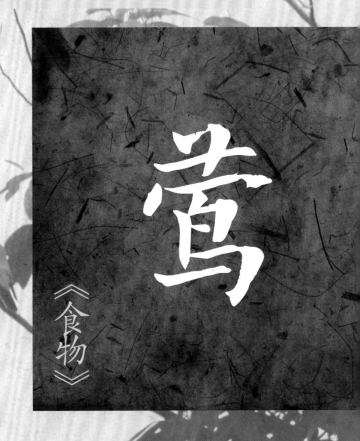

莺《食物》

肉

‖ 气味 ‖

甘，温，无毒。

‖ 主治 ‖

补益阳气，助脾。汪颖。食之不妒。时珍。

‖ 发明 ‖

[颖曰] 此鸟感春阳先鸣，所以补人。[时珍曰] 按山海经云：黄鸟食之不妒。杨夔止妒论云：梁武帝郗后性妒，或言仓庚为膳疗忌，遂令茹之，妒果减半。

△黑枕黄鹂（*Oriolus chinensis*）

‖基原‖

据《纲目彩图》《纲目图鉴》《动物药志》等综合分析考证，本品为啄木鸟科动物绿啄木鸟 *Picus canus* Gmelin、斑啄木鸟 *Dendrocopos major* (Linnaeus)、棕腹啄木鸟 *D. hyperythrus* (Vigors)、白背啄木鸟 *D. leucotos* (Bechstein)。绿啄木鸟和斑啄木鸟分布于全国各地，棕腹啄木鸟分布于东北及河北、山东、湖北、四川、云南等地，白背啄木鸟分布于东北及内蒙古、陕西、河北、福建、台湾等地。《动物药志》还收载有星头啄木鸟 *D. canicapillus* (Blyth)、赤胸啄木鸟 *D. cathpharius* (Blyth)、小星头啄木鸟 *D. kizuki* (Temminck)、大拟啄木鸟 *Megalaima virens* (Boddaert)。

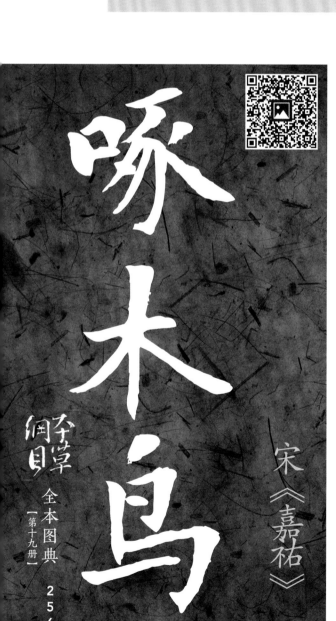

啄木鸟

本草纲目 李时珍

全本图典 [第十九册]

宋《嘉祐》

256

‖释名‖

斫木尔雅䴕。[时珍曰] 此鸟斫裂树木取蠹食，故名。禽经云：䴕志在木，鹈志在水。

‖集解‖

[禹锡曰] 异物志云：啄木有大有小，有褐有斑，褐者是雌，斑者是雄，穿木食蠹，俗云雷公采药吏所化也。山中一种大如鹊，青黑色，头上有红毛者，土人呼为山啄木。[时珍曰] 啄木小者如雀，大者如鸦，面如桃花，喙、足皆青色，刚爪利觜。觜如锥，长数寸。舌长于味，其端有针刺，啄得蠹，以舌钩出食之。博物志云：此鸟能以觜画字，令虫自出。鲁至刚云：今闽广蜀人、巫家收其符字，以收惊、疗疮毒也。其山啄木头上有赤毛，野人呼为火老鸦，能食火炭。王元之诗云：淮南啄木大如鸦，顶似仙鹤堆丹砂。即此也。亦入药用，其功相同。

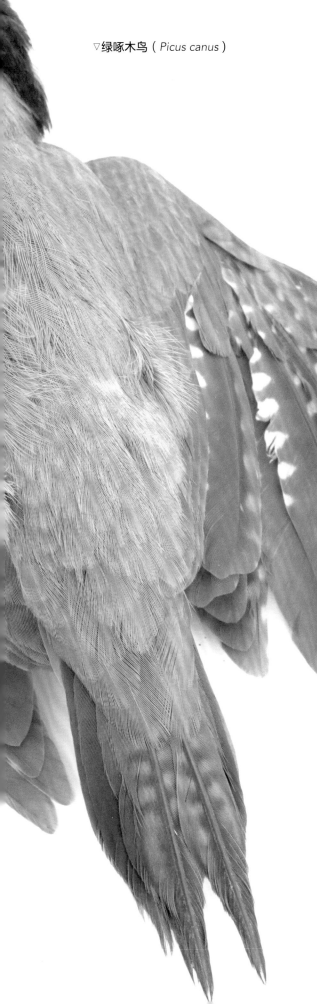

▽绿啄木鸟（ *Picus canus* ）

肉

‖ **气味** ‖

甘、酸，平，无毒。

‖ **主治** ‖

痔瘘，及牙齿疳䘌虫牙。烧存性，研末，纳孔子中，不过三次。嘉祐。追劳虫，治风痫。时珍。

‖ **发明** ‖

[禹锡曰] 淮南子云：啄木愈龋，以类相摄也。荆楚岁时记云：野人以五月五日取啄木，主齿痛。[时珍曰] 追劳、治痫、治瘘，皆取制虫之义也。

‖ **附方** ‖

旧一，新二。**瘘疮脓水**不止，不合。用啄木一只，或火老鸦亦可，盐泥固济，煅存性研末，酒下二钱匕。姚大夫方。**追劳取虫**用啄木禽一只，朱砂四两，精猪肉四两。饿令一昼夜，将二味和匀，喂之至尽。以盐泥固济，煅一夜。五更取出，勿打破，连泥埋入土中二尺。次日取出破开，入银、石器内研末。以无灰酒入麝香少许，作一服。须谨候安排，待虫出，速钳入油锅煎之。后服局方嘉禾散一剂。胡云翱劳瘵方。**多年痫病**取腊月啄木鸟一个，无灰酒三升。先以瓦罐铺荆芥穗一寸厚，安鸟于上，再以穗盖一寸，倾酒入内，盐泥固济，炭火煅之，酒干为度。放冷取出为末，入石膏二两，铁粉一两，炮附子一两，朱砂、麝香各一分，龙脑一钱，共研匀。每服一钱，先服温水三两口，以温酒一盏调服即卧。发时又一服，间日再服，不过十服即愈。保幼大全。

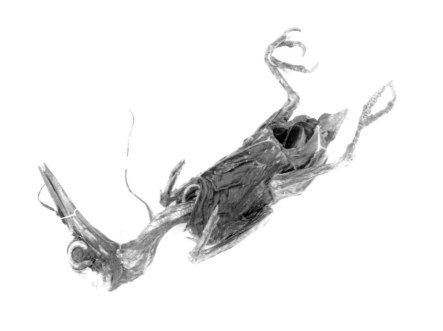

▽啄木鸟药材

舌

‖**主治**‖

龋齿作痛，以绵裹尖，咬之。梅师。

‖**附方**‖

新一。**啄木散**治虫牙。啄木舌一枚，巴豆一枚，研匀，每以猪鬃一茎，点少许于牙根上，立瘥。圣惠。

血

‖**主治**‖

庚日向西热饮，令人面色如朱，光采射人。时珍。出峋嵝神书。

脑

‖**主治**‖

鲁至刚俊灵机要云：三月三日取啄木，以丹砂、大青拌肉饵之，一年取脑，和雄黄半钱，作十丸。每日向东水服一丸。久能变形，怒则如神鬼，喜则常人也。

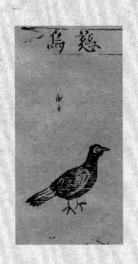

‖ 基原 ‖

据《纲目图鉴》《动物药志》《中华本草》《大辞典》等综合分析考证，本品为鸦科动物寒鸦 *Corvus monedula* Linnaeus。分布于全国各地，但南方较少。

‖ 释名 ‖

慈鸦_{嘉祐}孝乌_{说文}寒鸦。[时珍曰] 乌字篆文，象形。鸦亦作鵶，禽经鵶鸣哑哑，故谓之鵶。此鸟初生，母哺六十日，长则反哺六十日，可谓慈孝矣。北人谓之寒鸦，冬月尤甚也。

‖ 集解 ‖

[禹锡曰] 慈乌北土极多，似乌鸦而小，多群飞作鸦鸦声，不膻臭可食。[时珍曰] 乌有四种：小而纯黑，小觜反哺者，慈乌也；似慈乌而大觜，腹下白，不反哺者，雅乌也；似鸦乌而大，白项者，燕乌也；似鸦乌而小，赤觜穴居者，山乌也。山乌一名鸒，出西方。燕乌一名白脰，一名鬼雀，一名鶷鸐，音辖轧。禽经云：慈乌反哺，白脰不祥，大觜善警，玄乌吟夜。又云：乌鸟背飞而向啼也。又蜀徼有火鸦，能衔火。

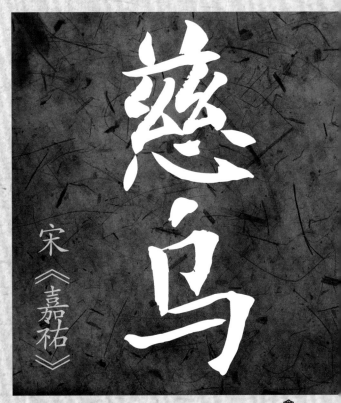

肉

‖ 气味 ‖

酸、咸，平，无毒。

‖ 主治 ‖

补劳治瘦，助气止咳嗽。骨蒸羸弱者，和五味淹炙食之，良。_{嘉祐}。[诜曰] 北帝摄鬼录中亦用慈鸦卵。

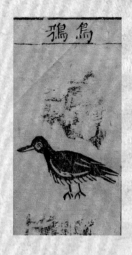

‖ 基原 ‖

据《纲目图鉴》《中华本草》等综合分析考证，本品为鸦科动物大嘴乌鸦 *Corvus macrorhynchos* Wagler 及白颈鸦 *C. torquatus* Lesson。大嘴乌鸦遍布全国各地；白颈鸦分布于东南沿海地区，在华东、华中及东南各地为留鸟。《动物药志》认为还包括同属动物秃鼻乌鸦 *C. frugilegus* Linnaeus，同时还收载有小嘴乌鸦 *C. corone* (Linnaeus)、渡鸦 *C. corax* Linnaeus。

‖ 释名 ‖

鸦乌小尔雅 老雅雅与鸦同。嚚音预。鹎鶋音匹居。楚乌诗义问 大觜乌禽经。

‖ 集解 ‖

[时珍曰] 乌鸦大觜而性贪鸷，好鸣善避缯缴，古有鸦经以占吉凶。然北人喜鸦恶鹊，南人喜鹊恶鸦，惟师旷以白项者为不祥，近之。

肉

‖ 气味 ‖

酸，涩，平，无毒。[诜曰] 肉涩臭不可食，止可治病。[藏器曰] 肉及卵食之，令人昏忘，把其毛亦然。盖未必昏，为其膻臭耳。

‖ 主治 ‖

瘦病咳嗽，骨蒸劳疾。腊月以瓦瓶泥固烧存性，为末，每饮服一钱。又治小儿痫疾及鬼魅。嘉祐。治暗风痫疾，及五劳七伤，吐血咳嗽，杀虫。时珍。

‖ 发明 ‖

[颂曰] 乌鸦今人多用治急风，而本经不著。宜于腊月捕取翅羽、觜、足全者，泥固煅过，入药治诸风，乌犀丸中用之，见和剂局方。[时珍曰] 圣济总录治破伤中风，牙关紧急，四肢强直，有金乌散，煅过入药，品多不录。

乌鸦

宋《嘉祐》

‖**附方**‖

新五。**五劳七伤**吐血咳嗽。乌鸦一枚，栝楼瓢一枚，白矾少许，入鸦肚中，缝扎煮熟，作四服。寿域神方。**暗风痫疾**用腊月乌鸦一个，盐泥固济，于瓶中煅过，放冷取出为末，入朱砂末半两。每服一钱，酒下，日三服，不过十日愈。又方：用浑乌鸦一个，瓶固煅研，胡桃七枚，苍耳心子七枚，为末。每服一钱，空心热酒下。并保幼大全。**疝气偏坠**即前胡桃、苍耳方，加入新生儿胎衣一副，煅研入之。同上。**经脉不通**积血不散，用乌鸦散主之。乌鸦去皮毛炙三分，当归焙、好墨各三分，延胡索炒、蒲黄炒、水蛭以糯米炒过各半两，芫青糯米炒过一分，为末。每服一钱，酒下。总录。**虚劳瘵疾**乌鸦一只，绞死去毛肠，入人参片、花椒各五钱，缝合，水煮熟食，以汤下。鸦骨、参、椒焙研，枣肉丸服。吴球便民食疗。

乌目

‖**气味**‖

无毒。

‖**主治**‖

吞之，令人见诸魅。或研汁注目中，夜能见鬼。藏器。

头

‖**主治**‖

土蜂瘘，烧灰傅之。圣惠。

心

‖**主治**‖

卒得咳嗽，炙熟食之。肘后。

胆

‖**主治**‖

点风眼红烂。时珍。

翅羽

‖**主治**‖

从高坠下，瘀血抢心，面青气短者，取右翅七枚，烧研酒服，当吐血便愈。苏颂。出肘后。治针刺入肉，以三五枚，炙焦研末，醋调傅之，数次即出。甚效。又治小儿痘疮不出复入。时珍。

‖**附方**‖

新一。**痘疮复陷**十二月取老鸦左翅，辰日烧灰，用獭猪血和，丸芡子大。每服一丸，以獭猪尾血同温水化服，当出也。闻人规痘疹论。

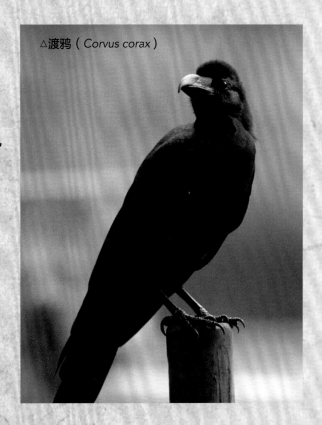

△渡鸦（*Corvus corax*）

‖ 基原 ‖

据《动物药志》《纲目彩图》《纲目图鉴》《大辞典》等综合分析考证，本品为鸦科动物喜鹊 *Pica pica*
(Linnaeus)。分布于全国各地。

▽喜鹊（*Pica pica*）

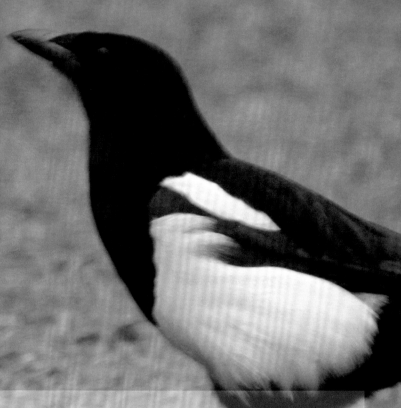

鹊

《别录》下品

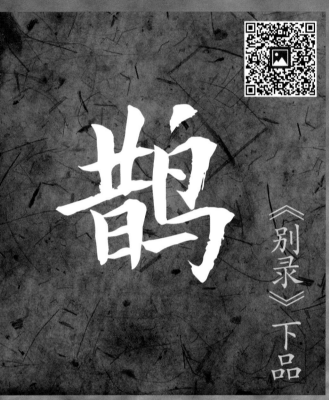

‖ 释名 ‖

飞驳乌陶弘景喜鹊禽经干鹊新语。〔时珍曰〕鹊古文作舄，象形。鹊鸣唶唶，故谓之鹊。鹊色驳杂，故谓之驳。灵能报喜，故谓之喜。性最恶湿，故谓之干。佛经谓之刍尼，小说谓之神女。

‖ 集解 ‖

〔时珍曰〕鹊，乌属也。大如鸦而长尾，尖觜黑爪，绿背白腹，尾翮黑白驳杂。上下飞鸣，以音感而孕，以视而抱，季冬始巢，开户背太岁向太乙。知来岁风多，巢必卑下。故曰干鹊知来，狌狌知往。段成式云：鹊有隐巢木如梁，令鸷鸟不见。人若见之，主富贵也。鹊至秋则毛毡头秃，淮南子云：鹊矢中蝟，蝟即反而受啄，火胜金也。

雄鹊肉

‖气味‖

甘，寒，无毒。　　　　凉。

‖主治‖

石淋，消结热。可烧作灰，以石投中解散者，是雄也。别录。　　烧灰淋汁饮之，令淋石自下。治消渴疾、去风及大小肠涩，并四肢烦热，胸膈痰结。妇人不可食。苏颂。冬至埋鹊于圊前，辟时疾温气。时珍。出肘后。

‖发明‖

凡鸟之雌雄难别者，其翼左覆右者是雄，右覆左者是雌。又烧毛作屑纳水中，沉者是雌，浮者是雄。今云投石，恐止是鹊，余鸟未必尔。

脑

‖主治‖

五月五日取鹊脑，入术家用。　　　　按淮南万毕术云：丙寅鹊脑令人相思。高诱注云：取鹊脑雌雄各一，道中烧之，丙寅日入酒中，令人相思。又媚药方中亦有用之者，则陶氏所谓术家者，亦此类耳。

巢

‖主治‖

多年者，烧之水服，疗颠狂鬼魅及蛊毒，仍呼崇物名号。亦傅瘘疮，良。日华。正旦烧灰撒门内，辟盗。其重巢柴烧研，饮服方寸匕，一日三服，治积年漏下不困笃者，一月取效。时珍。出洞天录及千金方。重巢者，连年重产之巢也。

‖附方‖

新一。**小便不禁**重鹊巢中草一个，烧灰，每服二钱匕，以蔷薇根皮二钱，煎汤服之，日二。圣惠。

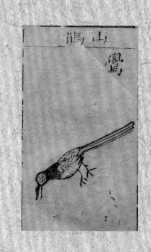

‖基原‖

《纲目图鉴》认为本品为鸦科动物红嘴山鸦 *Pyrrhocorax pyrrhocorax* (Linnaeus)。分布于内蒙古、陕西、甘肃、四川、青海、新疆等广阔山地。《动物药志》《中华本草》均有收载红嘴山鸦，但认为其首载于《青藏高原药物图鉴》（1976）。

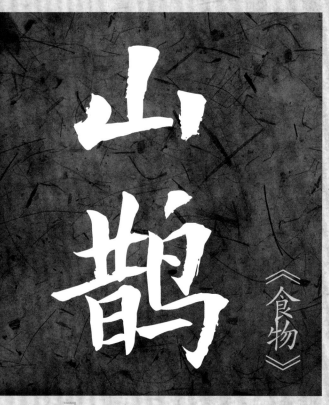

山鹊 《食物》

‖释名‖

鸒渥、学二音。尔雅鷽音汗。同上。山鹊俗名赤嘴乌酉阳杂俎。

‖集解‖

[时珍曰] 山鹊，处处山林有之。状如鹊而乌色，有文采，赤觜赤足，尾长不能远飞，亦能食鸡、雀。谚云：朝鸒叫晴，暮鸒叫雨。说文以此为知来事之鸟。字说云能效鹰鹘之声而性恶，其类相值则搏者，皆指此也。郑樵以为喜鹊，误矣。有文采如戴花胜，人名戴鵀、戴鸤。

‖气味‖

甘，温，无毒。

‖主治‖

食之解诸果毒。汪颖。

‖ 基原 ‖

《纲目图鉴》认为本品为鸠鸽科动物红翅绿鸠 *Treron sieboldii* (Temminck)。分布于陕西、四川、贵州、江苏、福建、台湾等地。

‖ 释名 ‖

鹘鸼尔雅**鹘鸠**左传**屈鸠**尔雅**鹘鸠**渥、学二音。**阿鹪**杂俎**鹩鹩**音蓝吕。[时珍曰] 其目似鹘，其形似鹭。鹭，山鹊也，其声喟嘲，其尾屈促，其羽如缦缕，故有诸名。阿鹪乃鹘鸠之讹也。陆佃云：凡鸟朝鸣曰嘲，夜鸣曰唉。此鸟喜朝鸣故也。禽经云林鸟朝嘲，水鸟夜唉，是矣。

‖ 集解 ‖

[马锡曰] 鹘嘲，南北总有。似山鹊而小，短尾，有青毛冠，多声，青黑色，在深林间，飞翔不远。北人呼为鹩鹩鸟。东都赋云：鹘嘲春鸣是也。[时珍曰] 此鸟春来秋去，好食桑椹，易醉而性淫。或云鹘嘲即戴胜，未审是否？郑樵以为鹘鸽，非矣。

肉

‖ 气味 ‖

咸，平，无毒。

‖ 主治 ‖

助气益脾胃，主头风目眩。煮炙食之。顿尽一枚，至验。嘉祐。今江东俚人呼头风为瘅头。先从两项边筋起，直上入头，头闷目眩者是也。

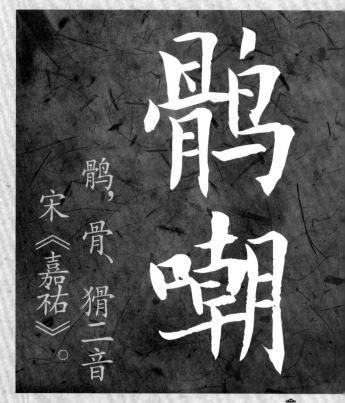

鹘嘲

鹘，骨、猾二音

宋《嘉祐》。

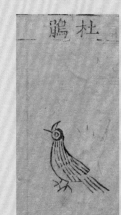

基原

　　据《纲目彩图》《纲目图鉴》《动物药志》等综合分析考证，本品为杜鹃科动物四声杜鹃 *Cuculus micropterus* Gould。分布于东北黑龙江流域一带；在河北、山东、江苏、福建、广东、海南等地为夏候鸟。《中华本草》《大辞典》认为其为杜鹃科动物；如小杜鹃 *C. poliocephalus* Latham，分布于我国大部分地区，夏时遍布我国东部，在长江中下游及以北地区为夏候鸟。《动物药志》《汇编》认为还包括同属动物大杜鹃 *C. canorus* Linnaeus 及中杜鹃 *C. saturatus* Blyth，另外《动物药志》还收载有鹰鹃 *Hierococcyx sparverioides* Vigors。

杜鹃 《拾遗》

本草纲目
全本图典
【第十九册】

266

▷杜鹃的原动物

‖释名‖

杜宇禽经**子巂**音携**子规**亦作秭归。**鹈鴂**音弟桂。亦作鶗鴂。**催归**亦作思归**怨鸟** **周燕**说文**阳雀**。[时珍曰]蜀人见鹃而思杜宇，故呼杜鹃。说者遂谓杜宇化鹃，讹矣。鹃与子巂、子规、鹈鴂、催归诸名，皆因其声似，各随方音呼之而已。其鸣若曰不如归去。谚云阳雀叫，鹈鴂央，是矣。禽经云：江左曰子规，蜀右曰杜宇，瓯越曰怨鸟。服虔注汉书，以鹈鴂为伯劳，误矣，名同物异也。伯劳一名鴂，音决，不音桂。

‖集解‖

[藏器曰]杜鹃小如鹞，鸣呼不已。蜀王本纪云：杜宇为望帝，淫其臣鳖灵妻，乃禅位亡去。时子规鸟鸣，故蜀人见鹃鸣而悲望帝。荆楚岁时记云：杜鹃初鸣，先闻者主别离，学其声令人吐血，登厕闻之不祥。厌法，但作狗声应之。异苑云：有人山行，见一群，聊学之，呕血便殒。人言此鸟啼至血出乃止，故有呕血之事。[时珍曰]杜鹃出蜀中，今南方亦有之。状如雀、鹞而色惨黑，赤口有小冠。春暮即鸣，夜啼达旦，鸣必向北，至夏尤甚，昼夜不止，其声哀切。田家候之，以兴农事。惟食虫蠹，不能为巢，居他巢生子。冬月则藏蛰。

肉

‖气味‖

甘，平，无毒。

‖主治‖

疮瘘有虫，薄切炙热贴之，虫尽乃已。时珍。

‖发明‖

[时珍曰]按吕氏春秋云：肉之美者隽燕之翠。则昔人亦尝食之矣。

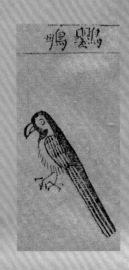

‖基原‖

据《纲目图鉴》《中华本草》《大辞典》等综合分析考证，本品（"绿鹦鹉"）为鹦鹉科动物绯胸鹦鹉 *Psittacula alexandri* (Linnaeus)，分布于云南、广西、海南等地。《动物药志》还收载有大绯胸鹦鹉 *P. derbiana* (Fraser) 和花头鹦鹉 *P. cyanocephala* (Linnaeus)。

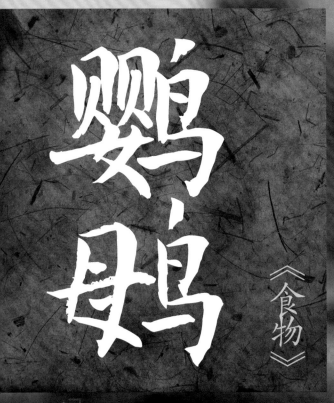

鸚鵡

《食物》

▷ 鹦鹉的原动物

‖释名‖

鹦哥俗名干皋。[时珍曰] 按字说云鹦鹉如婴儿之学母语，故字从婴母。亦作鹦鹉。熊太古云：大者为鹦鹉，小者为鹦哥。则鹉义又取乎此。师旷谓之干皋，李昉呼为陇客，梵书谓之臊陀。

‖集解‖

[时珍曰] 鹦鹉有数种：绿鹦鹉出陇蜀，而滇南、交广近海诸地尤多，大如乌鹊，数百群飞，南人以为鲊食；红鹦鹉紫赤色，大亦如之；白鹦鹉出西洋、南番，大如母鸡；五色鹦鹉出海外诸国，大于白而小于绿者，性尤

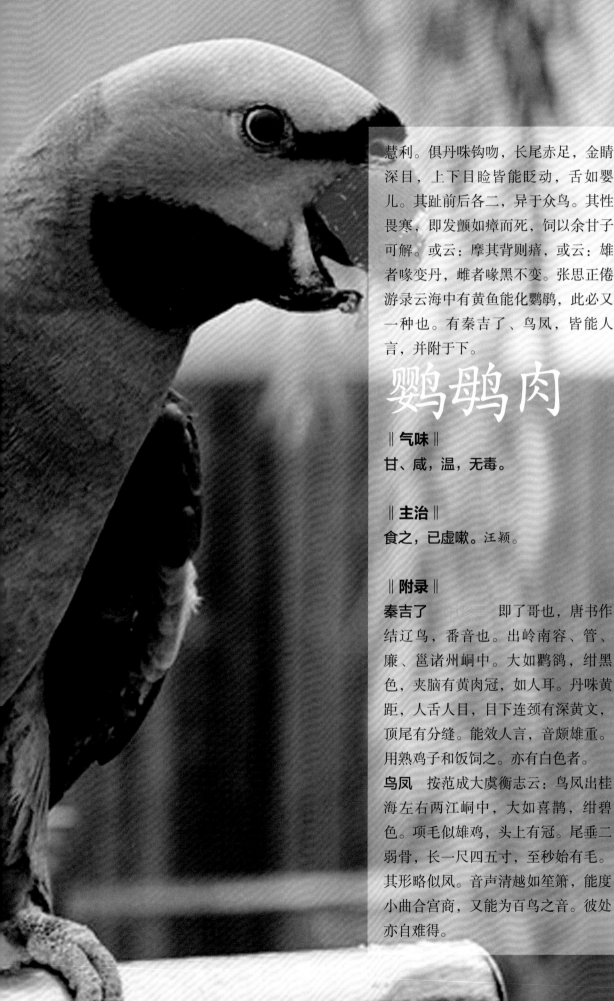

慧利。俱丹味钩吻，长尾赤足，金睛深目，上下目睑皆能眨动，舌如婴儿。其趾前后各二，异于众鸟。其性畏寒，即发颤如瘴而死，饲以余甘子可解。或云：摩其背则瘖，或云：雄者喙变丹，雌者喙黑不变。张思正倦游录云海中有黄鱼能化鹦鹉，此必又一种也。有秦吉了、鸟凤，皆能人言，并附于下。

鹦鹉肉

‖ 气味 ‖

甘、咸，温，无毒。

‖ 主治 ‖

食之，已虚嗽。汪颖。

‖ 附录 ‖

秦吉了　即了哥也，唐书作结辽鸟，番音也。出岭南容、管、廉、邕诸州峒中。大如鹦鹉，绀黑色，夹脑有黄肉冠，如人耳。丹味黄距，人舌人目，目下连颈有深黄文，顶尾有分缝。能效人言，音颇雄重。用熟鸡子和饭饲之。亦有白色者。

鸟凤　按范成大虞衡志云：鸟凤出桂海左右两江峒中，大如喜鹊，绀碧色。项毛似雄鸡，头上有冠。尾垂二弱骨，长一尺四五寸，至秒始有毛。其形略似凤。音声清越如笙箫，能度小曲合宫商，又能为百鸟之音。彼处亦自难得。

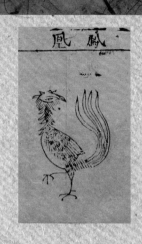

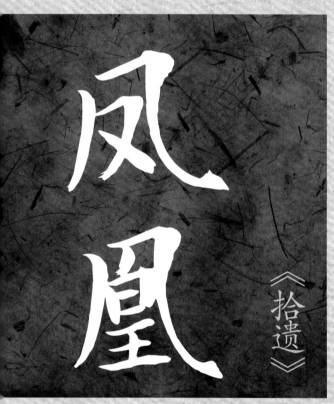

凤凰

《拾遗》

‖释名‖

瑞鶠。[时珍曰] 禽经云：雄凤雌凰，亦曰瑞鶠。鶠者，百鸟偃伏也。羽虫三百六十，凤为之长，故从鸟从凡。凡，总也。古作朋字，象形。凰，美也，大也。

‖集解‖

[时珍曰] 凤，南方朱鸟也。按韩诗外传云：凤之象，鸿前麟后，燕颔鸡喙，蛇颈鱼尾，鹳颡鸳颞，龙文龟背。羽备五采，高四五尺。翔翔四海，天下有道则见。其翼若干，其声若箫，不啄生虫，不折生草。不群居，不侣行。非梧桐不栖，非竹实不食，非醴泉不饮。山海经云：丹穴之山有鸟，状如鸡，五采而文，饮食自然，自歌自舞，见则天下安宁。蔡衡云：象凤有四：赤多

者凤，青多者鸾，黄多者鹓，紫多者鸑鷟，白多者鸿鹄。又群书立名知异，文繁不录。按罗存斋尔雅翼云：南恩州北甘山，壁立千仞，猿狖不能至。凤凰巢其上，惟食虫鱼，遇大风雨飘堕其雏，小者犹如鹤，而足差短。

凤凰台

‖气味‖
辛，平，无毒。

‖主治‖
劳损积血，利血脉，安神。治惊邪，癫痫鸡痫，发热狂走，水磨服之。藏器。

‖发明‖
[藏器曰] 凤凰脚下白物如石者，名凤凰台。凤虽灵鸟，时或来仪。候其栖止处，掘土二三尺取之，状如圆石、白似卵者，是也。然凤非梧桐不栖，非竹实不食，那复近地而有台入土乎。正物有自然之理，不可晓也。今有凤处未必有竹，有竹处未必有凤，恐是麟凤洲有之。如汉时所贡续弦胶，煎凤髓造成者，曷足怪哉？[时珍曰] 按吕氏春秋云：流沙之西，丹山之南，有凤鸟之卵，沃民所食。则所产之地不以为异也。续弦胶，洞冥记以为鸾血作成。故雷公炮炙论云：断弦折剑，遇鸾血而如初。陈氏以为凤髓所作，要皆诳言，不必深辩。

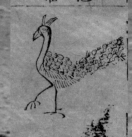

雀孔

‖ 基原 ‖
据《中华本草》《大辞典》《纲目彩图》《动物药志》
等综合分析考证，本品为雉科动物绿孔雀 *Pavo muticus*
(Linnaeus)。为国家一级保护动物，分布于云南南部和西
南部等地。

孔雀

《别录》下品

▷绿孔雀（*Pavo muticus*）

越鸟。[时珍曰] 孔，大也。李昉呼为南客。梵书谓之摩由逻。

‖集解‖

[弘景曰] 出广、益诸州。方家罕用。[恭曰] 交广多有，剑南元无。[时珍曰] 按南方异物志云：孔雀，交趾、雷、罗诸州甚多，生高山乔木之上。大如雁，高三四尺，不减于鹤。细颈隆背，头戴三毛长寸许。数十群飞，栖游冈陵。晨则鸣声相和，其声曰都护。雌者尾短无金翠。雄者三年尾尚小，五年乃长二三尺。夏则脱毛，至春复生。自背至尾有圆文，五色金翠，相绕如钱。自爱其尾，山栖必先择置尾之地。雨则尾重不能高飞，南人因往捕之。或暗伺其过，生断其尾，以为方物。若回顾，则金翠顿减矣。山人养其雏为媒。或探其卵，鸡伏出之。饲以猪肠、生菜之属。闻人拍手歌舞，则舞。其性妒，见采服者必啄之。北户录云：孔雀不匹，以音影相接而孕。或雌鸣下风，雄鸣上风，亦孕。冀越集云：孔雀虽有雌雄，将乳时登木哀鸣，蛇至即交，故其血、胆犹伤人。禽经云孔见蛇则宛而跃者是矣。

肉

‖ **气味** ‖

咸，凉，微毒。[藏器曰] 无毒。

‖ **主治** ‖

解药毒、蛊毒。日华。

‖ **发明** ‖

[时珍曰] 按纪闻云：山谷夷人多食之，或以为脯腊，味如鸡、鹜，能解百毒。人食其肉者，自后服药必不效，为其解毒也。又续博物志云：李卫公言，鹅惊鬼，孔雀辟恶，鸡鹊厌火。

血

‖ **主治** ‖

生饮，解蛊毒，良。日华。

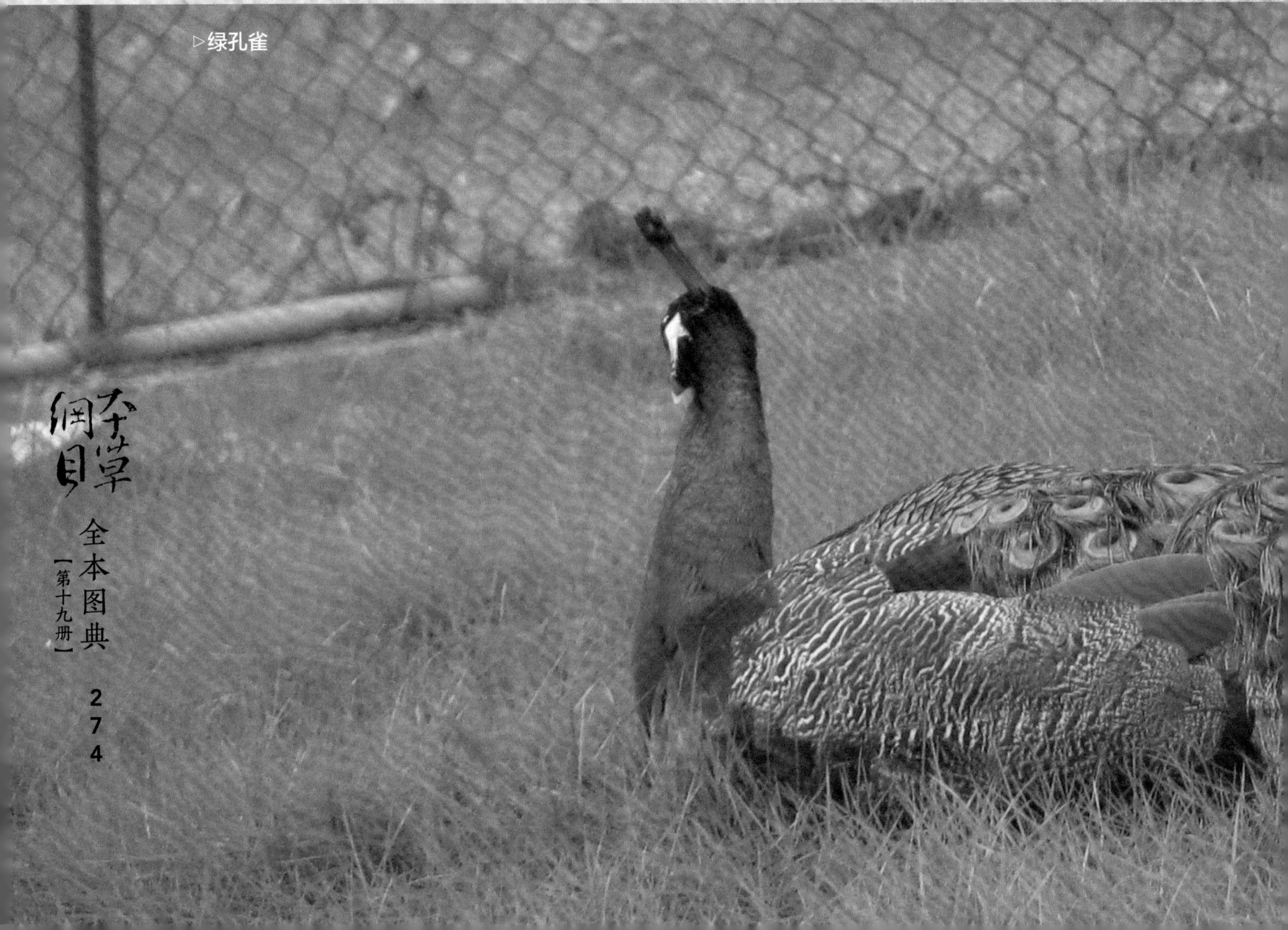

▷绿孔雀

‖发明‖

[时珍曰] 熊太古言，孔雀与蛇交，故血、胆皆伤人；而日华及异物志言，其血与首，能解大毒，似不相合。按孔雀之肉既能解毒，何血独伤人耶？盖亦犹雄与蛇交时即有毒，而蛇伏蛰时即无毒之意耳。

屎

‖气味‖

微寒。

‖主治‖

女子带下，小便不利。别录。治崩中带下，可傅恶疮。日华。

尾

‖气味‖

有毒。[宗奭曰] 不可入目。令人昏翳。

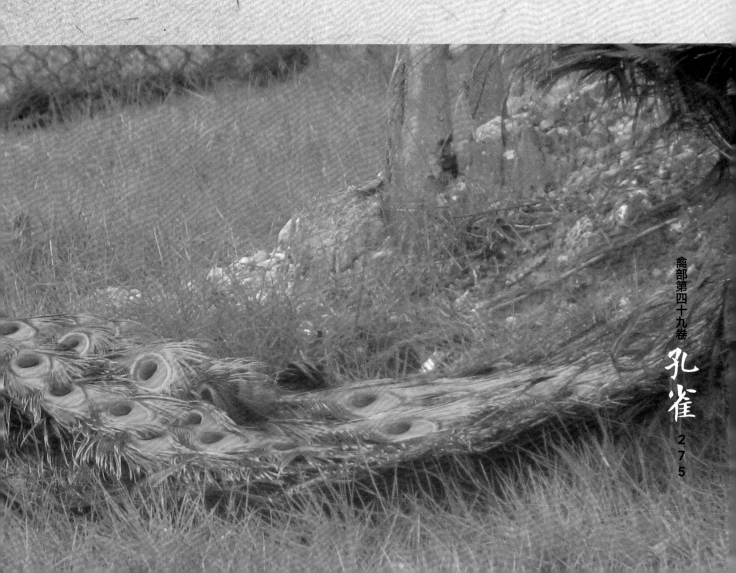

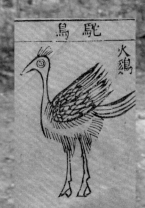

‖ 基原 ‖

据《纲目彩图》等综合分析考证，本品为鸵科动物鸵鸟 *Struthio camelus* Linnaeus。分布于非洲，现国内有鸵鸟饲养场。《纲目图鉴》认为可能还包括美洲鸵鸟 *Rhea americana* Linnaeus、鸸鹋（澳洲鸵鸟）*Dromaius novaehollandiae* 和食火鸡 *Struthio casuarius* Linnaeus。

驼鸟

《拾遗》

▷驼鸟（*Struthio camelus*）

‖释名‖

驼蹄鸡 纲目 食火鸡 同上 骨托禽。[时珍曰] 驼，象形。托亦驼字之讹。

‖集解‖

[藏器曰] 驼鸟如驼，生西戎。高宗永徽中，吐火罗献之。高七尺，足如橐驼，鼓翅而行，日三百里，食铜铁也。[时珍曰] 此亦是鸟也，能食物所不能食者。按李延寿后魏书云：波斯国有鸟，形如驼，能飞不高，食草与肉，亦啖火，日行七百里。郭义恭广志云：安息国贡大雀，雁身驼蹄，苍色，举头高七八尺，张翅丈余，食大麦，其卵如瓮，其名驼鸟。刘郁西使记云：富浪有大鸟，驼蹄，高丈余，食火炭，卵大如升。费信星槎录云：竹步国、阿丹国俱出驼蹄鸡，高者六七尺，其蹄如驼。彭乘墨客挥犀云：骨托禽出河州，状如雕，高三尺余，其名自呼，能食铁石。宋祁唐书云：开元初，康国贡驼鸟卵。郑晓吾学编云：洪武初，三佛齐国贡火鸡，大于鹤，长三四尺，颈、足亦似鹤，锐嘴软红冠，毛色如青羊，足二指，利爪，能伤人腹致死，食火炭。诸书所记稍有不同，实皆一物也。

屎

‖气味‖

无毒。

‖主治‖

人误吞铁石入腹，食之立消。藏器。

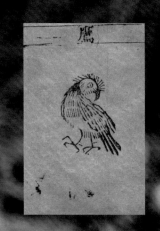

‖ 基原 ‖

据《中华本草》《动物药志》等综合分析考证，本品为鹰科动物苍鹰 *Accipiter gentilis* (Linnaeus)。繁殖在我国东北北部，河北、湖北、广东、广西、云南等地为旅鸟和冬候鸟。《纲目图鉴》《动物药志》认为还包括鹰科动物雀鹰 *A. nisus* Linnaeus、赤腹鹰 *A. soloensis* (Horsfierd)、凤头鹰 *A. trivirgatus* (Temminck)、松雀鹰 *A. virgatus* (Temminck)、普通䳓 *Buteo buteo* (Linnaeus) 和大䳓 *Buteo hemilasius* Temm. et Schl.。

鹰

《本经》中品

‖ 释名 ‖

角鹰纲目鹘鸠。[时珍曰] 鹰以膺击，故谓之鹰。其顶有毛角，故角鹰。其性爽猛，故曰鹘鸠。昔少皞氏以鸟名官，有祝鸠、鸤鸠、鹘鸠、雎鸠、鹘鸠五氏。盖鹰与鸠同气禅化，故得称鸠也。禽经云：小而鸷者皆曰隼，大而鸷者皆曰鸠，是矣。尔雅翼云：在北为鹰，在南为鹞。一云大为鹰，小为鹞。梵书谓之嘶那夜。

‖ 集解 ‖

[时珍曰] 鹰出辽海者上，北地及东北胡者次之。北人多取雏养之，南人八九月以媒取之。乃鸟之疏暴者。有雉鹰、兔鹰，其类以季夏之月习击，孟秋之月祭鸟。隋·魏彦深鹰赋颇详，其略云：资金方之猛气，擅火德之炎精。指重十字，尾贵合卢。觜同钩利，脚等荆枯。或白如散花，或黑如点漆。大文若锦，细斑似缬。身重若金，爪刚如铁。毛衣屡改，厥色无常。寅生酉就，总号为黄。二周作鹞，三岁成苍。雌则体大，雄则形小。察之为易，调之实难。姜以取热，酒以排寒。生于窟者好眠，巢于木者常立。双骹长者起迟，六翮短者飞急。

▷雀鹰（*Accipiter nisus*）

肉

‖气味‖

缺。

‖主治‖

食之治野狐邪魅。藏器。

头

‖主治‖

五痔，烧灰饮服。药性。治痔瘘，烧灰，入麝香少许，酥酒服之。治头风眩运，一枚烧灰，酒服。时珍。出王右军法帖及温隐居海上方。

‖附方‖

新一。头目虚运车风一个，即鹰头也，去毛焙，川芎一两，为末。酒服三钱。选奇方。

觜及爪

‖主治‖

五痔狐魅，烧灰水服。藏器。

睛

‖主治‖

和乳汁研之，日三注眼中，三日见碧霄中物，忌烟熏。药性。

骨

‖主治‖

伤损接骨。烧灰，每服二钱，酒服。随病上下，食前、食后。时珍。

毛

‖主治‖

断酒。水煮汁饮，即止酒也。千金。

屎白

‖气味‖

微寒，有小毒。

‖主治‖

伤挞灭痕。本经。烧灰酒服，治中恶。药性。烧灰，酒服方寸匕，主邪恶，勿令本人知。苏恭。消虚积，杀劳虫，去面疱鼾黯。时珍。

‖发明‖

[弘景曰] 单用不能火瘢。须合僵蚕、衣鱼之属为膏，乃效。

‖附方‖

旧二，新四。奶癖 [寇曰] 凡小儿膈下硬如有物，乃俗名奶癖者也。只服温脾化积丸药，不可转泻。用黄鹰屎一钱，密陀僧一两，舶上硫黄一分，丁香二十一个，为末。每服一字，三岁已上半钱，用乳汁或白面汤调下。并不转泄，一复时取下青黑物。后服补药：以醋石榴皮炙黑半两，蚵蜋一分，木香一分，麝香半钱，为末。每服一字，薄酒调下，连吃二服。**面疱**鹰屎白二分，胡粉一分，蜜和傅之。外台。**灭痕**千金用鹰屎白和人精傅，日三。圣惠用鹰屎二两，僵蚕一两半，为末，蜜和傅。总录用鹰屎白、白附子各一两，为末，醋和傅，日三五次，痕灭止。**食哽**鹰粪烧灰，水服方寸匕。外台。

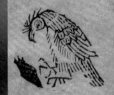

鵰

‖基原‖

据《纲目彩图》《纲目图鉴》《动物药志》等综合分析考证，本品为鹰科动物金雕 Aquila chrysaetos Linnaeus。分布于东北及新疆、陕西、甘肃、河北、山西等地。《中华本草》《动物药志》还收载有鹰科动物白肩雕 A. heliaca Savigny、白腹山雕 A. fasciata Vieillot 和蛇雕 Spilornis cheela Latham。

鵰

音凋。《纲目》

‖释名‖

鷲音就。山海经 鷻说文。音团。[时珍曰] 禽经云：鹰以膺之，鹘以猾之，隼以尹之，鵰以周之，鹫以就之，鷻以搏之。皆言其击搏之异也。梵书谓之揭罗阇。

‖集解‖

[时珍曰] 鵰似鹰而大，尾长翅短，土黄色，鸷悍多力，盘旋空中，无细不睹。皂鵰即鹫也，出北地，色皂。青鵰出辽东，最俊者谓之海东青。羌鹫出西南夷，黄头赤目，五色皆备。鵰类能搏鸿鹄、獐鹿、犬豕。又有虎鹰，翼广丈余，能搏虎也。鹰、鵰虽鸷而畏燕子，物无大小也。其翮可为箭羽。刘郁西使记云：皂鵰一产三卵者，内有一卵化犬。短毛灰色，与犬无异，但尾背有羽毛数茎耳。随母影而走，所逐无不获者，谓之鹰背狗。

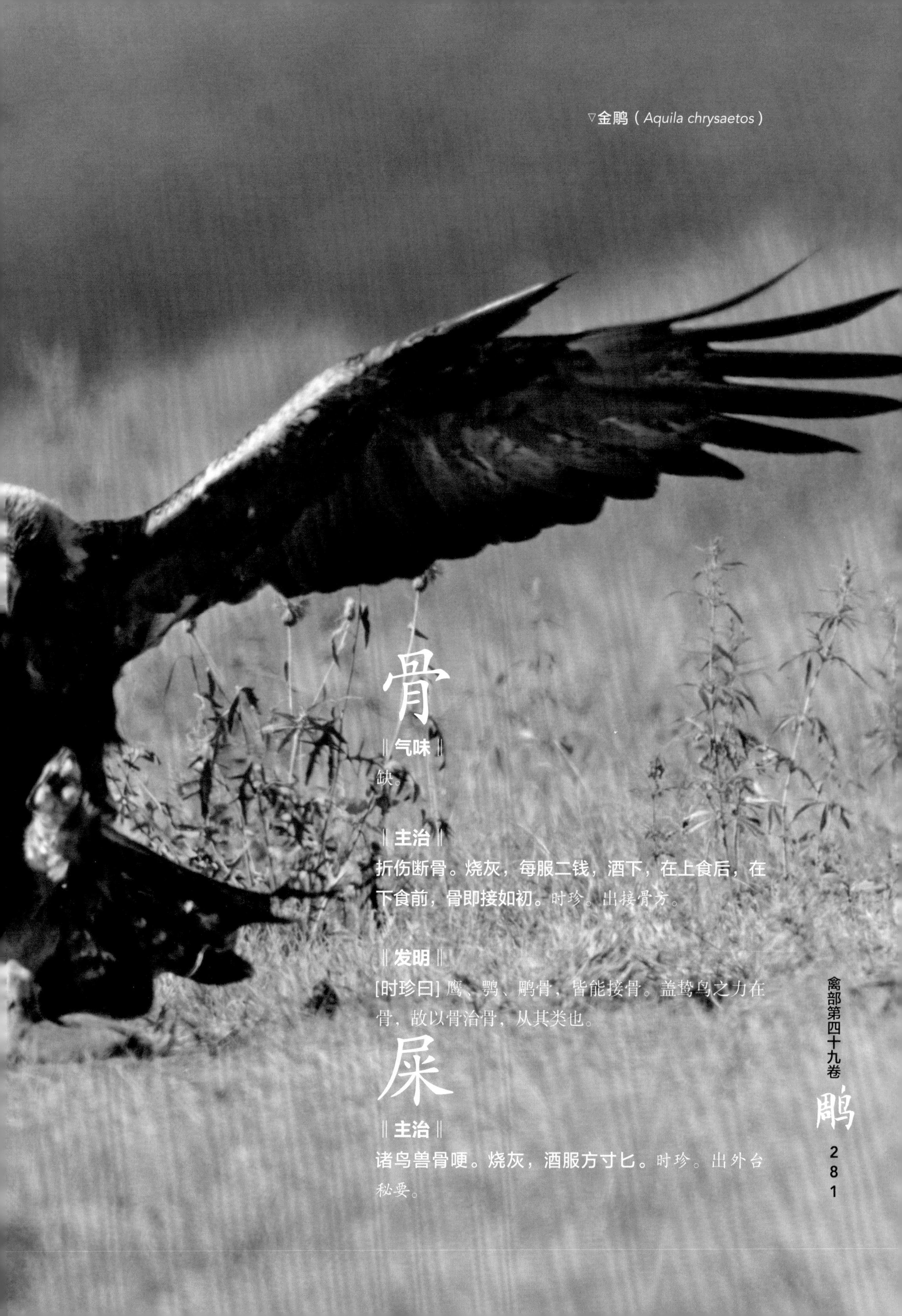

▽金雕（ *Aquila chrysaetos* ）

骨

‖气味‖

缺。

‖主治‖

折伤断骨。烧灰，每服二钱，酒下，在上食后，在下食前，骨即接如初。时珍。出接骨方。

‖发明‖

[时珍曰] 鹰、鹗、雕骨，皆能接骨。盖鸷鸟之力在骨，故以骨治骨，从其类也。

屎

‖主治‖

诸鸟兽骨哽。烧灰，酒服方寸匕。时珍。出外台秘要。

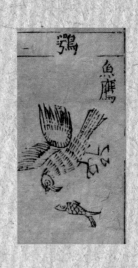

‖ 基原 ‖

据《纲目图鉴》《中华本草》《大辞典》等综合分析考证，本品为鹰科动物鹗 Pandion haliaetus Linnaeus。夏季遍布于我国西部和北部，冬季至华南一带。鹗为国家二级保护动物，禁止捕猎。

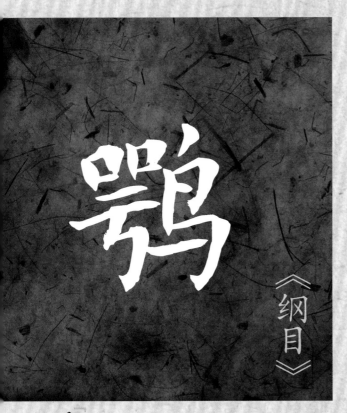

鹗《纲目》

‖ 释名 ‖

鱼鹰禽经鵰鸡诗疏雎鸠周南王雎音疽。沸波淮南子下窟乌。[时珍曰] 鹗状可愕，故谓之鹗。其视雎健，故谓之雎。能入穴取食，故谓之下窟乌。翱翔水上，扇鱼令出，故曰沸波。禽经云：王雎，鱼鹰也。尾上白者名白鹰。

‖ 集解 ‖

[时珍曰] 鹗，鵰类也。似鹰而土黄色，深目好峙。雄雌相得，鸷而有别，交则双翔，别则异处。能翱翔水上捕鱼食，江表人呼为食鱼鹰。亦啖蛇。诗云：关关雎鸠，在河之洲。即此。其肉腥恶，不可食。陆玑以为鹭，扬雄以为白鹰，黄氏以为杜鹃，皆误矣。禽经云：鸠生三子，一为鹗鸠，尸鸠也。杜预以王雎为尸鸠，或以此也。

骨

‖主治‖

接骨。时珍。

‖附方‖

新一。**接骨**用下窟乌即鹦也，取骨烧存性，以古铜钱一个，煅红醋淬七次，为末等分。酒服一钱，不可过多。病在下空心，在上食后服，极有效验。须先夹缚定，乃服此。唐·蔺道人方。

觜

‖主治‖

蛇咬。烧存性研末，一半酒服，一半涂之。时珍。

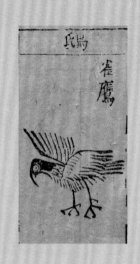

‖ 基原 ‖

《纲目图鉴》认为本品为鹰科动物鸢 *Milvus korschun* (Gmelin)，全国各地均有分布。《中华本草》《大辞典》认为本品为鹰科动物白尾鹞 *Circus cyaneus* (Linnaeus)；繁殖在东北和新疆西部，遍布全国各地，为旅鸟和冬候鸟。

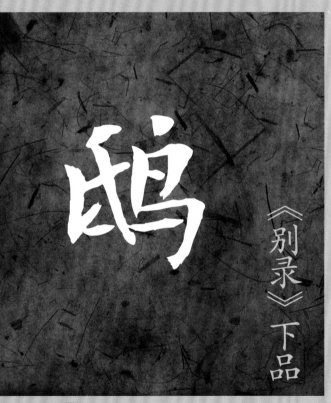

鸱

《别录》下品

‖ 释名 ‖

雀鹰诗疏**鸢**诗经**鷐**音淫。**隼**本作雕。音笋。**鹘**。

[时珍曰] 鸱、鸢二字，篆文象形。一云：鸱，其声也。鸢，攫物如射也。隼，击物准也。鹘，目击遥也。诗疏云：隼有数种，通称为鹘。雀鹰，春化布谷。尔雅谓之茅鸱，齐人谓之击正，或谓之题肩。尔雅云：鷐，负雀也。梵书谓之阿黎耶。

‖ 集解 ‖

[弘景曰] 鸱，即俗呼老鸱者。又有鸲、鹗，并相似而大。[时珍曰] 鸱似鹰而稍小，其尾如舵，极善高翔，专捉鸡、雀。鸱类有数种。按禽经云：善搏者曰鹗，窃玄者曰鹬，骨曰鹘，了曰鹩，展曰鹯，夺曰鹞。又云：鹯生三子，一为鸱。鹘，小于鸱而最猛捷，能击鸠、鸽，亦名鹘子，一名笼脱。鹯，色青，向风展翅迅摇，搏捕鸟雀，鸣则大风，一名晨风。鹞，小于鹯，其脰上下，亦取鸟雀如攘掇也，一名鹞子。又月令：二月鹰化为鸠，七月鸠化为鹰。列子云：鹞为鹯，鹯为布谷，布谷复为鹞。皆指此属也。隼鹘虽鸷而有义，故曰鹰不击伏，隼不击胎。鹘握鸠而自暖，乃至旦而见释，此皆杀中有仁也。

鸱头

‖修治‖

[弘景曰] 虽不限雌雄，雄者当胜。用须微炙，不用蠹者。古方治头面方有鸱头酒。

‖气味‖

咸，平，无毒。[时珍曰] 按段成式云：唐肃宗张后专权，每进酒置鸱脑于内，云令人久醉健忘。则鸱头亦有微毒矣。

‖主治‖

头风目眩颠倒，痫疾。别录。

‖附方‖

旧二。癫痫瘈疭飞鸱头三枚，铅丹一斤，为末，蜜丸梧子大。每酒服三丸，日三次。千金方。旋风眩冒鸱头丸：用鸱头一枚炒黄，真蘹茹、白术各一两，川椒半两，炒去汗，为末，蜜和丸梧子大。每酒下二十丸。圣惠。

肉

‖气味‖

缺。

‖主治‖

食之，治癫痫。孟诜。食之，消鸡肉、鹌鹑成积。时珍。

骨

‖主治‖

鼻衄不止。取老鸱翅关大骨，微炙研末，吹之。时珍。出圣济总录。

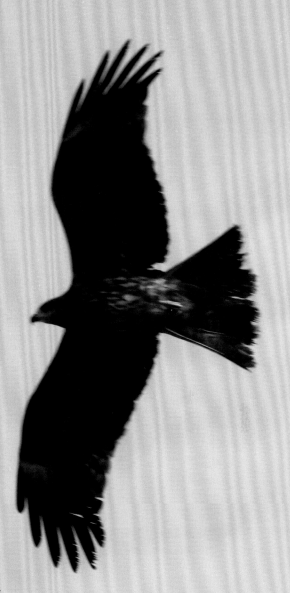

‖ 基原 ‖

据《动物药志》《中华本草》《大辞典》等综合分析考证，本品为鸱鸮科动物红角鸮 Otus scops (Linnaeus)。分布于我国东部，西抵四川。《纲目图鉴》认为还包括同科中个体较小的鸺鹠类动物，常见的为斑头鸺鹠 Glaucidium cuculoides (Vigors)，参见本卷"鸮"项下。

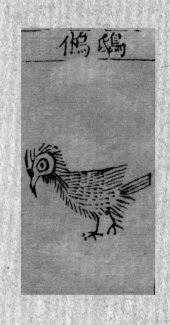

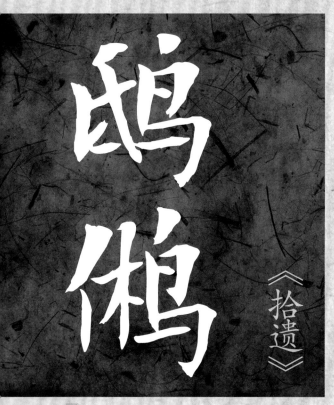

鸱鸺

《拾遗》

‖ 释名 ‖

角鸱说文**怪鸱**尔雅**藋**音丸。**老兔**尔雅**钩鹆**音格。**鸺鹠**音忌欺。**毂辘鹰**蜀人所呼。**呼哮鹰**楚人所呼。**夜食鹰**吴人所呼。[时珍曰] 其状似鸱而有毛角，故曰鸱，曰角。曰藋，藋字象鸟头目有角形也。老兔，象头目形。鸱、怪，皆不祥也。钩鹆、毂辘、呼哮，皆其声似也。蜀人又讹钩格为鬼各哥。

‖ 集解 ‖

[藏器曰] 钩鹆，即尔雅鸲鹆也。江东呼为钩鹆。其状似鸱有角，怪鸟也。夜飞昼伏，入城城空，入室室空。常在一处则无害。若闻其声如笑者，宜速去之。北土有训狐，二物相似，各有其类。训狐声呼

李时珍
纲目草

全本图典
[第十九册]

其名，两目如猫儿，大如鸲鸽，作笑声，当有人死。又有俴鶹，亦是其类，微小而黄，夜能入人家，拾人手爪，知人吉凶。有人获之，嗉中犹有爪甲。故除爪甲者，埋之户内，为此也。[时珍曰]此物有二种：鸱鸺大如鸱鹰，黄黑斑色，头目如猫，有毛角两耳。昼伏夜出，鸣则雌雄相唤，其声如老人，初若呼，后若笑，所至多不祥。庄子云：鸱鸺夜拾蚤，察毫末，昼出瞋目而不见丘山。何承天纂文云：鸱鸺白日不见人，夜能拾蚤虱。俗讹蚤为人爪，妄矣。一种俴鶹，大如鸲鸽，毛色如鹠，头目亦如猫，鸣则后窍应之，其声连转，如云休留休留，故名曰俴鶹。江东呼为车载板，楚人呼为快扛鸟，蜀人呼为春哥儿，皆言其鸣主有人死也。试之亦验。说文谓之雀，音爵，言其小也。藏器所谓训狐者，乃鸮也；所谓俴鶹者，乃鸱鸺之小者也。并误矣。周礼硩蔟氏掌覆夭鸟之巢，以方书十日之号，十二支之号，十二月之号，十二岁之号，二十有八宿之号，悬其巢则去。续博物志云：俴鶹、鹳、鹊，其抱以聉。

肉

‖气味‖

缺。

‖主治‖

疟疾。用一只，去毛肠，油炸食之。时珍。出阴宪副方。

‖附方‖

新一。**风虚眩运**大头鹰闭杀去毛，煮食；以骨烧存性，酒服。便民食疗。

肝

‖主治‖

入法术家用。时珍。

禽部第四十九卷 鸱鸺

287

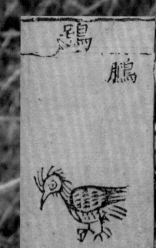

‖ 基原 ‖

据《动物药志》《中华本草》等综合分析考证，本品为鸱鸮科动物斑头鸺鹠 *Glaucidium cuculoides* (Vigors)，分布于长江流域以南各地。《动物药志》还收载有小鸮 *Athene noctua* Scopoli。但《纲目图鉴》认为本品鸱鸮科动物鹏鸮 *Bubo bubo* (Linnaeus)，几遍全国各地。

鸮

《拾遗》

▷ 鹏鸮（*Bubo bubo*）

‖ 释名 ‖

枭鸱音娇。土枭尔雅山鸮晋灼鸡鸮十六国史鹏汉书训狐拾遗流离诗经魖魂。鸮、枭、训狐，其声也。鹏，其色如服色也。俚人讹训狐为幸胡者，是也。鸱与鸮，二物也。周公合而咏之，后人遂以鸱鸮为一鸟，误矣。魖字韵书无考，当作匈拥切。魖魂、流离，言其不祥也。吴球方作逐魂。枭长则食母，故古人夏至磔之，而其字从鸟首在木上。

‖ 集解 ‖

[藏器] 鸮即枭也，一名鹏，吴人呼为魖魂，恶声鸟也。贾谊云：鹏似鸮，其实一物也，入室主人当去。此鸟盛午不见物，夜则飞行，常入人家捕鼠食。周礼硩蔟氏掌覆夭鸟之巢。注云：恶鸣之鸟，若鸮、鹏、鬼车之属。[时珍曰] 鸮、鹏、鸺鹠、枭，皆恶鸟也，说者往往混注。贾谊谓鹏似鸮，藏器谓鸮与训狐为二物，许慎、张华谓鸮鹏、鸺鹠训为一物，王逸谓鹏即训狐，陈正敏谓枭为伯劳，宗懔谓土枭为鸲鹆，各执一说。今通考据，并咨询野人，则鸮、枭、鹏、训狐，一物也。鸺鹠，一物也。藏器所谓训狐之状者，鸺鹠也。鸮，即今俗所呼幸胡者是也，处处山林时有之。少美好

而长丑恶，状如母鸡，有斑文，头如鸺鹠，目如猫目，其名自呼，好食桑椹。古人多食之，故礼云不食鸮胖，谓胁侧薄弱也。庄子云：见弹而求鸮炙。前凉录云：张天锡言，北方美物，桑椹甘香，鸡鸮革飨。皆指此物也。按巴蜀异物志云：鹏如小鸡，体有文色，土俗因名之。不能远飞，行不出域。盛弘之荆州记云：巫县有鸟如雌鸡，其名为鸮。楚人谓之鹏。陆玑诗疏云：鸮大如鸠，绿色，入人家凶，贾谊所赋鹏是也。其肉甚美，可为羹臛、炙食。刘恂岭表录异云：北方枭鸣，人以为怪。南中昼夜飞鸣，与乌、鹊无异。桂林人家家罗取，使捕鼠，以为胜狸也。合诸说观之，则鸮、鹏、训狐之为一物明矣。又按郭义恭广志云：鸮，楚鸠所生也，不能滋乳，如骡、驱骡焉。然枭长则食母，是自能挛乳矣，抑所食者即鸠耶？淮南子云：甑瓦投之，能止枭鸣。性相胜也。

肉

‖气味‖
甘，温，无毒。

‖主治‖
鼠瘘，炙食之。藏器。风痫，噎食病。时珍。

‖附方‖
新二。风痫风痫，考宝鉴第九卷名神应丹。惺神散，医方大成下册。噎食取鹏鸟未生毛者一对，用黄泥固济，煅存性为末。每服一匙，以温酒服。寿域神方。

头

‖主治‖
痘疮黑陷。用腊月者一二枚，烧灰，酒服之，当起。时珍。出云岐子保命集。

目

‖主治‖
吞之，令人夜见鬼物。藏器。

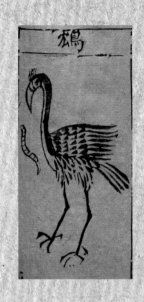

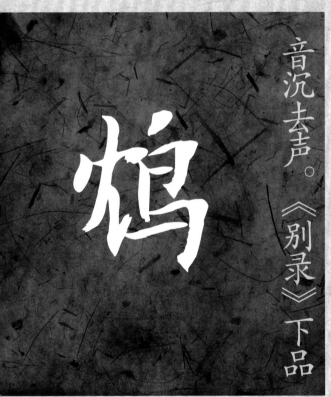

音沉去声。《别录》下品

鸩

校正：自外类移入此。

‖ 释名 ‖

鸩日与运日同。别录同力鸟陶弘景。

‖ 集解 ‖

[别录曰] 鸩生南海。[弘景曰] 鸩与鸩日是两种。鸩鸟，状如孔雀，五色杂斑，高磊，黑颈赤喙，出广之深山中。鸩日状如黑伧鸡，作声似云同力，故江东人呼为同力鸟。并啖蛇，人误食其肉立死，并疗蛇毒。昔人用鸩毛为毒酒，故名鸩酒，顷不复尔。又海中有物赤色，状如

龙，名海姜，亦有大毒，甚于鸩羽。[恭曰] 鸩鸟出商州以南江岭间大有，人皆谙识，其肉腥有毒不堪啖。云羽画酒杀人，亦是浪证。郭璞云：鸩大如鹗，长颈赤喙，食蛇。说文、广雅、淮南子，皆以鸩为鸿日。交广人亦云鸿日即鸩，一名同力鸟，更无如孔雀者。陶为人所诳也。[时珍曰] 按尔雅翼云：鸩似鹰而大，状如鸮，紫黑色，赤喙黑目，颈长七八寸。雄名运日，雌名阴谐。运日鸣则晴，阴谐鸣则雨。食蛇及橡实。知木石有蛇，即为禹步以禁之，须臾木倒石崩而蛇出也。蛇入口即烂。其屎溺着石，石皆黄烂。饮水处，百虫吸之皆死。惟得犀角即解其毒。又杨廉夫铁厓集云：鸩出蕲州黄梅山中，状类训狐，声如击腰鼓。巢于大木之颠，巢下数十步皆草不生也。

毛

‖气味‖

有大毒。入五脏，烂杀人。别录。

喙

‖主治‖

带之，杀蝮蛇毒。别录。[时珍曰] 蛇中人，刮末涂之，登时愈也。

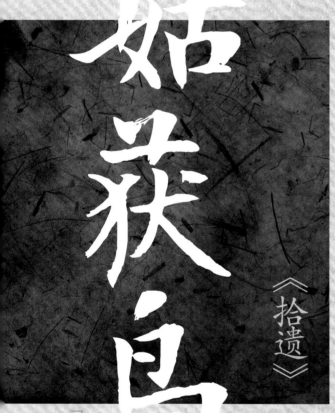

姑获鸟

《拾遗》

‖ 释名 ‖

乳母鸟玄中记夜行游女同天帝少女同无辜鸟同隐飞玄中记鬼鸟拾遗谯谯杜预左传注钩星岁时记。[时珍曰]昔人言此鸟产妇所化，阴慝为妖，故有诸名。

‖ 集解 ‖

[藏器曰]姑获能收入魂魄。玄中记云：姑获鸟，鬼神类也。衣毛为飞鸟，脱毛为女人。云是产妇死后化作，故胸前有两乳，喜取人了养为己子。凡有小儿家，不可夜露衣物。此鸟夜飞，以血点之为志。儿辄病惊痫及疳疾，谓之无辜疳也。荆州多有之。亦谓之鬼鸟。周礼庭氏以救日之弓，救月之矢，射天鸟，即此也。[时珍曰]此鸟纯雌无雄，七八月夜飞，害人尤毒也。

‖集解‖

[时珍曰] 按干宝搜神记云：越地深山有治鸟，大如鸠，青色。穿树作窠，大如五六升器，口径数寸，饰以土垩，赤白相间，状如射侯。伐木者见此树即避之，犯之则能役虎害人，烧人庐舍。白日见之，鸟形也；夜闻其鸣，鸟声也；时或作人形，长三尺，入涧中取蟹，就人间火炙食，山人谓之越祝之祖。又段成式酉阳杂俎云：俗说昔有人遇洪水，食都树皮，饿死化为此物。居树根者为猪都，居树中者为人都，居树尾者为鸟都。鸟都左胁下有镜印，阔二寸一分。南人食其窠，味如木芝也。窃谓兽有山都、山獠、木客，而鸟亦有治鸟、山萧、木客鸟。此皆戾气所赋，同受而异形者欤？今附于下。

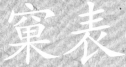

窠表

‖主治‖

作履屉，治脚气。时珍。出杂俎。

‖附录‖

木客鸟 [时珍曰] 按异物志云：木客鸟，大如鹊，千百为群，飞集有度。俗呼黄白色，有翼有绶，飞独高者为君长，居前正赤者为五伯，正黑者为铃下，缃色杂赤者为功曹，左胁有白带者为主簿，各有章色。庐陵郡东有之。独足鸟 一名山萧鸟。广州志云：独足鸟，闽广有之。大如鹊，其色苍，其声自呼。临海志云：独足，文身赤口，昼伏夜飞，或时昼出，群鸟噪之，惟食虫豸，不食稻粱，声如人啸，将雨转鸣。即孔子所谓一足之鸟，商羊者也。山海经云：瑜次之山，有鸟状如枭，人面而一足，名曰橐蜚，音肥，冬则蛰，服之不畏雷。孙愐唐韵云：鸷，土精也，似雁，一足黄色，毁之杀人。

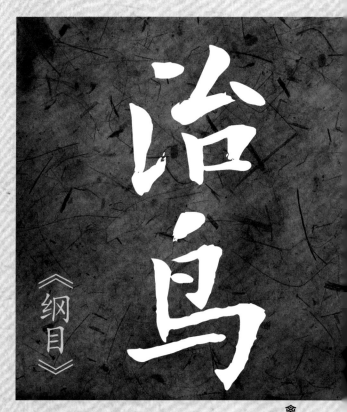

治鸟

《纲目》

‖ 基原 ‖
《纲目图鉴》《汇编》认为本品鸱鸮科动物鹏鸮
Bubo bubo (Linnaeus)。参见本卷"鸮"项下。

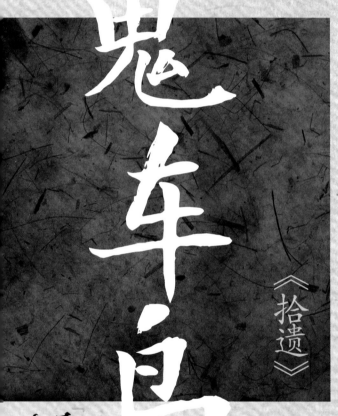

鬼车鸟

《拾遗》

‖ 释名 ‖

鬼鸟拾遗**九头鸟**同上**苍鸆**白泽图**奇鹑**。[时珍曰] 鬼车，妖鸟也，取周易载鬼一车之义。似鹑而异，故曰奇鹑。

[集解][藏器曰] 鬼车，晦暝则飞鸣，能入人家，收人魂气。相传此鸟昔有十首，犬啮其一，犹余九首。其一常滴血，血着人家则凶。荆楚人夜闻其飞鸣，但灭灯、打门、掩狗耳以厌之，言其畏狗也。白泽图苍鸆有九首，及孔子与子夏见奇鹑九首，皆此物也。荆楚岁时记以为姑获者，非矣。二鸟相似，故同名鬼鸟。[时珍曰] 鬼车状如鸺鹠，而大者翼广丈许，昼盲夜了，见火光辄堕。按刘恂岭表录异云：鬼车出秦中，而岭外尤多。春夏之交，稍遇阴晦，则飞鸣而过，声如刀车鸣。爱入人家，铄人魂气。血滴之家，必有凶咎。便民图纂云：冬月鬼车夜飞，鸣声自北而南，谓之出巢，主雨；自南而北，谓之归巢，主晴。周密齐东野语云：宋·李寿翁守长沙，曾捕得此鸟。状类野凫，赤色，身圆如箕。十颈环簇，有九头，其一独无而滴鲜血。每颈两翼，飞则霍霍并进。又周汉公主病，此鸟飞至砧石即薨。呜呼！怪气所钟，妖异如此，不可小知。

凡鸟自死目不闭，自死足不伸，白鸟玄首，玄鸟白首，三足，四距，六指，四翼，异形异色，并不可食，食之杀人。

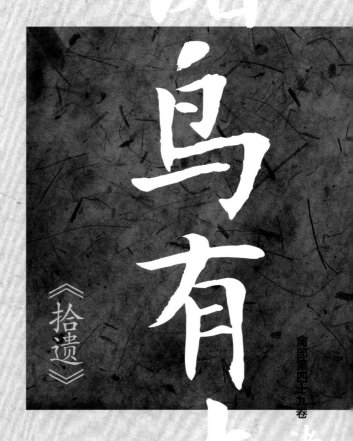

《拾遗》

诸鸟有毒

禽部第四十九卷　诸鸟有毒

295